# 外科护理基础与实践指南

苗晓琦　编著

U0353219

**天津出版传媒集团**

天津科技翻译出版有限公司

**图书在版编目（CIP）数据**

外科护理基础与实践指南 / 苗晓琦编著 . — 天津：
天津科技翻译出版有限公司 , 2018.9（2024.4重印）

ISBN 978-7-5433-3882-1

Ⅰ . ①外… Ⅱ . ①苗… Ⅲ . ①外科学 - 护理学 - 指南
Ⅳ . ① R473.6-62

中国版本图书馆 CIP 数据核字（2018）第 214806 号

出　　版：天津科技翻译出版有限公司
出 版 人：刘子媛
地　　址：天津市南开区白堤路 244 号
邮政编码：300192
电　　话：022-87894896
传　　真：022-87895650
网　　址：www.tsttpc.com
印　　刷：三河市华东印刷有限公司
发　　行：全国新华书店
版本记录：787×1092　16 开本　15 印张　300 千字
　　　　　2018 年 9 月第 1 版　2024 年 4 月第 2 次印刷
　　　　　定价：95.00 元

# 作 者 简 介

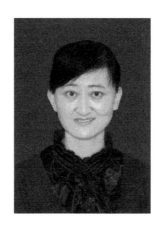

　　苗晓琦，出生于 1978 年 10 月，毕业于甘肃中医药大学，现就职于甘肃卫生职业学院，副教授，主要承担《外科护理》《基础护理》《护理礼仪与人际沟通》《老年护理》等的教学工作以及历年的护士资格考试辅导及护理技能大赛指导工作。公开发表论文 15 篇，主编或参编教材及著作 21 部，主持或参与课题 4 项。曾荣获全国中医药职业教育"天堰杯"中医护理技能大赛"优秀指导老师"称号，两次获得"全省卫生系统青年岗位能手"称号，四次获得全省护理技能大赛"优秀指导老师"荣誉称号。

# 前　言

　　外科作为医学科学的一个重要组成部分，对人体各系统、各器官的疾病在病因和病理方面有明确的认识。随着当今医学科学技术的迅猛发展，以及相关边缘学科向医学领域的渗透，临床医学在概念、理论、内容和方法上都发生了很大的变化。同样，外科技术的发展及外科疾病的日益复杂化，也带动了外科护理新理论与新技术的发展，并对临床护理人员的知识提出了新的需求。外科护理工作者在为患者服务的过程中，不仅要拓展护理思路，转变服务理念，逐步掌握以患者为中心的整体护理所必备的各种技术，还要学习正确处理护患、医护、护士与护士之间的人际关系，增强社会责任感和事业心，更好地为外科患者服务。为适应外科护理的快速发展，满足外科护理工作者的实际需求，编者在参阅了国内外大量相关文献资料的基础上，结合多年的临床工作经验编写了《外科护理基础与实践指南》一书。

　　本书共有八章，详细介绍了外科护理管理实践、常见护理措施、胃肠疾病、胸心疾病、神经系统、泌尿生殖系统等方面的内容。本书在编写上重点突出了以医学理论、护理理论为指导的护理实践，具有实用性和可操作性，书中文字简练，通俗易懂，不失为基层医护人员及家庭的必备读物。

　　由于编者水平有限，又加之时间仓促，书中难免会有失误与不足之处，恳请各位读者予以批评指正。

# 目　录

# 第一章 外科护理管理实践

## 第一节 外科病房的环境设备

医院是为患者提供医疗及卫生保健服务的机构，良好的病区环境是保证医疗、护理工作顺利运行，促进康复的重要条件。从管理角度看，病区既是一个具有特殊性质的人文环境，又是一个必须符合医疗、卫生原则，满足患者身心需要的物理环境。病区是医院向患者提供全面医学服务，开展医疗、教学、科研工作的基层单位，也是患者接受治疗、护理、进行康复休养的场所。因此，为患者创造整洁、舒适、恬静、美观、有序的治疗、休养环境，是满足患者身心需要和治疗的需要，是整体护理工作的重要组成部分。

**一、建筑要求**

1. 墙面

墙面和天花板采用坚实、光滑、防火、防湿、易清洁的材料。颜色一般多采用浅蓝、浅绿等冷色，能给人以沉静、富有生气的感受；在病区内走廊要安装扶手。

2. 门窗

门应宽大，无门栏，便于手术车进出。窗应双层，最好采用铝合金窗框，有利于防尘保温。

3. 电源

应有双相供电设施，以保证安全运转。

4. 中央气体管道系统

备有氧气、负压吸引装置专用管道。

5. 布局装饰

医院的布局要协调，宽敞明亮，色彩对比不宜太强，摆设应位置适当，井然有序，使人感到协调美观，庄重大方。病房的装饰要讲究，患者最主要的活动环境是病室，为增强安全感，窗帘色调以淡雅为宜。床单位要舒适、洁净、安全。床铺必须清洁、平整、柔软、平衡，病房里应备有隔帘，在为患者进行操作时，要有隔帘遮挡，给人以安全感。

**二、普外科病房的结构**

是以护士站为中心，再配以其他附属房间组成，包括以下几个部分。

1. 护士站（护士办公室）

护士站一般设在单元的适中位置，便于护士观察各病室患者的活动情况，缩短往返病室的距离，有利于护士与患者的联系。护士站除应备有一般办公、护理用品外，还应设有电子音控对讲机（或信号灯）。

2. 治疗室

治疗室是护士进行治疗准备、药液配置的专用工作室，室内分清洁区和半污染区，应设有空气消毒设备及各种专用操作台、柜，护理器材、用具。

3. 换药室

严格执行消毒隔离制度，分设有菌换药室、无菌换药室，将无菌伤口和有菌伤口分开。除备有换药器材、敷料外，应设有诊查床、椅子、操作台、洗手池和空气消毒、器械浸泡消毒设备。

病区除上述各室外还设置有配膳室、库房、污物间，卫生设施，以及办公、值班室等以具备方便患者生活，有利开展工作的必需条件。

### 三、基本设施

（一）病床单位设置

病房设有数量不等的病床单位，病床之间的距离应为 0.9 ～ 1.0 m，每个病床单位有固定的设备，包括：病床、全套卧具、床头柜、椅子、方便患者进餐的小桌、点滴架、隔帘、床头墙壁上有照明灯、信号灯或对讲机，供氧和负压吸引管道等设施。

（二）治疗设备

层流操作台、注射泵、输液泵、血糖仪、超声雾化仪。

（三）监护设备

中心监护仪、心电图机。

（四）急救设备

呼吸机、除颤仪、气管插管及气管切开等抢救器材。

（五）办公设备

办公自动化系统，数据传输系统，物品传递系统。

# 第二节 人员结构及岗位职责

根据各医院任务的轻重及医院人员总编制情况确定，实行院长领导下的科主任负责制，设有副主任护师、主管护师、护师；科护士长、护士长、护士；配餐员、被服员、护理员、卫生员、保安员等。

### 一、人员配备及要求

护理人员的配备，是护理人员资源管理的重要内容，也是护理管理的基本职能之一，护理人员编制是否合适，直接关系到整个管理体系的工作效率、护理质量、服务水平及工作目标的实现。护理人员编制要服从于护理工作任务的需要，既重视人员数量，更要重视人员质量，注意群体结构的优化组合，充分考虑专业，以及各自的长处，弥补对方的不足，并且必须把医院发展趋势及目标作为其主要依据，以适应医院发展方向的客观需要。根据医院的级别、性质、房间数量等实际情况配备人员数量，做好新老搭配，合理排班。

1. 100 张床位或三个护理单元以上的普外科，科护士长应具有主管护师以上技术职称，具有相应的专科护理理论和技术，有一定科研、教学和组织管理能力。

2. 病房护理管理实行护士长负责制。护士长应具备专科护理业务知识，护理技术熟练，有一定教学、管理能力，有丰富的外科临床护理经验。

3. 重点科室应配备副主任护师以上人员，还应根据需要配备主管护师和护师。

4. 编制

(1) 医生与护理人员之比为 1 ∶ 2。病房床位与病房护理人员之比为 1 ∶ 0.4。护理员占护理人员总数＜ 20%。

(2) 护师以上占全科护理人员总数＞ 30%。全科护理人员中取得大专以上学历或相当大专知识水平证书者要＞ 40%。

## 二、岗位职责

(一) 外科病房护士岗位职责及要求

1. 要求

(1) 热爱护理事业，具有良好的医德医风，对工作认真负责，规范化服务达标。

(2) 具有健康的心理，乐观、开朗的性格，敏捷的反应能力，善于应变，能够适应快节奏的外科工作模式。

(3) 临床工作踏实肯干，能够胜任各种班次，遵守劳动纪律。

2. 专业知识与技能

(1) 了解医学心理学、伦理学等人文科学的基本知识。

(2) 掌握基础护理理论及护理操作规程，了解与护理有关的基础医学及临床医学知识，掌握各种化验标本的采集方法，具有临床检验及常用药物的基本知识。

(3) 掌握普外科专科护理知识与技能。在专科护理方面具有较强的学习能力，勤学好问。

(4) 具有对进修生、实习生、护理员进行业务指导的能力。

3. 职责

(1) 在护士长领导和护师指导下完成日常护理工作。

(2) 认真执行各项制度和技术操作规程，正确执行医嘱，准确及时地完成各项护理工作，严格遵守查对制度及交接班制度，防止差错事故发生。

(3) 做好基础护理工作。经常巡视病房，密切观察患者病情变化，了解患者心理动态，发现异常及时报告或处理。

(4) 认真做好危重患者的护理及抢救工作。

(5) 协助医师进行各种诊疗工作，负责采集各种检验标本。

(6) 参加护理教学和科研，指导护理实习生和护理员、卫生员工作。

(7) 定期组织病员学习，宣传卫生知识和住院规则，经常征求患者意见，改进护理工作。做好患者出院的卫生宣传指导工作。

(8) 配合护士长做好病房管理，消毒隔离、物资、药品和器材领取、保管等工作。

(二) 外科病房护士长岗位职责

1. 要求

(1) 护士长应具备较高的思想修养和道德水平,有奉献精神,胸怀坦荡,待人诚恳,知人善任,能妥善安排工作，能充分利用人才资源，集思广益。

(2) 善于沟通，协调处理好各方面的人际关系。

(3) 管好病房财务，合理领取科室用物，严禁浪费。

2. 专业知识与技能

(1) 具有广博的人文社会知识，管理知识，掌握丰富的业务知识，具有精湛熟练的护理操作技能。

(2) 熟练掌握消毒、无菌、抢救、手术前后护理、并发症观察、处理等技术，掌握普外科专科护理知识与技能。熟悉新型医疗仪器的使用及保管。

(3) 了解国内外护理发展趋势，对新业务、新技术有一定认识。

3. 职责

(1) 在护理部主任的领导和科主任的指导下，根据护理部及科内工作计划，负责本科护理、护理教学和科研，以及护理管理工作。

(2) 每日提前进入工作岗位，检查夜班护士基础护理及重症患者晨、晚间护理工作，每日参加本病房的晨间护理工作，同时每日两次巡视全病房患者。

(3) 负责检查本病区的护理工作，参加并指导危重、大手术及抢救患者的护理。

(4) 有计划地组织本科护理人员进行各项规章制度和技术操作规程的理论培训、考核工作。

(5) 加强护理质量管理，注重持续改进，按时完成月计划、周重点。组织本病区护理查房和业务查房，积极开展新业务、新技术及护理科研工作。

(6) 对实习人员进行授课、模拟考核，完成教学计划。

(7) 负责病区护理人员的分工和排班工作，合理安排人力，做好病房管理。

(8) 加强病房管理，使病房达到安静、整齐、清洁、有序、安全。定期座谈会，听取意见，研究改进措施。

(9) 督促检查卫生员、配膳员做好清洁卫生、消毒隔离及配餐工作。

(10) 有计划领取本病区的药品、器材、被服和办公用品等，加强对有毒麻药及急救物品的管理，做到账、物相符。

(三) 外科科护士长岗位职责及要求

1. 要求

(1) 热爱护理事业，廉洁奉公，具有对护理事业执着追求的献身精神。踏实肯干，具有良好的医德医风、作风端正。

(2) 具备乐观，积极向上，稳定的心态。作风紧张明快，沉着镇定，工作有条不紊，有高度的计划性，并有较高的组织管理能力。

2. 专业知识及技能

(1) 全面掌握护理专业知识和基础护理技能，熟练掌握消毒、无菌、抢救、手术前后护理、并发症观察处理、普外科专科护理知识与技能。

(2) 在普外科专科护理方面有较深造诣，具有丰富的护理经验并能指导解决工作中的疑难问题。

(3) 具备扎实的文化基础，专业知识丰富，广博的知识面，对新业务、新技术有一定认识。了解与掌握国际最新护理动态。

3. 职责

(1) 在护理部主任的领导和科主任的指导下，根据护理部及科内工作计划，负责本科临床护理、护理教学、护理科研以及护理管理工作。

(2) 深入病房，了解本科重患者的病情及护理需求，检查各护理单位的护理工作，提出改进措施和意见，参加并指导危重、大手术及抢救患者的护理。

(3) 加强护理人员规章制度、技术操作、专业知识的学习与培训，并注重护士的素质教育。

(4) 加强护理质量管理，按时完成月计划、周重点。每月对本科各护理单位进行护理质量达标检查并注重护理质量的持续改进工作。

(5) 指导全科护理人员将整体护理理论应用于临床护理工作中，将以"人"为本的理念体现在临床护理工作中。

(6) 参加本科各护理单位的晨会交班，参加科主任查房及病例讨论。

(7) 负责组织安排护生、进修人员在本科的临床教学及实习进修工作。

(8) 做好本科护士长、护士的轮转和调配工作。

(9) 定期组织召开本科护士长例会，针对本科护理管理、护理质量、护理科研、护理教学工作进行讨论、组织本病区护理查房、业务查房，教学讲课，开展对新业务、新技术的学习工作。

(10) 协助护理部对全院护理工作的组织管理，对全院的护理队伍建设，业务技术管理提出建设性意见。

(四) 普外科各班次岗位职责

1. 总责任护士职责

(1) 掌握全病房主要动态，掌握全病房患者总数、重症及一级护理人数，护士长不在时，协助病房管理工作。

(2) 认真听取晨交班，床头交接重患者、新患者，掌握全病房患者的病情，记录护士长晨会传达的有关事项，协调本护理组内收治患者，安排手术床位，安排外送检查，整理护士站。

(3) 参加扫床，带领大家自查，并检查晨间护理质量。

(4) 准确、及时处理医嘱，严格执行"三查十对"，保证各项护理措施准确落实，检查责任护士完成工作情况。

(5) 组织午间护理。

(6) 写交班报告，护理文书书写规范，分级护理标志清晰。

2. 责任护士职责

(1) 掌握本责任组患者的主要病情及治疗情况，负责落实主管患者各项治疗及护理措施，以患者为中心，提供患者整体护理。

(2) 参加晨交班，晨扫床，重患者床头交接班，协助总责任护士安排床位。

(3) 落实主管患者各项治疗 ( 静点、雾化、洗胃、洗肠等 )；术前准备，做术前宣传教育及向患者介绍各种检查注意事项。

(4) 完成入院护理。首先带领并指导患者到病床，教会患者信号灯及物品的使用，向患者介绍病区环境、主管医生、护士、科主任、护士长、规章制度、垃圾分类、安全通道、科室特色、便民措施等。在与患者的沟通过程中，注重收集护理病历资料，完成入院须知签字，通知配餐员安排新患者当日饮食。

(5) 完成周安排。

(6) 请次日出院患者填写征求意见表，完成出院指导 ( 出院手续办理流程、出院饮食、用药注意事项、康复锻炼指导、复查时间 )。

(7) 按护理级别巡视病房，监测并记录术后和重患者生命体征及病情变化。

(8) 书写护理病历，护理记录及时、内容完整。

(9) 及时满足卧床患者的基本生活需要，及时解决患者的不适。根据护理诊断为患者提供相应的护理措施。

3. 药疗护士职责

(1) 掌握全病房药品的使用、保管及供应情况，掌握各种治疗性药物的使用情况，负责治疗室用物的消毒、保管、整理。毒麻药基数固定，有交接班制度；班班清点，并登记，药柜上锁。

(2) 保持治疗室整洁、干净，治疗车无污垢、无灰尘，治疗车上层为清洁区，下层为污染区。治疗单整洁干净，药名、计量、用法清楚，各种针剂及液体标记清晰，摆放合理，无变色、无过期，严格"三查十对"。对高危药品有特殊标志。

(3) 每天擦拭药柜、药车，保持药柜清洁干燥，无过期、变色药品，不同类别的药物分类放置。高危药品单独放置，有明显标志。

(4) 巡视病房观察药物的使用情况，做到心中有数，防止使用不当及疏漏治疗。

(5) 完成周安排，每月清点病房药品，填写清点单。

4. 辅助护士职责

(1) 保持有菌及无菌换药室整洁、干净、无过期物品。

(2) 整理无菌换药室及有菌换药室，备齐敷料，清点和整理治疗护理盘 ( 如导尿盘、灌肠盘、会阴冲洗盘、胃管盘、备皮盘 )，保持物品齐全，盘内干净、整洁。各种消毒包，急救包，包裹干净、无过期。

(3) 整理各种监护仪器并检查其性能处于备用状态，保证急救车各种药品及用物齐全、无过期，及时补充基数。

(4) 巡视病房，协助责任护士完成各项护理及治疗措施。

(5) 刷洗药杯并擦拭干净，放入药车内，为总责任护士做好领药准备。

# 第三节 护士培训规划

## 一、主管护师培训规划

1. 培训目标

通过培训使主管护师具备扎实的专科护理理论和技能，以及较强处理护理疑难问题能力，成为优秀的本学科学术带头人。

2. 培训规划

有计划的完成本科学历教育。

每年必须达到 25 学分，其中市级或市级以上学分 10 分。

每年参与一项护理科研课题,每年发表论文 1 篇。

每年承担一项继续教育项目。承担临床带教任务。

## 二、护师培训规划

1. 通过培训使护师具备扎实的基础理论、基本技能,熟练的专科技术,成为合格的专科护士。

2. 分期分批有计划地完成护理大专教育,取得大专及大专以上学历。

3. 每月安排不同类型的培训项目,包括专题讲座、专项护理技术培训、临床师资培训考核。

4. 每年必须达到 25 学分。

## 三、新毕业护士培训规划

(一)培训对象

已经取得《中华人民共和国护士职业证书》并经注册的护士,以及取得国家承认护理专业学历见习期间的在岗护士(含聘用制护士)。

(二)培训目标

在护士长及护师的指导下,运用所学的医学理论知识和护理技能观察、护理患者,最终达到国家规定的护师任职基本条件。

(三)培训形式

以临床实践为主,在职自学和科室培训并重,理论知识、护理操作技能培训与考核相结合。

(四)培训内容及要求

1. 政治思想、职业道德

热爱护理事业、廉洁严谨、服务热诚、团结协作,具有良好的护士素质。

2. 临床工作实践

(1) 每年按全勤规定时间参加临床实践。

(2) 完成规定夜班数。

(3) 能独立完成临床护理工作,有较强的观察、分析、判断能力,工作条理及计划性强。

3. 基本护理技术

掌握基本护理操作技术。

4. 理论知识

(1) 掌握基础理论知识。

(2) 掌握专科常见疾病的知识,并能够运用护理程序的有关知识。

(3) 掌握临床药理、检验等相关知识。

5. 外语

初步掌握一门外语,能够进行简单的工作对话并能够借助字典阅读简单医用文章。

6. 培训轮转

本科生毕业后根据临床工作实际情况,实施临床轮转 1 年,完成一份护理科研课题设计,并完成一份文献综述或书写一篇护理论文。

(五)继续教育

按规定参加各级继续教育培训,采用学分制,要求每年学分达到 25 分。

（六）考核方法及评分标准

1. 政治思想、职业道德

每年考核 1 次。发生严重差错、违章违纪、服务态度差，造成不良影响，按医院相关条例进行处理。

2. 临床工作实践

每年测评 2 次，考勤情况和夜班数不达标者扣分。

3. 基础护理技术

由护理部统一考核和科室自考相结合，85 分以上合格。

4. 理论知识

护理部与科室考核相结合，85 分以上合格。

5. 外语

具备一定交流能力。

6. 轮转

由轮转科室按标准进行考核。

## 四、进修护士培训规划

1. 通过培训使进修护士学习相关理论知识和专业技能。

2. 进行新业务、新技术的学习。

3. 参加医院及科室各种类型的培训项目，包括专题讲座、专项护理技术培训、理论及技能考核。

# 第二章 常见护理措施

## 第一节 水电解质、酸碱平衡失调的护理

### 一、概述

1. 体液组成及分布

成年男性体液约占体重的 60%；女性约占 50%；婴幼儿可高达 70% ～ 80%。体液由细胞内液和细胞外液两部分组成。男、女性细胞外液均约占体重的 20%。

2. 体液平衡及调节

(1) 水平衡：人体内环境的稳定有赖于体内水分的恒定，人体每日摄入一定量的水，同时也排出相应量的水，达到每天出入水量的动态平衡。正常成人每日摄入量 (mL)：饮水 1600 mL，食物 700 mL，代谢氧化生水 200 mL，合计 2500 mL；正常成人每日排出量 (mL)：尿 1500 mL，粪 200 mL，呼吸 300 mL，皮肤蒸发 500 mL，合计 2500 mL。

(2) 电解质平衡：维持体液电解质平衡的主要电解质为 $Na^+$ 和 $k^+$。

(3) 体液平衡的调节：体液容量及渗透压的稳定由神经－内分泌系统调节。

3. 酸碱平衡及调节

人体主要依靠体液中存在的缓冲，对肺和肾调节酸碱平衡。缓冲系统以 $HCO_3/H_2CO_3$ 最为重要，其比值保持于 20 ∶ 1。

### 二、水和钠代谢紊乱

(一) 病因分类及临床表现

1. 等渗性缺水

是指水和钠成比例丧失。为最常见的缺水类型。

常见病因有：

(1) 消化液急性丧失，如大量呕吐和肠瘘、肠梗阻等。

(2) 体液急性丧失，如急性腹膜炎、大面积烧伤早期等。

2. 低渗性缺水

系水和钠同时丢失，但失钠多于失水，血清钠低于 135 mmol/L。

常见原因有：

(1) 胃肠道消化液持续性丢失致钠盐丢失过多，如反复呕吐、腹泻或大创面慢性渗液。

(2) 等渗性体液丢失患者只喝白开水，或静脉输入大量葡萄糖液，造成细胞外液稀释。

(3) 长期使用排钠利尿剂。

3. 高渗性缺水

指水和钠同时缺失，但失水多于失钠，血清钠高于 150 mmol/L。

常见原因有：

(1) 水分摄入不足,如长期禁食、吞咽困难、昏迷而未补充液体,或鼻饲高浓度肠内营养溶液。

(2) 水分丧失过多,如大面积烧伤经创面蒸发大量水分、高热大量出汗、糖尿病患者因血糖未控制致高渗性利尿等。

4. 水中毒

总入水量超过排出量,水中毒较少见。

常见原因有:

(1) 肾衰竭排尿能力下降。

(2) 机体摄水过多或静脉输液过多。

(3) 各种原因引起 ADH 分泌过多。

( 二 ) 临床表现

1. 等渗性缺水

患者出现恶心、呕吐、厌食、口唇干燥、眼窝凹陷、皮肤弹性降低和少尿等症状,但不口渴。当短期内体液丧失达体重的 5% 时,可表现为心率加快、脉搏减弱、血压不稳定或降低、肢端湿冷等休克症状,常伴代谢性酸中毒。

2. 低渗性缺水

患者口渴不明显,因缺钠出现疲乏、头晕、软弱无力,恶心呕吐、表情淡漠、腓肠肌痉挛性疼痛较明显;较早出现站立性昏倒、血压下降甚至休克。早期尿量正常或略增多,但尿比重低,尿钠、氯含量下降;后期尿少,但尿比重仍低。

3. 高渗性缺水

(1) 轻度:缺水量占体重的 2% ～ 4%。除口渴外,无其他临床症状。

(2) 中度:缺水量占体重的 4% ～ 6%。除极度口渴外,常伴烦躁、乏力、皮肤弹性差、眼窝凹陷、尿少和尿比重增高。

(3) 重度:缺水量大于体重的 6%。除上述症状外,可出现躁狂、幻觉、谵妄甚至昏迷等脑功能障碍的表现。

4. 水中毒

(1) 急性水中毒起病急,以脑水肿最为突出,表现为头痛、呕吐、视力模糊、谵妄、惊厥甚至昏迷,严重者可发生脑疝。

(2) 慢性水中毒多被原发病的症状所掩盖,可出现软弱无力、恶心、呕吐、嗜睡、体重增加、皮肤苍白等症状。

( 三 ) 辅助检查

1. 实验室检查

红细胞计数、血红蛋白和血细胞比容,三种缺水均有不同程度增高;水中毒时均降低。

2. 血清电解质检查

低渗性缺水血清钠＜ 135 mmol/L,高渗性缺水血清钠＞ 150 mmol/L。水中毒血钠可降至 120 mmol/L 以下。

3. 动脉血气分析

可判别是否同时伴有酸 ( 碱 ) 中毒。

（四）处理原则

尽早去除病因，再做相应处理。

1. 等渗性缺水

一般可用等渗盐水或平衡盐溶液补充血容量。

2. 低渗性缺水

轻、中度缺钠患者，一般补充 5% 葡萄糖盐溶液；重度缺钠患者静脉滴注适量高渗盐水。

3. 高渗性缺水

应鼓励患者饮水及经静脉补充 5% 葡萄糖溶液，必要时适量补钠。

4. 水中毒

轻者只需限制水摄入，严重者除严禁水摄入外，静脉输注高渗盐水，以缓解细胞肿胀和低渗状态，酌情使用渗透性利尿剂。

（五）护理问题

1. 体液不足

与高热、呕吐、腹泻、胃肠减压等导致的大量体液丢失有关。

2. 体液过多

与摄入量超过排出量相关。

3. 有皮肤完整性受损的危险

与水肿和微循环灌注不足有关。

（六）护理措施

1. 维持充足的体液量

(1) 去除病因。

(2) 实施液体疗法：补液时须严格遵循定量、定性和定时的原则。

1) 定量：包括生理需要量、已丧失量和继续丧失量。

2) 定性：根据体液平衡失调的类型，选择补充液体的种类，如电解质、非电解质、胶体和碱性溶液。

3) 定时：单位时间内的补液量，取决于体液丧失的量、速度及各器官功能状态，应按先快后慢的原则进行分配，即第一个 8 小时补充总量的 1/2，剩余 1/2 总量在后 16 个小时内均匀输入。

(3) 准确记录 24 小时出入水量，及时调整补液方案。

(4) 疗效观察：患者补液过程中，护士必须严密观察治疗效果和注意副作用。

2. 纠正体液量过多

水中毒患者应严格控制水的摄入量，对重症水中毒者遵医嘱给予高渗溶液（如 3% 氯化钠溶液）和利尿剂，如呋塞米等；同时注意观察病情的动态变化和尿量。遵医嘱做好透析护理。

3. 维持皮肤和黏膜的完整性

加强病情观察，做好预防压疮的护理，指导患者养成良好的卫生习惯，经常用漱口液清洁口腔；对有严重口腔黏膜炎症者，每 2 小时进行一次口腔护理，并遵医嘱给予药物治疗。

（七）健康教育

1. 建立适当且安全的活动模式

护士应与患者及家属共同制订活动的时间、活动量及活动方式，以免长期卧床致失用性肌萎缩。

2. 高温环境作业者和进行高强度体育活动者出汗较多时，应及时补充水分且宜饮用含盐饮料。

3. 有进食困难、呕吐、腹泻和出血等易导致体液失衡者应及早就诊和治疗。

### 三、钾代谢异常

（一）病因

1. 低钾血症

血清钾＜ 3.5 mmol/L。常见原因有：

(1) 摄入不足，如长期禁食、少食或静脉补充钾盐不足。

(2) 体液丧失增加，应用促使排钾的利尿剂等。

(3) $K^+$ 向细胞内转移，如大量输入高渗葡萄糖和胰岛素、代谢性碱中毒等。

2. 高钾血症　血清钾＞ 5.5 mmol/L。常见原因有：

(1) 排钾障碍：多见于肾衰竭，是引起高血钾的常见原因。

(2) 体内分布异常：缺氧、酸中毒，大量钾由细胞内释出，导致血清钾过高。

(3) 摄入过多：静脉补钾过量、过快、过浓，以及大量输入保存期较久的库血等。

（二）临床表现

1. 低钾血症

(1) 肌无力：为最早的临床表现，一般先出现四肢肌软弱无力。

(2) 消化道功能障碍：有恶心、呕吐、腹胀和肠麻痹等症。

(3) 心脏功能异常：表现为心动过速、血压下降、心室颤动和心脏停搏。

(4) 代谢性碱中毒和反常性酸性尿。

2. 高钾血症

表现为神志淡漠、乏力、四肢软瘫、腹胀和腹泻等；严重者有微循环障碍的表现，如皮肤苍白、湿冷、低血压等；亦可有心动过缓、心律不齐，甚至心搏骤停于舒张期。

（三）辅助检查

1. 低钾血症

(1) 实验室检查：血清钾＜ 3.5 mmol/L。

(2) 心电图：T 波降低、QT 延长和 U 波。

2. 高钾血症

(1) 实验室检查：血清钾＞ 5.5 mmol/L。

(2) 心电图：T 波高而尖和 QT 间期延长、QRS 波增宽和 P-R 间期延长。

（四）治疗原则

1. 低钾血症

寻找和去除原因，制订补钾计划。

2. 高钾血症

积极治疗原发疾病，改善肾功能同时，还应采取如下措施。

(1) 立即停止输注或口服含钾药物，避免进食含钾量高的食物。

(2) 发生心律不齐时，可用 10% 葡萄糖酸钙加入在等量 25% 葡萄糖溶液内静脉推注。

(3) 促使 $K^+$ 转移入细胞内。

(4) 促使 $K^+$ 排泄。

（五）护理措施

1. 加强对血清钾水平动态变化趋势的监测。

2. 控制病因或诱因的护理。

3. 低钾血症者补钾应遵循的原则

(1) 尽量口服补钾：常选用 10% 氯化钾溶液或枸橼酸钾口服，对不能口服者可经静脉滴注。

(2) 禁止静脉推注钾。

(3) 见尿补钾：一般以尿量超过 40 mL/h 方可补钾。

(4) 总量限制：补钾量为氯化钾 3 ～ 6 g/d。

(5) 控制补钾浓度：补液中钾浓度不宜超过 40 mmol/L。

(6) 滴速勿快：补钾速度不宜超过 20 mmol/h。

4. 对高钾血症患者，输注 5% 碳酸氢钠或葡萄糖液加胰岛素，或给予患者口服阳离子交换树脂或保留灌肠，或予以腹膜透析或血液透析。

（六）健康教育

1. 长时间禁食者，或近期有呕吐、腹泻者，应注意及时补钾，以防发生低钾血症。

2. 肾功能减退者和长期使用抑制排钾利尿剂的患者，应限制含钾食物和药物的摄入，并监测血钾浓度，以防发生高钾血症。

### 四、酸碱平衡失调

正常体液的 pH 值为 7.40±0.05。

（一）病因

1. 代谢性酸中毒

临床最为常见。主要病因有：

(1) 体内酸性物质生成过多：严重损伤、腹膜炎、缺氧、高热、休克时，酸性代谢产物不断生成；又如长期不能进食而能量供应不足，体内脂肪分解过多形成酮体。

(2) 氢离子排出减少：急性肾衰竭时肾小管排 $H^+$ 和重吸收 $HCO_3^-$ 受阻。

(3) 碱性物质丢失过多：腹泻、胆瘘、肠瘘或胰瘘等致大量碱性消化液丧失。

2. 代谢性碱中毒主要病因

(1)$H^+$ 丢失过多：幽门梗阻、长期胃肠减压丢失大量 $H^+$、$Cl^-$。

(2) 碱物质摄入过多：长期服用碱性药物或大量输注库血。

(3) 低钾血症：钾缺乏时，细胞内钾向细胞外转移，$K^+$-$Na^+$ 交换增加。

(4) 利尿剂的作用。

3. 呼吸性酸中毒

常见原因有：凡能引起肺泡通气不足的疾病均可导致呼吸性酸中毒，如全身麻醉过深、镇静剂过量、呼吸机管理不当、喉或支气管痉挛、急性肺水肿、严重气胸、胸腔积液、慢性阻塞性肺疾病和心搏骤停等。

4. 呼吸性碱中毒

常见原因有：凡引起过度通气的因素均可导致呼吸性碱中毒，常见于癔症、高热、中枢神经系统疾病、疼痛、呼吸机辅助通气过度等。

（二）临床表现

1. 代谢性酸中毒

轻者症状常被原发病掩盖，重者可有疲乏、眩晕、嗜睡、感觉迟钝或烦躁不安。

2. 代谢性碱中毒

轻者常无明显表现。较重的患者呼吸变浅变慢或有精神方面的异常。

3. 呼吸性酸中毒

胸闷、气促、呼吸困难、发绀和头痛，严重者可伴血压下降、谵妄、昏迷等。严重脑缺氧可致脑水肿、脑疝，甚至呼吸骤停。

4. 呼吸性碱中毒

多数患者有呼吸急促的表现。可有眩晕、手足和口周麻木及针刺感、肌震颤、手足抽搐，常伴有心率加快。

（三）辅助检查

动脉血气分析：

1. 代谢性酸中毒

血浆 pH 值 < 7.35，$HCO_3^-$ 降低，$PaCO_3$ 一定程度降低或正常。

2. 代谢性碱中毒

血浆 pH 值和 $HCO_3^-$ 增高，$PaCO_3$ 正常。

3. 呼吸性酸中毒

血浆 pH 值和 $PaCO_3$ 增高，$HCO_3^-$ 可正常。

4. 呼吸性碱中毒

血浆 pH 值增高，$PaCO_3$ 和 $HCO_3^-$ 下降。

（四）治疗原则

1. 代谢性酸中毒

积极处理原发病，轻度代谢性酸中毒经补液后多自行纠正。

2. 代谢性碱中毒

关键在于解除病因，可应用稀释的盐酸溶液或盐酸精氨酸溶液。

3. 呼吸性酸中毒

积极治疗原发疾病和改善通气功能，必要时行气管插管或气管切开术。

4. 呼吸性碱中毒

在治疗原发疾病的同时对症治疗。

（五）护理措施

1. 消除或控制导致酸碱代谢紊乱的危险因素，遵医嘱积极治疗原发疾病。

2. 遵医嘱用药并加强病情观察。在纠正酸碱失衡时，应加强对患者生命体征、血电解质和血气分析指标动态变化趋势的监测；及时发现和处理相应的并发症。

3. 协助患者取适当的体位。

4. 保持呼吸道通畅，训练患者深呼吸及有效咳嗽的方法及技巧。对于气管分泌物多者，给予雾化吸入，以湿化痰液和利于排痰。必要时行呼吸机辅助呼吸，并做好气管护理。

5. 改善和促进患者神志的恢复，定期评估患者的认知力和定向力，若出现异常及时通知医师，并遵医嘱落实各项治疗。

6. 减少受伤害的危险，加强安全防护，与患者家属共同制订活动的形式、活动时间和活动量。

（六）健康教育

有呕吐、腹泻、高热等易导致酸碱平衡失调者，应及时就诊和治疗。

# 第二节　血糖异常的护理

正常人血糖的产生和利用处于动态平衡的状态，维持在一个相对稳定的水平，这是由于血糖的来源和去路大致相同的结果。

**一、低血糖**

（一）目的

预防及处置血糖低于正常值的状况。

（二）护理评估

1. 监测血糖、血气分析、血电解质。

2. 了解低血糖的原因，如胰岛细胞瘤、胃肠道手术、饥饿、运动后等。

3. 有无低血糖表现

如脸色苍白、盗汗、心悸、饥饿感、注意力无法集中、说话含糊不清、视觉模糊、嗜睡、无法从睡眠中唤醒等。

（三）护理措施

1. 协助进食糖水、糖果、巧克力等或遵医嘱静脉注射葡萄糖液。

2. 卧床休息，保持呼吸道通畅。

3. 告知患者随时预备单糖类碳水化合物，以备不时之需。

4. 避免患者单独活动。

5. 告知患者及家属有关低血糖症的预防、自我监测、判断及处置方法。

6. 评价低血糖处置效果。

**二、高血糖**

（一）目的

预防及处置血糖高于正常值的状况。

（二）护理评估

1. 监测血糖、尿糖、血酮体、尿酮体、血气分析、血电解质。

2. 了解高血糖的原因，如胰腺炎、应激状态等。

3. 有无高血糖表现，如多饮、多尿、体重下降、口渴、虚弱、倦怠、视力模糊、头痛等。

（三）护理措施

1. 遵医嘱补液及使用降糖药，鼓励患者经口摄取水分。

2. 协助患者制订饮食及运动计划，鼓励患者低热量、低糖饮食，禁烟忌酒，严格控制体重。血糖值大于 250 mg/dL 时，严格限制运动，尤其在尿酮出现时。

3. 维持体液平衡，遵医嘱记录 24 小时出入量。

4. 保持口腔清洁。

5. 告知患者及家属有关高血糖症的预防、自我监测、判断、处置以及低血糖的紧急应对方法。

# 第三节　出血的护理

创伤是外科主要疾病之一，手术是外科治疗的重要手段。无论创伤还是手术均能引起出血，因此止血就成为外科手术时必须重视的问题之一。早在古罗马时期，Celsus 的著作中已有结扎血管止血的记载。但由于影响外科发展的四大障碍，疼痛、出血、休克、感染未被克服，使外科学发展缓慢，长期处于愚昧状态，只能施行截肢及一些表浅小手术，而且多由理发师兼职。当时的止血方法主要靠加压包扎，以及用沸油、烙铁烧灼创面等。直到 1872 年，英国 Weils 发明止血钳、1873 年德国 Esmarch 发明止血带后才初步解决了手术时的出血问题。1901 年，美国 Landsteiner 发现了血型，逐步解决了输血的配型问题，从而基本解决了出血这一难题，促使外科学走上迅速发展的道路。某些手术较易并发大量出血，而一些凝血功能异常的有出血倾向的患者有时也不得不行急诊或择期手术，因此外科医师有必要掌握手术时出血与止血的有关知识，才能有所准备并正确处理。

**一、出血的预防**

（一）目的

减少易导致高危险性出血患者出血的刺激因素。

（二）护理评估

1. 监测血常规、凝血功能常规等。

2. 了解患者有无出血倾向、出血可能的诱因以及相关疾病。

3. 密切监测患者的出血情况，有无持续性出血的征象。

（三）护理措施

1. 监测生命体征，避免测量肛温。

2. 适当限制活动，避免遭受外伤，必要时卧床休息。

3. 遵医嘱用药，如制酸剂、维生素 K 等，避免服用阿司匹林制剂或其他抗凝剂。

4. 遵医嘱输血，如血小板、新鲜冷冻血浆等。

5. 尽量避免侵入性操作，若必须执行，则需密切观察有无出血情形，合理调配侵入性治疗与输血小板或新鲜冰冻血浆的时间。

6. 保持情绪稳定，避免剧烈咳嗽、用力解大便、提取重物等增加腹压的动作。

7. 鼓励进食富含维生素 K 的食物，门脉高压患者避免粗糙刺激性食物，禁烟忌酒。

8. 定时翻身、变换体位，使用气垫床，避免皮肤受损。

9. 告知患者使用软毛牙刷和电动剃须刀。

10. 指导患者或家属观察出血的征象及出血时应采取的适当措施，并及时告知医护人员。

## 二、止血

（一）适应证

凡是出血的伤口均需止血 (Hemostasis)。伤口的出血大致可分为动脉出血、静脉出血和毛细血管出血。毛细血管和静脉出血一般采用加压包扎止血法。如为较大血管或动脉性出血急救时，可先采用指压，必要时应用止血带止血，并尽早改用钳夹、结扎、血管修补或移植等手术方法处理。

（二）用物

使用消毒敷料、绷带甚至干净的毛巾、布料进行加压包扎止血。可使用充气止血带、橡皮止血带，但不可用绳索、电线或铁丝等代替。止血钳等专用的止血器械是最可靠的止血工具，但避免盲目钳夹。

（三）止血方法

常用的止血方法有指压止血、包扎止血、加压包扎止血、填塞止血、加垫屈肢止血、止血带止血等。

1. 指压止血法

指抢救者用手指、手掌或拳头把出血部位近端的动脉血管压在骨骼上，使血管闭塞，血流中断而达到止血目的。这是一种快速、有效的首选止血方法。这种方法仅是一种临时的，用于动脉出血的止血方法，不宜持久采用。

(1) 操作要点

1) 准确掌握动脉的压迫点。

2) 压迫力度要适中、以伤口不出血为准。

3) 压迫 10 ~ 15 分钟，仅是短暂急救止血。

4) 保持伤处肢体抬高。

(2) 指压点：实施指压法止血时，应正确掌握按压的部位，即指压点，常见的指压点如下。

1) 颞浅动脉压迫点：站在患者伤侧身后，一手固定患者头部，另一手拇指垂直压迫伤侧耳屏前上方约 1.5 cm 凹陷处，可感到动脉搏动，其余四指托住下颌。此法用于头顶部出血。

2) 面动脉压迫点：站在患者伤侧身后，一手固定患者头部，另一手拇指在下颌角前上方约 1.5 cm 处，向下颌骨方向垂直压迫，其余四指托住下颌。此法用于颌部及颜面部的动脉破裂出血。

3) 颈总动脉压迫点：面对患者，一手固定患者头部，另一手拇指在伤侧的胸锁乳突肌内侧缘动脉搏动处，向颈椎方向压迫，其余四指固定在颈后部。此法用于头、颈、面部动脉破裂的大出血，且压迫其他部位无效时。非紧急情况勿用此法。此外，不得同时压迫两侧颈动脉。

4) 枕动脉：头皮后部出血则压迫耳后突起下方稍外侧的耳后动脉。

5) 锁骨下动脉：面对患者，一手拇指在锁骨上窝中点动脉搏动处，向下垂直压迫，其余四指固定肩部。此法用于肩部、腋窝及上肢的动脉破裂出血。

6) 肱动脉压迫点：站在患者伤侧，面对患者，一手握住伤肢腕部，将上肢外展外旋，并屈肘抬高上肢，另一手拇指在上臂肱二头肌内侧缘动脉搏动处，向肱骨方向垂直压迫。此法用于手、前臂及上臂的动脉破裂出血。

7) 尺、桡动脉压迫点：面对患者，双手拇指分别在腕横纹上方两侧动脉搏动处垂直压迫。此法用于手部的动脉破裂出血，也可嘱患者用健侧大拇指、四指按压。

8) 指动脉压迫点：伤侧手掌上举，一手握住患者手腕，另一手拇指、示指分别捏住伤指根部左右两侧。此法用于手指动脉破裂出血。

9) 股动脉压迫点：面对患者，两手拇指重叠放在腹股沟韧带中点稍下方动脉搏动处，用力垂直向下压迫，两手其余四指固定大腿。亦可直接用手掌或拳头垂直压迫股动脉。此法用于大腿、小腿及足部的动脉破裂的大出血。

10) 足背动脉和胫后动脉压迫点：两手拇指分别压迫足背中间近脚腕处（足背动脉）及足跟内侧与内踝之间处（胫后动脉），两手其余四指分别固定足部与踝部。此法用于足部的动脉破裂出血。

2. 包扎止血

用于处理表浅伤口出血。小血管和毛细血管受损伤，出血量少。

3. 加压包扎止血

用于全身各部位的小动脉、静脉、毛细血管出血。用敷料或洁净的毛巾、手绢、三角巾等覆盖伤口，用手或其他物体在包扎伤口的敷料上施以压力，加压包扎达到止血目的。注意包扎的敷料要超过伤口周边至少 3 cm。

4. 填塞止血

用于四肢较深、较大的伤口或非贯通伤、穿通伤，出血量多，组织损伤严重的应紧急现场救治。用消毒纱布、敷料（如无，用干净布料代替）填塞在伤口内，再用加压包扎法包扎。

5. 加垫屈肢止血

适用于四肢非骨折性创伤的动脉出血的临时止血措施。当前臂或小腿出血时，可于肘窝或腘窝内放纱布、棉花、毛巾作为垫，屈曲关节，用绷带将肢体紧紧地缚于屈曲的位置。

6. 止血带止血

四肢有大血管损伤，或伤口大、出血量多时，采用以上止血方法仍不能止血，方可选用止血带止血的方法。常用的止血带止血法有。

(1) 橡皮止血带止血法：先用绷带或布块垫平，一般取 3 尺左右长的橡皮管，掌心向上，止血带一端由虎口拿住，一手拉紧，绕肢体 2 圈，中、示两指将止血带的末端夹住，顺着肢体用力拉下，压住"余头"，以免滑脱。借助橡皮管的弹性压迫血管而达到止血的目的。

(2) 卡式止血带止血：将松紧带绕肢体一周，然后把插入式自动锁卡插进活动锁紧开关内，一只手按住活动锁紧开关，另一只手拉紧松紧带，直到不出血为止。放松时用手向后扳放松板，解开时按压开关即可。

(3) 充气止血带止血：根据血压计原理设计，有压力表指示压力大小，压力均匀，止血效果好。将袖带绑在伤口的近心端，充气后起到止血作用。

(4) 布料止血带止血：仅限于在没有上述止血带的紧急临时使用，因布料止血带没有弹性，很难真正达到止血目的，如果过紧会造成肢体损伤或缺血坏死，因此，仅可谨慎短时间使用。

步骤：加垫，将布条条缠绕在上止血带的部位 2～3 圈，保护皮肤，防止损伤；上布带，将布带在垫上围绕一圈后打活结。穿棒绞紧，把细棍棒从止血带的外圈下穿过，提起后绞紧。固定，布带绞紧后，将棍棒一头穿入活结，活结抽紧后固定。标记明显，在患者上止血带部位边挂上显眼的标志，表明是大出血的患者，同时在标志上注明上止血带的时间。

( 四 ) 注意事项

1. 部位准确

止血带应放在伤口的近心端。一般认为上肢大动脉出血应结扎在上臂的上 1/3 处，避免结扎在中 1/3 处以下的部位，以免损伤桡神经；下肢大动脉出血应结扎在大腿中上部。

2. 加衬垫

上止血带前，先要用毛巾或其他布片、棉絮作为垫，止血带不要直接扎在皮肤上；紧急时，可将裤脚或袖口卷起，止血带扎在其上。衬垫要平整，禁忌用铁丝、绳索、电线当作止血带使用。

3. 压力适当

松紧合适，过紧易损伤神经，过松则不能达到止血的目的。一般以不能摸到远端动脉搏动或出血停止为度。有压力表时，标准压力上肢为 250～300 mmHg(1 mmHg=0.133 kPa)，下肢为 300～500 mmHg。

4. 定时放松

结扎时间过久，可引起肢体缺血坏死，因此要每隔 0.5～1 小时 ( 上肢或下肢 ) 放松 2～3 分钟；放松期间，应用指压法暂时止血。寒冷季节时应每隔 30 分钟放松一次。结扎部位超过 2 小时者，应更换比原来较高位置结扎。为防止远端肢体缺血坏死，原则上应尽量缩短使用止血带的时间，一般止血带的总使用时间不宜超过 5 小时。

5. 标志明显

在患者上止血带部位边挂上显眼的标志，表明是大出血的患者，同时在标志上注明上止血带的时间，具体到分钟。

6. 做好松解准备

松解前要先补充血容量，做好纠正休克和止血用器材的准备。

## 三、包扎

包扎是外伤现场应急处理的重要措施之一。及时正确的包扎，可以达到压迫止血、减少感染、保护伤口、减少疼痛，以及固定敷料和夹板等目的。包扎时注意尽可能带上医用手套，若无，可用敷料、干净布片、塑料袋、餐巾纸作为隔离层；加盖敷料，封闭伤口，防止污染；动作要轻巧而迅速，部位要准确；伤口包扎要牢固，松紧度适宜；不要用水冲洗伤口 ( 烧烫伤、化学伤除外 )；不要在嵌有异物或骨折断端外露的伤口上直接包扎；不要在伤口上用消毒剂或药物。

**（一）适应证**

体表各部位的伤口除采用暴露疗法者，一般均需包扎。

**（二）禁忌证**

厌氧菌感染、犬咬伤需暴露的伤口。

**（三）用物准备**

无菌敷料、绷带、三角巾、四头带。紧急条件下，干净的毛巾、头巾、手帕、衣服等可作为临时的包扎材料。

**（四）包扎方法**

常用的包扎有：绷带包扎一般用于支持受伤的肢体和关节，固定敷料或夹板和加压止血等。三角巾包扎主要用于：包扎、悬吊受伤的肢体，固定敷料，固定骨折等。包扎前伤口处必须覆盖敷料。

1. 绷带包扎

绷带包扎是包扎技术的基础，目的是固定盖在伤口上的纱布，固定骨折或挫伤，并有压迫止血的作用，还可以保护患处。常用的绷带有棉布、纱布、弹力及石膏绷带等类型，包扎时伤口上敷无菌敷料，环形两圈开始，环形两圈结束。绷带包扎的基本方法及适用范围如下。

(1) 环形法：此法是绷带包扎中最常用的，适用于包扎的开始与结束时以及包扎肢体粗细较均匀部位，多用于手腕、肢体、胸、腹等部位的包扎。加敷料，敷料盖住伤口，每圈盖住前一圈，起始和终末都是环形包扎。

(2) 螺旋包扎法：使用包扎直径基本相同的部位如上臂、手指、躯干、大腿等，敷料盖住伤口，先环形缠绕两周，从第三周开始，后一周缠绕压住前周的 1/3～1/2。

(3) 螺旋反折法：用于肢体上下粗细不等部位的包扎，如小腿、前臂等。敷料盖住伤口，先做螺旋状缠绕，待到渐粗的地方就每周把绷带反折一下，盖住前周的 1/3～2/3，由下而上缠绕，最好反折处位于相同部位，使之成一条直线，反折处不要在伤口上或骨隆突处。

(4) "8" 字包扎法：适用于直径不一或屈曲的关节部位，如手掌、踝部和其他关节处。选用弹力绷带最佳。在伤处上下，将绷带自下而上，再自上如下。重复做 "8" 字环形缠绕，每周遮盖上一周的 1/3～1/2。

(5) 回返式包扎法：用于头部、肢体末端或断肢部位的包扎，敷料盖住伤口。

2. 三角巾包扎

用边长为 1 米的正方形白布或纱布，将其对角剪开即分成两块三角巾，90°角称为顶角，其他两个角称为底角，外加的一根带子称为顶角系带，斜边称为底边。为了方便不同部位的包扎，可将三角巾折叠成带状，称为带状三角巾，或将三角巾在顶角附近与底边中点折叠成燕尾式，称为燕尾式三角巾。

(1) 头面部包扎

1) 头顶帽式包扎：适用于头顶部外伤，先在伤口上覆盖无菌纱布，把三角巾底边向上翻折两指宽 (3 厘米)，三角巾底边的正中放在患者眉间上部，顶角经头顶拉到枕部，将底边经耳上向后拉紧压住顶角，然后抓住两个底角在枕部交叉反回齐眉到前额打结，避开太阳穴，最后将顶角向上反折嵌入底边内。

2) 风帽式包扎：将三角巾顶角和底边各打一结，即成风帽状。在包扎头面部时，将顶角结放于前额，底边结放在后脑勺下方，包住头部，两角往面部拉紧，向外反折包绕下颌，然后拉到枕后打结即成。

3) 面具式包扎：适用于颜面部外伤，把三角巾一折为二，顶角打结放在头正中，两手拉住底角罩住面部，然后双手持两底角拉向枕后交叉，最后在额前打结固定。可以在眼、鼻处提起三角巾，用剪刀剪洞开窗。

4) 单眼包扎：包扎单眼时，将三角巾折成约 4 指宽的带状，以上 1/3 处盖住受伤的眼睛，下 2/3 从耳下端反折，向脑后至健康的眼睛侧，在健康的眼睛一侧前额反折后再转向受伤一侧的耳朵上打结固定。

5) 双眼包扎：适用于双眼外伤，将三角巾折叠成 3 指宽带状，中段放在头后枕骨上，两旁分别从耳上拉向眼前，在双眼之间交叉，再持两端分别从耳下拉向头后枕下部打结固定，避免包住耳朵。

6) 下颌部包扎：将三角巾折成约 4 指宽的带状，左右手分别拿住中间 1/3，拖住下颌双手将三角巾上提至头部一侧 ( 耳上 )，交叉沿眉上水平至头部另侧打结 ( 耳上 )，打结位置避开太阳穴。

(2) 肩部包扎

1) 单肩燕尾巾包扎：三角巾折叠成燕尾式，燕尾夹角 90°，大片在后压住小片，放于肩上，燕尾夹角对准伤侧颈部，燕尾底边两角包绕上臂上部并打结；拉紧两燕尾角，分别经胸背部至对侧腋前或腋后线处打结。

2) 双肩燕尾巾包扎：三角巾折叠成燕尾式，燕尾夹角约 100° 左右；披在肩上，燕尾夹角对准颈后正中部；燕尾角过肩，由前向后包肩于腋前或腋后，与燕尾底边打结。

(3) 胸 ( 背 ) 部伤的包扎

1) 胸部三角巾包扎 ( 单胸包扎 )：将三角巾顶角越过伤侧肩部，垂在背部，使三角巾底边中央正位于伤部下侧，将底边两端围绕躯干在背后打结，再用顶角上的带子将顶角与底边连接在一起。

2) 胸部燕尾巾包扎 ( 双胸包扎 )：三角巾折成燕尾式，两燕尾角相等，夹角 100° 左右，将燕尾夹角对准两腿正中间，固定胸部下方，再将燕尾角反折向上对准胸骨上凹，至背部 "V" 字形打结。

包扎背部时与胸部相同，只是位置相反，结打在胸前。

(4) 腹部 ( 臀部 ) 的包扎

1) 腹部三角巾包扎 ( 侧腹包扎 )：三角巾折叠成燕尾式，燕尾夹角 60° 左右，对准外侧裤线，放在腹部，顶角与底边中央绕腹腰部至对侧打结，两底角绕伤侧大腿根部，在大腿后面打结。侧臀部包扎同侧腹部包扎。

2) 全腹包扎：三角巾底边向上，两底角环绕腰部打结，顶角由两腿之间拉向后面，与底角连接处打结。

(5) 四肢伤的包扎

1) 上肢三角巾包扎：将三角巾一底角打结后套在伤手上，另一底角过伤肩背后拉到对侧肩的后上方，顶角朝上，由外向里依次包绕伤肢，然后，再将前臂屈到胸前，两底角相遇打结。

2) 手 ( 足 ) 三角巾包扎：三角巾顶角朝前部展开，伤侧手指尖对准顶角放于三角巾中央，将顶角折回盖住手背，两底边分别折叠一次后经手背左右交叉至腕下，环绕腕部，至腕部背部打结。

3) 足与小腿三角巾包扎：将足放在三角巾的一侧，足趾朝向底边，提起顶角和较长的一底角包绕小腿后于膝下打结，再用短的底角包绕足部，于足踝处打结。

4) 上肢悬吊包扎：三角巾顶角对着伤肢肘关节，一底角置于健侧胸部过肩与背后；伤臂屈肘 ( 功能位，上抬 10°)，放于三角巾中部；另一底角包绕伤臂反折至伤侧肩部；两底角在颈侧方打结，顶角向肘关节反折，将前臂悬吊于胸前，此为大悬臂带。也可将三角巾折叠成适当宽带；中央放在前臂的下 1/3 处；一底角放于健侧肩上，另一底角放于伤侧肩上并绕颈与健侧底角与颈侧方打结此为小悬臂带。

5) 肘 ( 膝 ) 部三角巾包扎：三角巾折成适当宽度，中段斜放于肘 ( 膝 ) 关节处，带两端环绕肢体缠绕，包绕肢体一周，返回时分别压于中段上下两边，肘 ( 膝 ) 关节后或外侧打结，避开伤口。

( 五 ) 注意事项

1. 包扎伤口前，先简单清创并盖上消毒纱布再包扎，然后再用绷带等。操作小心、谨慎，不要触及伤口，以免加重疼痛或导致伤口出血及污染。

2. 包扎伤口动作要快、准、轻、牢。包扎时部位要准确、严密，不遗漏伤口；包扎动作要轻，不要碰触伤口，以免增加患者的疼痛和出血；包扎要牢固，要松紧适度，以免妨碍血液流通和压迫神经。

3. 包扎的肢体须处于功能位置。

4. 应从远心端向近心端包扎，以帮助静脉回流。四肢包扎时应将指 ( 趾 ) 端外露，以便观察血液循环。

5. 严禁在伤口、骨隆突处或易于受压部位打结。

6. 防止滑脱，绷带包扎要求在活动肢体时不应滑脱。防治方法是在开始缠绕时将绷带头压好，然后再缠绕。如需续加绷带，就将两端重叠 6 cm。

7. 不要用潮湿的绷带，因干后收缩可能造成过紧。

8. 解开绷带时，先解开固定结或取下胶布，然后以两手互相传递松解。紧急时或绷带已被伤侧出血浸湿时，可用剪刀剪开。

# 第四节 休克的护理

休克 (shock) 是机体受到强烈有害因素侵袭后出现的以有效循环血量锐减、组织血液灌流不足、细胞广泛缺氧、代谢紊乱及器官功能障碍为共同特点的病理过程，是一种危急的临床综合征。现代观点认为休克是一个序贯事件，是一个从亚临床阶段的组织灌流不足向多器官功能障碍或衰竭发展的连续过程。休克发病急，进展快，若未能及时发现和治疗，可发展至不可逆阶段而威胁患者的生命，所以护士应该密切观察患者，根据患者的不同阶段及时采取适当的护理措施。

### 一、低血容量性休克

低血容量性休克常因大量出血或体液丢失，或体液积存于第三间隙，导致有效循环量降低引起。由大血管破裂或脏器出血引起的称失血性休克；各种损伤或大手术后同时具有失血及血浆丢失而发生的称创伤性休克。低血容量性休克的主要表现为中心静脉压 (CVP) 降低、回心血量减少、心排血量下降所造成的低血压，经神经内分泌机制引起的外周血管收缩、血管阻力增加和心率加快，以及由微循环障碍造成的各种组织器官功能不全和病变。应及时补充血容量、治疗其病因和制止其继续失血、失液是治疗此型休克的关键。

（一）目的

促进血容量严重不足的患者以足够的组织灌注量。

（二）护理评估

1. 了解低血容量性休克的原因，如严重创伤、上消化道大出血等。

2. 评估意识、生命体征、经皮氧饱和度、尿量、毛细血管再充盈时间、口渴和末梢循环状况等，必要时监测中心静脉压、肺动脉压及肺毛细血管楔压等。

3. 评估有无组织缺氧、代谢性酸中毒、呼吸性酸中毒、心肌梗死、肾衰竭、脑水肿、败血症、成人呼吸窘迫综合征 (ARDS)、弥散性血管内凝血 (DIC) 等并发症发生。

4. 监测动脉血气分析、血乳酸、血常规、血电解质、凝血功能常规等。

（三）护理措施

1. 控制出血，外伤患者可直接压迫伤处，必要时做好术前准备。

2. 取休克卧位，抬高头胸部 10°～20°，抬高下肢 20°～30°。

3. 保持呼吸道通畅，遵医嘱吸氧，必要时建立人工气道。

4. 维持血流动力学稳定，建立两条以上的静脉通路，遵医嘱补液、用药及备血，补液遵循先快后慢、先晶后胶的原则。

5. 维持水电解质酸碱平衡。

6. 遵医嘱记录 24 小时出入量。

7. 监测补液治疗的效果。

### 二、心源性休克

（一）目的

促进心脏泵血功能严重损伤的患者以足够的组织灌注量。

（二）护理评估

1. 了解心源性休克的原因，如大面积急性心肌梗死、心肌炎、严重心律失常等。

2. 评估患者意识、生命体征、经皮氧饱和度、毛细血管再充盈时间、尿量及末梢循环状况等，必要时监测中心静脉压、肺动脉压及肺毛细血管楔压等。

3. 有无心输出量减少的征象，如心律不齐、心率减慢等；有无冠状动脉灌注不足的征象，如心电图 S-T 段改变、心绞痛等；肺部听诊有无爆裂声或其他杂音。

4. 评估患者有无肾衰竭、心力衰竭、感染、肺水肿等并发症发生。

5. 监测动脉血气分析、血乳酸、心肌酶谱、心电图、心脏彩色心动图、血常规、血电解质、凝血功能常规等。

（三）护理措施

1. 取休克卧位，绝对卧床休息。

2. 保持呼吸道通畅，遵医嘱吸氧，必要时建立人工气道。

3. 建立静脉通路，遵医嘱补液，根据血流动力学情况严密控制输液量及速度。

4. 遵医嘱使用强心、利尿、扩血管等药物。

5. 维持水电解质酸碱平衡。

6. 必要时配合医生施行主动脉内球囊反搏技术及做好外科手术准备。

7. 遵医嘱记录 24 小时出入量。

8. 监测抗休克治疗的效果。

### 三、感染性休克

（一）目的

控制感染，保证足够的组织灌注量。

（二）护理评估

1. 确认感染的原因及部位。

2. 评估患者意识、生命体征、经皮氧饱和度、毛细血管再充盈时间、尿量及末梢循环状况等，必要时监测中心静脉压、肺动脉压及肺毛细血管楔压等。

3. 评估有无肾衰竭、成人型呼吸窘迫综合征 (ARDS)、弥散性血管内凝血 (DIC) 等并发症发生。

4. 监测动脉血气分析、血乳酸、血液 / 尿液 / 分泌物培养加药物敏感试验、血常规、血电解质、凝血功能常规、心肌酶谱等。

（三）护理措施

1. 协助患者取休克卧位。

2. 保持呼吸道通畅，遵医嘱吸氧，必要时建立人工气道。

3. 建立静脉通路，遵医嘱补液，根据血流动力学情况严密控制输液量及速度。

4. 遵医嘱使用抗生素、激素、血管活性药物等，维持水电解质酸碱平衡，补充营养。

5. 配合医生尽快处理原发感染灶。

6. 遵医嘱药物或物理降温。

7. 遵医嘱记录 24 小时出入量。

8. 监测抗休克治疗的效果。

### 四、过敏性休克

（一）目的

积极抗过敏，保证足够的组织灌注量。

（二）护理评估

1. 确认过敏原。

2. 监测过敏反应的早期征象，如哮喘、胸闷、呼吸困难、瘙痒、荨麻疹 / 风疹块、胃肠道不适、焦虑及坐立不安等。

3. 评估患者意识、生命体征、经皮氧饱和度、毛细血管再充盈时间、尿量及末梢循环状况等，必要时监测中心静脉压、肺动脉压及肺毛细血管楔压等。

4. 监测动脉血气分析、血常规、免疫功能全套、血电解质、凝血功能常规等，必要时行过敏原筛查实验。

(三) 急救措施

1. 去除过敏原，停止一切可疑的过敏原或致敏药物进入体内。

2. 就地平卧。

3. 立即皮下注射 0.1% 盐酸肾上腺素 0.5 ～ 1 mL。

4. 保持呼吸道通畅，遵医嘱吸氧，必要时建立人工气道。

5. 建立静脉通路，遵医嘱纠正酸中毒及使用血管收缩剂、激素、抗组胺类药物等。

6. 持续心电监护。如发生心搏骤停，立即行心肺复苏。

7. 注意保暖。

8. 遵医嘱记录 24 小时出入量。

### 五、神经源性休克

(一) 目的

促进血管阻力调节功能严重障碍的患者以足够的组织灌流量。

(二) 护理评估

1. 监测动脉血气分析、心肌酶谱、血常规、血生化、凝血功能常规、心电图等。

2. 了解神经源性休克的原因，如脊髓损伤、头部外伤、剧痛、严重精神创伤等。

3. 评估患者意识、生命体征、经皮氧饱和度、毛细血管再充盈时间、尿量及末梢循环状况等，必要时监测中心静脉压、肺动脉压及肺毛细血管楔压等。

4. 评估有无膀胱及肠道功能异常，如大小便失禁、腹胀、尿潴留等；有无受伤部位以下的运动、感觉、反射及自主神经系统功能缺失的情况。

5. 评估有无肾衰竭、心力衰竭、成人型呼吸窘迫综合征 (ARDS)、弥散性血管内凝血 (DIC) 等并发症发生。

(三) 护理措施

1. 协助患者取平卧位，禁用头低仰卧位，脑水肿者抬高床头 20°～ 30°取斜坡卧位。

2. 维持血流动力学稳定，建立静脉通路，出现心动过缓时，遵医嘱给予阿托品。

3. 保持呼吸道通畅，遵医嘱吸氧，颈椎受损者应建立人工气管。

4. 减轻神经系统损伤，如遵医嘱使用皮质类固醇药物等。

5. 必要时留置导尿防止尿潴留或胃肠减压等。

6. 维持水电解质酸碱平衡。

7. 遵医嘱记录 24 小时出入量。

8. 如有可能，移除引发神经源性反应的刺激，如疼痛、环境刺激等。

9. 监测抗休克治疗的效果。

# 第五节 麻醉护理

为手术患者提供麻醉和术中持续的护理，维护患者围术期的生理和心理安全。在不同的国家和地区，麻醉护士的职责存在差异。在美国，麻醉护士可以通过进一步学习，从而成为在医生的监督指导下实施麻醉的注册麻醉护士 (4 CRNA)。在其他一些发达国家，麻醉护士协助麻醉医生工作以保证患者的良好预后。在我国，除了少数医院配备有麻醉护士外，在围麻醉期协助麻醉医生处理患者的任务通常由手术室护士承担。因此，手术室护士不仅要在麻醉前、中、后做好准备和护理工作，而且要懂得基本的麻醉知识和原理，掌握基本的麻醉技术，才能在手术过程中与麻醉医生密切配合，保障患者的安全。

## 一、静脉麻醉护理

（一）定义

静脉麻醉为发挥各个药物的特点，以达到麻醉平稳、对生理扰乱轻、副作用少、苏醒快，多采取复合应用，因而又称静脉复合麻醉。本法可用于不做气管插管的短小手术、全麻诱导气管插管和全麻维持，小儿用药按体重计算。 静脉麻醉是药物经静脉注入，通过血液循环作用于中枢神经系统而产生全身麻醉的方法。

（二）护理

1. 麻醉前护理要点

(1) 护理评估

1) 评估患者意识、精神状态和生命体征，心、肺、肝、肾等重要脏器及水电解质酸碱平衡状况。

2) 近期有无呼吸道及肺部感染。

(2) 护理措施

1) 术前禁食 6 小时，禁饮 2 小时。

2) 女性患者擦去指甲油、口红，去除指甲贴。

3) 取下义齿、手表、眼镜、饰品等，贵重物品交予家属或双人清点保管。

4) 准备各种抢救药及抢救设备，如心电监护仪、吸引器、喉镜、气管导管、呼吸皮囊等。

5) 送患者至手术室，与手术室护士交接并填写交接单。

2. 麻醉后护理要点

(1) 护理评估

1) 了解术中情况：麻醉药种类和剂量，术中有无心搏、呼吸骤停等异常情况发生。

2) 严密监测意识变化，有无异常的兴奋、意识模糊、躁动、幻觉等。

3) 严密监测生命体征及血氧饱和度变化。

(2) 护理措施

1) 保持呼吸道通畅：根据病情及手术方式采取合适体位。若患者有呕吐，头侧向一侧，防止误吸，一旦发生误吸，应立即采取头低位，用吸引器清除口鼻腔内残余呕吐物，保持呼吸道通畅。

2) 饮食管理：根据手术方式及医嘱选择进食时间和饮食种类。

## 二、全身麻醉

### (一) 定义

麻醉药经呼吸道吸入或静脉、肌内注射进入体内，产生中枢神经系统抑制，使患者意识消失，对手术过程中医护人员的谈话和手术中发生的任何事情完全不知晓，同时能够消除手术过程中长时间同一姿势所带来的不适感觉；全身镇痛，可免除手术中伤害性刺激引起疼痛不适的感觉和由此所触发的疼痛反射；并且产生一定程度的肌松弛，为外科医师确定并彻底去除病灶提供满意的手术条件；患者的生理反射能够维持稳定，既能有效地抑制外科手术创伤导致的应激反应，又能维持术中机体的各种生理反射正常。这种抑制作用是可以控制的，也是可逆的，当麻醉药从体内排出或在体内代谢后，患者将逐渐恢复意识，对中枢神经系统无残留作用或任何后遗症。

### (二) 护理

1. 麻醉前护理要点

(1) 护理评估

1) 评估患者意识、精神状态和生命体征，心、肺、肝、肾等重要脏器及水电解质酸碱平衡状况。

2) 近期有无呼吸道及肺部感染。

3) 有无牙齿缺少或松动，有无安装义齿，评估患者张口度及颈部活动情况。

(2) 护理措施

1) 术前禁食 12 小时，禁饮 6 ～ 8 小时。若有高血压、心脏病、癫痫等慢性疾病，可用少量开水送服相关药物 ( 降血糖药禁忌服用 )。

2) 术晨测体温、脉搏、呼吸、血压，观察有无病情变化，发现异常及时汇报医生。

3) 男性患者剃须，女性患者擦去指甲油、口红，去除指甲贴。

4) 取下义齿、手表、眼镜、饰品等，贵重物品交予家属或双人清点保管。

5) 送患者至手术室，与手术室护士交接并填写交接单。

6) 病室及物品准备：按手术、麻醉方式备好术后用物，如麻醉床、吸氧装置、心电监护仪，必要时准备吸引器、拉舌钳、开口器、压舌板等。

2. 麻醉后护理要点

(1) 护理评估

1) 了解术中情况麻醉药种类和剂量、失血量、输血量和补液量；术中有无麻醉药的全身中毒反应或心搏、呼吸骤停等异常情况发生。

2) 监测中枢神经系统情况每 10 ～ 15 分钟评估患者意识、瞳孔大小及对光反射情况、运动反应及对疼痛的知觉等。

3) 监测呼吸系统情况。

①评估患者呼吸频率、节律、幅度。评估气管导管的刻度、固定情况等，肺部听诊判断气管导管是否移位，有无肺不张及气道分泌物积聚等情况。②监测脉搏、血氧饱和度，以了解组织供氧情况。

4) 监测循环系统情况

①监测心率、脉搏、心电图变化。②监测血压、中心静脉压、肺动脉压等，了解患者循环血容量。③观察毛细血管再充盈时间，了解末梢循环情况。④观察每小时尿量，了解循环灌注情况。

5) 监测消化系统情况评估肠蠕动恢复情况，患者有无恶心、呕吐等。

6) 监测体温变化。

7) 镇静评分。

8) 监测导管情况输液管道及各引流管是否通畅，评估引流液的颜色、量、性状等。

9) 监测伤口及伤口周围敷料情况评估伤口有无红肿、疼痛，敷料有无渗血渗液等。

10) 监测皮肤颜色及温度有无发绀、肢端冰冷等。

11) 并发症评估：评估患者有无呼吸系统、循环系统、中枢神经系统等并发症发生。

(2) 护理措施

1) 麻醉复苏期护理

①保持呼吸道通畅有效固定气管导管，根据肺部听诊情况及时吸痰，了解拔管指征，协助医生拔除气管导管，遵医嘱吸氧。若患者有呕吐，可用吸引器清除口鼻腔内残余呕吐物，保持呼吸道通畅。②体位管理根据病情及手术方式采取合适体位。③维持循环稳定注意保暖，保证输液通畅，合理控制输液速度。④导管护理保持各引流管引流通畅。⑤安全护理患者苏醒过程中可出现躁动不安或幻觉等，易发生意外伤害，应注意适当防护，必要时加以约束，防止坠床、跌倒、意外拔管等情况发生。

2) 麻醉恢复期护理

①体位管理全麻清醒后，根据病情及手术方式采取合适体位，若患者有呕吐，头偏向一侧，防止误吸。一旦发生误吸，应立即采取头低位，使声门裂高于食管入口，呕吐物流向鼻咽腔然后从口角流出，此时可用吸引器清除口鼻腔的残余呕吐物，保持呼吸道通畅。②呼吸道管理遵医嘱吸氧，做好气道护理，防止舌后坠及呼吸道梗阻等。③维持循环稳定注意保暖，保证输液通畅，合理控制输液速度。④导管护理保持各引流管引流通畅。⑤安全护理患者苏醒过程中可出现躁动不安或幻觉等，易发生意外伤害等，应注意适当防护，必要时加以约束，防止坠床／跌倒、意外拔管等情况发生。⑥疼痛管理麻醉作用消失后，患者仍感到疼痛者，正确进行疼痛评分，并遵医嘱给予镇痛措施。使用 PCA 者，按 PCA 护理常规。⑦饮食管理根据手术方式及医嘱选择进食时间和饮食种类。

(3) 并发症护理

1) 呼吸系统并发症主要有窒息、误吸、呼吸道梗阻、急性肺不张等。应立即清除呼吸道异物，保持呼吸道通畅，给氧，鼓励患者深呼吸和有效咳嗽，病情许可鼓励患者早期下床活动。

2) 循环系统并发症主要有低血压、高血压、心律失常和心搏骤停等。密切监测血压、脉搏、心率变化，必要时监测中心静脉压、肺动脉压等，遵医嘱对症处理，必要时行心肺复苏。

3) 中枢神经系统并发症主要有体温异常、麻醉苏醒延迟或不醒等。应维持呼吸循环稳定，查明并纠正中枢神经系统缺血缺氧的原因，积极进行脑复苏。监测体温变化，遵医嘱给予降温或保温等对症处理。

### 三、椎管内麻醉

（一）定义

将局麻药注入椎管内的蛛网膜下隙或硬膜外腔，脊神经根受到阻滞使脊神经支配的相应区域产生麻醉作用，统称为椎管内麻醉。将局麻药注入硬膜外间隙产生阻滞作用，称为硬膜外阻滞。有单次和连续法两种，一般采用连续法。将局麻药注入蛛网膜下隙称为蛛网膜下隙阻滞，简称脊麻或腰麻。将脊麻和硬膜外两种技术同时应用称为蛛网膜下隙 - 硬膜外联合麻醉。

（二）护理

1. 麻醉前护理

(1) 护理评估

1) 评估患者意识、精神状态和生命体征，心、肺、肝、肾等重要脏器及水电解质酸碱平衡状况，有无严重心脏病及休克未得到控制等情况。

2) 近期有无呼吸道及肺部感染，有无呼吸功能不全。

3) 有无中枢神经疾病，如脊髓或神经根疾病、外周神经感觉和运动异常。

4) 有无腰椎外伤或畸形、严重腰痛病或脊椎结核等。

5) 有无全身感染或穿刺部位感染。

6) 有无出凝血功能障碍。

7) 患者合作程度。

(2) 护理要点

1) 术前禁食 12 小时，禁饮 6 ～ 8 小时。若有高血压、心脏病、癫痫等慢性疾病，可用少量开水送服相关药物（降血糖药禁忌服用）。

2) 术晨测体温、脉搏、呼吸、血压，观察有无病情变化，发现异常及时汇报医生。

3) 男性患者剃须，女性患者擦去指甲油、口红，去除指甲贴。

4) 取下义齿、手表、眼镜、饰品等，贵重物品交予家属或双人清点保管。

5) 送患者至手术室，与手术室护士交接并填写交接单。

6) 病室及物品准备：按手术、麻醉方式备好术后用物，如麻醉床、吸氧装置、心电监护，必要时准备吸引器、拉舌钳、开口器、压舌板等。

2. 麻醉后护理

(1) 护理评估

1) 了解术中情况：麻醉方式、麻醉药种类和剂量、失血量、输血量和补液量；术中有无麻醉药的全身中毒反应或心搏、呼吸骤停等异常情况发生。

2) 评估意识状态、麻醉平面消退情况。

3) 监测生命体征及血氧饱和度情况。

4) 评估肠蠕动恢复情况，患者有无恶心、呕吐等。

5) 评估有无脊神经根损伤或受压情况，如局部麻木、刺痛、肢体活动障碍等。

6) 评估有无头痛、尿潴留等情况。

7) 评估输液管道及各引流管是否通畅，以及引流液的颜色、量、性状等。

8) 评估伤口有无红肿、疼痛，敷料有无渗血、渗液等。

9) 评估有无头痛、尿潴留、马尾神经综合征、脊神经根损伤、硬膜外血肿等并发症发生。

(2) 护理措施

1) 体位与活动：硬麻术后平卧位 6 小时，腰麻术后去枕平卧 6 小时，6 小时后生命体征平稳视病情取舒适体位。感觉活动未恢复前卧床休息。

2) 饮食管理：6 小时后根据手术方式及医嘱选择进食时间和饮食种类。

(3) 并发症护理

1) 腰麻后并发症护理

①头痛一般出现在麻醉作用消失后 6～24 小时，抬头或坐起时加重，平卧时减轻，2～3 天消失，一般不超过一周。保持患者平卧，轻度头痛者，2～3 天自行消失；中度头痛者，每天补液或饮水 2500～4000 mL，应用小剂量镇痛或镇静药。②尿潴留见排尿异常护理。③马尾神经综合征表现为会阴区及下肢远端感觉和运动障碍，大小便失禁及尿道括约肌麻痹。遵医嘱使用营养神经的药物，如因穿刺损伤所致，一般术后数周或数月后可自愈，如为化学性损伤，神经功能较难恢复。

2) 硬麻后并发症护理

①脊神经根损伤表现为受损神经分布区疼痛或麻木，典型症状伴咳嗽、喷嚏、用力憋气时疼痛或麻木加重等脑脊液冲击征。3 天内神经根痛最为剧烈，一般 2 周内多能缓解或消失，但麻木感可遗留数月，可行对症治疗。②硬膜外血肿表现为术后剧烈背痛，硬膜外腔末次注药 2 小时后肢体运动、感觉及反射功能未恢复，呼吸困难伴大便失禁等。8 小时内行椎板切开减压术，清除血肿，症状多可缓解或恢复。

### 四、患者自控镇痛 (PCA)

(一) 定义

患者自控镇痛 (patient controlled analgesia，PCA) 是一种经医护人员根据患者疼痛程度和身体情况，预先设置镇痛药物的剂量，再交由患者"自我管理"的一种疼痛处理技术。

(二) 护理

1. 护理评估

(1)PCA 的类型、镇痛方案、给药途径和速度。

(2)PCA 导管固定情况及给药通道是否通畅。

(5) 患者意识水平、呼吸频率、血压、脉搏等。

(4) 穿刺部位局部情况。

(5)PCA 的镇痛效果及副作用。

(6) 评估要求前 4 小时每小时评估一次，4～24 小时内每 2 小时评估一次，以后每 4 小时评估一次。在开始使用 PCA、更改方案、调整剂量、转科时，需立即评估。

2. 护理要点

(1) 认真交接。患者返回病房后，病房护士应与麻醉医生认真交接镇痛方案、给药途径和速度等，确认 PCA 泵给药装置运行正常，检查导管固定情况。

(2) 有效固定。避免脱落、移位、牵拉、扭曲、断裂，加强巡视。PCEA 患者翻身时采用先侧后移的方法可延长硬膜外镇痛泵的留置时间，减少导管意外滑脱。PCIA 患者注意观察静脉通路有无滑脱、阻塞，三通是否关闭等，治疗中需防止药液外渗和静脉炎的发生。

(3) 给药通道尽可能使用单独的静脉通道。

(4) 防止感染严格无菌操作，PCEA 导管留置时间一般不超过 2 周。

(5) 健康宣教

1) 实施 PCA 前，向患者及家属解释 PCA 的相关知识，教会患者正确使用 PCA，提高患者对治疗的依从性。

2) 保持穿刺部位干燥，防止导管牵拉、滑脱、扭曲等，出现不适及时告知医护人员。

3) 自控键应由患者选定何时按压，家属和护士不得随意按压，除非患者要求帮助时。

4) 使用 PCA 患者未经医生同意不得离开病房。

(6) 副作用的观察和处理

1) 镇痛效果不理想检查止流夹是否打开、管道连接是否通畅、硬膜外腔导管有无滑出等，评估患者 / 家属自控镇痛泵按压方法是否正确。排除以上情况后，通知医生。

2) 呼吸抑制发现患者感觉异常或运动异常、过度镇静、呼吸频率低于 10 次 / 分、氧饱和度＜ 90%、血压低于基础值 20% 时，立即关闭止流夹，开放气道，给氧，报告医生，监测血氧饱和度和呼吸频率、呼吸幅度的变化。

3) 尿潴留发生于镇痛治疗后 24 ～ 48 小时内。表现为患者排尿困难，耻区胀满。

4) 恶心和呕吐排除其他原因引起的恶心和呕吐，可遵医嘱使用甲氧氯普胺等止吐药。

5) 皮肤瘙痒护理上要注意保持皮肤清洁，使用中性肥皂，禁用碱性肥皂，修剪指甲，避免皮肤抓伤。必要时给予抗组胺类药物，可缓解症状，严重者停用。

# 第六节　营养管理

临床营养支持治疗是 20 世纪临床医学中的重大发展之一，已经成为危重患者救治中不可缺少的重要措施。合理的营养支持应充分了解机体各种状况下的代谢变化，正确进行营养状况评价，选择合理的营养支持途径，提供合适的营养底物，尽可能地避免或减少并发症的发生。

生物所需的养料，其元素组成，大量的有氢、氧、氮和碳。这些是组成生物体的蛋白质和储存能量的主要元素。此外，还有少量的硫、磷、钙、镁、钾、钠、氯和多种微量元素。有些微量元素在生物体内仅有微量。

含有叶绿素和紫色素的植物和微生物能够经过根、叶或细胞膜直接从外界吸取这些无机化合物，并利用日光的能量来合成自身生长、发育等生命活动所需的有机物质，如蛋白质、脂质和碳水化合物 ( 糖类 ) 等。具有这样营养方式的生物称为自养型或无机营养型生物。另一些生物 ( 如动物 ) 不能直接利用外界的无机物合成自身生命所需的有机物，必须从自养型生物或其他同类生物获取养料。通过代谢过程将摄取的物质转变成自身所需的蛋白质、脂质、碳水化合物等有机物。具有这样营养方式的生物则称为异养型生物。

营养学即是研究食物对生物的作用的科学。营养学在其发展的过程中，不仅包括食物进入机体内的变化，如参与生化反应和结合到组织细胞中；还包括指导人们如何选择食物以保障机体的正常生长、发育与繁殖。所以营养学除了有其生物学意义外，还有其社会经济意义。

营养素是维持正常生命活动所必需摄入生物体的食物成分。现代营养学对于营养素的研究，主要是针对人类和禽畜的营养素需要。营养素分蛋白质、脂质、碳水化合物（糖类）、维生素和矿物质（无机盐）、水、纤维素七大类。

**一、肠内营养**

肠内营养 (enteral nutrition，EN) 是指通过胃肠道途径提供营养的方式，它具有符合生理状态，能维持肠道结构和功能的完整，费用低，使用和监护简便，并发症较少等优点，因而是临床营养支持首选的方法。临床上，肠内营养的可行性取决于患者的胃肠道是否具有吸收所提供的各种营养素的能力，以及胃肠道是否能耐受肠内营养制剂。只要具备上述两个条件，在患者因原发疾病或因治疗的需要而不能或不愿经口摄食，或摄食量不足以满足机体合成代谢需要时，均可采用肠内营养。

（一）护理评估

1. 健康史

了解患者的年龄、饮食情况；既往健康状况及导致营养不良的原因，如手术、创伤、严重感染、慢性消耗性疾病等。

2. 身体状况

检查患者全身及局部身体状况；根据人体测量和实验室检查指标，判断患者的营养状况。

3. 心理－社会状况

了解患者及家属对营养支持重要性和必要性的认知程度，对肠内营养的接受程度，家庭经济状况等。

（二）常见护理诊断／问题

1. 营养失调：低于机体需要量

与摄入不足、疾病消耗过多或高分解代谢等有关。

2. 有皮肤完整性受损的危险

与长期留置喂养管有关。

3. 潜在并发症

误吸、营养管并发症、代谢性并发症、感染性并发症等。

（三）护理目标

1. 患者营养不良得到改善，体重增加。

2. 患者黏膜、皮肤保持完好无损。

3. 患者未发生并发症，或并发症被及时发现和处理。

（四）护理措施

1. 肠内营养的监测

营养状况监测内容包括体重、三头肌皮皱厚度和上臂周径、淋巴细胞计数和内脏蛋白浓度及氮平衡等。密切观察病情变化，记录 24 小时液体出入量；监测电解质变化，防止出现电解质紊乱；监测血糖和尿糖，及时发现高血糖或低血糖；定期监测肝、肾功能等。

2. 保持喂养管通畅

所有肠内营养管都有可能堵管，含膳食纤维的混悬液制剂可能性更大。因此，每次输注前后、连续输注每间隔 4 小时、特殊用药前后，应用温开水 30 mL 冲洗管道，防止堵塞。注意避免营养液与任何药物混合输注，以免造成凝结堵塞管腔。

3. 避免皮肤、黏膜损伤

长期留置鼻胃管或鼻肠管者，应用油膏涂拭润滑鼻腔黏膜，防止黏膜因长时间受压而产生溃疡；胃、空肠造口者，应保持造口周围皮肤干燥、清洁，防止造口周围皮肤损伤。

4. 并发症的观察与护理

(1) 误吸

1) 取合适体位：经鼻胃管或胃造口进行肠内营养时，应摇起床头，取 30°～45° 半卧位，输注完成后 1 小时内保持半卧位。

2) 管道护理：妥善固定喂养管，经鼻置管者固定于面颊部，造口置管者采用缝线固定于腹壁，应及时检查是否松脱；输注前确定导管的位置是否恰当，检查喂养管的标志有无移位；告知患者翻身、床上活动时，应保护好导管，防止管道受压、扭曲或拉脱。

3) 评估胃内残留量：每次输注前及连续输注过程中 ( 每隔 4 小时 ) 抽吸胃管，以评估胃内残留量，若抽出液量超过 150 mL，应减缓或暂停输注。必要时遵医嘱给予胃动力药物。

4) 加强观察：若患者突然出现呛咳、呼吸急促或咳出营养液样的痰液，提示有误吸的可能，应立即停止输注，尽量吸尽胃内容物；指导和刺激患者咳嗽，必要时经气管镜清除误吸物；遵医嘱治疗肺水肿，并使用抗菌药物；密切观察患者呼吸状态和病情变化。

(2) 胃肠道并发症：腹胀、腹泻是较为常见的胃肠道并发症，发生率为 3%～5%，与输入速度过快、溶液渗透压过高或温度不合适、营养液污染及患者低蛋白血症 ( 肠黏膜水肿 )、乳糖不耐受等有关。应针对原因采取不同的护理措施，如控制输注的速度、营养液的浓度和温度，营养液配制和输注过程中防止污染，对低蛋白血症的患者补充清蛋白或血浆，对乳糖不耐受的患者改为无乳糖配方营养制剂。

(3) 感染性并发症

1) 吸入性肺炎：吸入性肺炎是严重的并发症，死亡率较高，是因误吸所致。

2) 急性腹膜炎：多见于经胃造口、空肠造口置管的患者。当营养管移位时，营养液可漏入腹腔引起急性腹膜炎。表现为腹痛，造瘘管周围有营养液渗出等。应立即停止输注营养液并与医生沟通，配合清除或引流漏出的营养液，遵医嘱应用抗菌药物，以避免继发性感染。

3) 肠道感染：因营养液污染、变质引起。配制及使用过程中应严格无菌操作，避免污染。现配现用，如暂时不用应保存于 4℃冰箱内，并于 24 小时内用完。

5. 健康指导

(1) 向患者和家属说明肠内营养的重要性和必要性，降低自行拔管的风险。

(2) 教会携管出院的患者及家属掌握居家喂养和自我护理技术。

(3) 恢复正常饮食是一个循序渐进的过程，告知患者来院复查的时间；对拔管恢复正常饮食的患者说明可选择饮食的种类、搭配及烹制方法等。

## 二、肠外营养

肠外营养 (parenteral nutrition，PN) 是指通过胃肠道以外途径 ( 即静脉途径 ) 提供营养支持的方式。肠外营养是肠功能衰竭患者必不可少的治疗措施，挽救了大量危重患者的生命，疗效确切。凡是需要营养支持，但又不能或不宜接受肠内营养支持的患者均为肠外营养支持的适应证。具体为：①一周以上不能进食或因胃肠道功能障碍或不能耐受肠内喂养者；②通过肠内营养无法达到机体需要的目标量时应该补充肠外营养。

( 一 ) 护理评估

1. 健康史评估

患者的年龄、饮食和胃肠道功能：评估患者近期的饮食情况，如有无明显厌食、饮食种类和进食量；因检查或治疗所需禁食的天数；患者的胃肠道有无功能、能否利用，可利用的部位或程度；有无额外丢失和急、慢性消耗性疾病；有无肝胆系统或其他代谢性疾病；有无水电解质代谢紊乱等内环境失衡；既往有无较大的手术、创伤或其他慢性疾病史等。

2. 身体评估

评估患者的生命体征是否平稳，有无脱水或休克等征象，营养状况、身高体重。评估患者周围静脉显露是否良好，颈部和锁骨上区皮肤有无破损，有无气管切开或其他影响静脉穿刺 ( 置管 ) 的因素等。

3. 辅助检查

血电解质、血生化和细胞免疫功能等检查。

4. 心理 - 社会评估

患者及家属对肠外营养支持重要性和必要性的认知程度，对相关知识的了解程度，对肠外营养支持费用的承受能力等。

( 二 ) 护理诊断及医护合作性问题

潜在并发症：气胸、血管或胸导管损伤、空气栓塞、导管移位、感染、糖或脂肪代谢紊乱、水及电解质紊乱、血栓性静脉炎等。

( 三 ) 护理计划与实施

护士及时发现与肠外营养支持相关的并发症，及时通知医生及时处理。

1. 中心静脉置管、输液等技术问题所致并发症

包括穿刺致气胸、血管损伤、神经或胸导管损伤等。空气栓塞是最严重的并发症，一旦怀疑空气进入，立即置患者于左侧卧位，以防空气栓塞。术者应熟练掌握技术，严格执行操作规程和解剖标志，绝大多数并发症是可以避免的。

2. 预防感染

在治疗过程中出现感染迹象和不明原因的发热，应即刻考虑与导管和输入物有关的可能性；检测输液瓶内残液，做细菌培养和血培养；拔出导管时管尖做细菌培养，以便于及时诊断和控制感染。细菌移位也可导致败血病，须加强观察和预防。

3. 血栓性浅静脉炎

多发生于经外周静脉输注营养液时。主要原因：①输液的静脉管径细小，高渗营养液不能得到有效稀释，血管内皮受到化学性损伤；②置有导管的静脉跨越关节时，导管与静脉壁的碰

触致静脉受到机械性损伤。可见输注部位的静脉呈条索状变硬、红肿、触痛，少有发热现象；一般经局部湿热敷、更换输液部位或外涂可经皮吸收的抗凝、消炎软膏后可逐步消退。

4. 导管护理

每天清洁、消毒静脉穿刺部位，更换敷料，加强局部护理。若用 3 M 透明胶布贴封导管穿刺处者，胶布表面应标明更换日期并按时予以更换。观察穿刺部位有无红、肿、热、痛等感染征象；避免经导管抽血或输血；输液结束时，可用肝素稀释液封管，以防导管内血栓形成和保持导管通畅。

5. 营养液的配置和管理

营养液应在层流环境下，按无菌操作技术配置；保证配置的营养液在 24 小时内输完；TNA 液输注系统和输注过程应保持连续性，期间不宜中断，以防污染；避免因营养液长时间暴露于阳光和高温下导致变质。TNA 液配制后若暂时不输注，应保存于 4℃冰箱内；为避免输注液体过冷而致患者不舒适，须在输注前 0.5 ~ 1 小时取出，置室温下复温后再输。

6. 控制输液速度

根据提供的葡萄糖、脂肪和氨基酸量，合理控制输液速度，避免快速输注导致患者脸部潮红、出汗，高热和心率加快等症状。

7. 合理安排输液种类和顺序

为适应人体代谢能力，使所输入的营养物质被充分利用，应慢速输注；但对已有缺水者，为避免慢速输注营养液导致的体液不足，应先补充部分平衡盐溶液后再输注 TNA 液；已有电解质紊乱者，先予以纠正，再输注 TNA 液。

8. 加强观察和记录

观察患者有无发生水肿或皮肤弹性消失，尿量是否过多或过少，并予以记录；根据患者的出入水量，合理补液和控制输液速度。

9. 高热患者的护理

营养液输注过程中出现的发热，多因输液过快引起；在输液结束后数小时不经特殊处理可自行消退；部分高热患者可根据医嘱予以物理降温或服用退热药。

10. 体位

在妥善固定静脉穿刺针或深静脉导管的前提下，协助患者选择合适体位。

11. 尽早经口饮食或肠内营养

TPN 患者可因长期禁食胃肠道黏膜缺乏食物刺激和代谢的能量导致肠黏膜结构和屏障功能受损、通透性增加，导致肠内细菌和内毒素易位，并发肠源性全身感染。故当患者胃肠功能恢复或允许进食时，鼓励患者经口饮食。

12. 健康教育

长期摄入不足或因慢性消耗性疾病致营养不良的患者应及时到医院检查和治疗，以防严重营养不良和免疫防御能力下降；患者出院时，若营养不良尚未完全纠正，应继续增加饮食摄入，并定期到医院复诊。

(四) 预期结果与评价

护士及时发现与肠外营养支持相关的并发症，应及时通知医生，及时处理。

# 第七节 感染护理

外科感染 (surgical infection) 是由致病微生物侵入人体所引起的炎症反应，是指需要外科手术治疗的感染，包括创伤、烧伤及手术等并发症的感染。

特点：为多种细菌，尤其是需氧菌与厌氧菌引起的混合感染；多数患者有明显而突出的局部表现，可引起化脓和局部组织坏死；常需要手术或换药处理；愈合后留有瘢痕，严重瘢痕会影响功能。

## 一、切口感染护理

（一）目的

控制切口感染。

（二）护理评估

1. 评估切口红肿程度及局部渗液情况，有无合并局部脓肿。

2. 监测体温变化。

3. 评估患者的营养状况。

4. 监测血常规、切口分泌物培养加药物敏感试验等。

（三）护理措施

1. 保持切口敷料清洁干燥，及时换药。

2. 遵医嘱使用抗生素。

3. 病情允许的患者，鼓励高蛋白、高维生素饮食，加强营养，或遵医嘱予静脉营养支持治疗。

4. 如切口已形成脓肿的患者，遵医嘱做好切开引流的准备。

## 二、肺部感染护理

（一）目的

控制肺部感染，预防并发症。

（二）护理评估

1. 评估体温、呼吸、经皮氧饱和度变化，严密观察有无胸闷、气促、氧分压降低、经皮氧饱和度下降等呼吸衰竭的征象。

2. 评估患者咳嗽、咳痰及肺部听诊情况。

3. 监测血常规、痰液培养加药物敏感试验、肺部 X 线、肺部 CT 等。

4. 评估有无肺不张等并发症发生。

（三）措施

1. 协助患者取半卧位。

2. 根据肺部听诊情况翻身拍背。

3. 遵医嘱予雾化吸入。

4. 指导患者深呼吸及有效咳嗽。

5. 必要时吸痰。

6. 根据痰液培养加药物敏感试验结果，遵医嘱使用抗生素。

7. 保持合适的病室温度与湿度。

### 三、尿路感染护理

（一）目的

控制尿路感染。

（二）护理评估

1. 评估患者尿频、尿急、尿痛情况。

2. 留置导尿患者，评估导尿管留置时间。

3. 监测血常规、尿常规、尿液培养加药物敏感试验等。

（三）护理措施

1. 病情允许情况下，鼓励患者多饮水每日＞ 2000 mL 以上。

2. 根据尿液培养加药物敏感试验结果，遵医嘱使用抗生素。

3. 做好会阴护理，至少每日 2 次。

4. 必要时遵医嘱膀胱冲洗。

# 第八节 舒适与安全护理

舒适与安全涉及患者的生理、心理、精神以及社会、环境等各个方面的需求。一旦患病，安全感消失，舒适受到威胁，就会处于不舒适的状态。护理人员应运用护理的方法来发现、分析影响患者舒适与安全的各种因素，并提供适当的护理措施，促进患者舒适，满足其舒适与安全的需要。

### 一、满足患者舒适的需要

（一）舒适与不舒适

1. 舒适

舒适是个体在其环境中处于平静安宁的精神状态，是身心健康、没有疼痛、没有焦虑的轻松自在的感觉。舒适包括身体因素、社会因素、心理精神因素、环境因素等四个相互关联的因素。

2. 不舒适

不舒适是指个体身心不健全或有缺陷、周围环境刺激不良、对生活不满、身心负荷过重的一种感觉。疼痛是不舒适中最为严重的形势。

（二）不舒适的原因

1. 身体方面

个人卫生、姿势和体位不当、压力和摩擦、机体内部原因等。

2. 社会方面

缺乏支持系统、角色适应不良等。

3. 心理精神方面

焦虑、恐惧、被忽视、被冷落、面对压力等。

4. 环境方面

通风不良、陌生的环境、异味、噪声等。

(三) 不舒适患者的护理原则

不舒适会影响个体的健康，护士应评估导致患者不舒适的原因，及时采取措施，满足患者对舒适的需求。

1. 预防在先，促进舒适

护士应熟悉导致患者不舒适的原因，全面评估，做到预防在先。

2. 加强观察，去除诱因

不舒适属于自我感觉，客观估计比较困难，需要护士细心的观察。

3. 互相信任，给予心理支持

相互信任是建立良好护患关系的基础，也是护患之间进行有效沟通的关键。对于心理 - 社会因素引起不舒适的患者，护士可与患者进行有效的沟通，正确指导患者调节情绪。

(四) 增进舒适的方法

1. 卧位

(1) 卧位的性质

1) 根据卧位的自主性分。主动卧位：指患者在床上自己采取最舒适、最随意的卧位；被动卧位：指患者自身无能力变换卧位，采取被安置的卧位。如昏迷、极度衰弱的患者；被迫卧位：指患者意识清晰，也有变换卧位的能力，因疾病或治疗的原因，被迫采取的卧位。如肺心病患者由于呼吸困难而被迫采取端坐位。

2) 根据卧位的平衡稳定性分。稳定性卧位：支撑面大，重心低，平衡稳定，患者感到舒适，如平卧位；不稳定性卧位：支撑面小，重心较高，难以平衡。

(2) 舒适卧位的重要性及其作用

1) 协助患者增加身心舒适，达到完全休息的目的。

2) 维持肢体正常的功能位置，避免关节及肌肉挛缩。

3) 至少每两小时变换卧位一次，预防发生压疮。

4) 某些卧位能减轻症状，起到协助治疗的作用。

2. 常用卧位

(1) 仰卧位

1) 去枕仰卧位：适用于全身麻醉未清醒或昏迷患者，可防止呕吐物流入气管，引起窒息或肺部并发症；行椎管内麻醉或脊髓腔穿刺后的患者，预防颅内压减低而引起头疼。

2) 中凹卧位：适用于休克患者。抬高头胸部，保持气道通畅，有利于通气，改善缺氧症状；抬高下肢，有利于静脉血回流，增加心输出量。实施：抬高头胸部 $10° \sim 20°$，抬高下肢 $20° \sim 30°$。

3) 屈膝仰卧位：适用于腹部检查或接受导尿、会阴冲洗等。

(2) 侧卧位

适用于：①灌肠、肛门检查及配合胃镜检查等；②预防压疮。

(3) 半坐卧位

适用于：①某些面部及颈部手术后的患者，采取半坐卧位可减少局部出血；②急性左心衰竭患者，采用半坐卧位可减少回心血量，从而减轻肺瘀血和心脏负担；③心肺疾病所引起的呼吸困难的患者，半坐卧位可使膈肌位置下降，胸腔容量扩大，同时腹腔内脏器对心肺的压力也减轻，使呼吸困难得到改善；④腹腔、盆腔手术后有炎症的患者，采取半坐卧位可使腹腔渗出液流入盆腔，促使感染局限，同时又可防止感染向上蔓延引起膈下脓肿；⑤腹部手术后的患者，采取半坐卧位可减轻腹部缝合口的张力，缓解疼痛，促进伤口的愈合；⑥疾病恢复期体质虚弱的患者，采取半坐卧位使患者逐渐适应体位改变，利于向站立过渡。

实施：先摇高床头支架 30°～50°，再摇起膝下支架，以防下滑。

(4) 端坐位。

适用于：心力衰竭、心包积液、支气管哮喘发作的患者。

实施：扶患者坐起，用床头支架或靠背架将床头抬高 70°～80°。患者身体稍向前倾，床上放一跨床小桌，桌上放一软枕，患者可伏桌休息。

(5) 俯卧位

适用于：①腰背部检查或配合胰、胆管造影检查时；②脊椎手术后或腰、背、臀部有伤口，不能平卧或侧卧的患者；③胃肠胀气所致腹痛。

(6) 头低足高位

适用于：①肺部分泌物引流使痰易于咳出；②十二指肠引流，有利于胆汁引流；③妊娠时胎膜早破，防止脐带脱垂；④跟骨或胫骨结节牵引时，利用人体重力作为反牵引力。

(7) 头高足低位

适用于：①颈椎骨折的患者作为颅骨牵引的反牵引力；②减轻颅内压，预防脑水肿；③颅脑手术后的患者。

(8) 膝胸位

适用于：①肛门、直肠，乙状结肠镜检查及治疗；②矫正胎位不正或子宫后倾；③促进产后子宫复原。

(9) 截石位

适用于：①会阴、肛门部位的检查、治疗或手术，如膀胱镜、妇产科检查、阴道灌洗等；②产妇分娩。

**二、约束护理**

(一) 目的

正确使用合适的约束工具，保障患者的安全。

(二) 护理评估

1. 评估患者使用约束工具的必要性。

2. 评估约束工具使用的有效性。

3. 评估肢体末端的血液循环情况，至少每 4 小时一次。

（三）护理措施

1. 告知患者和（或）家属约束的必要性并征得同意。

2. 告知患者和（或）家属约束措施的实施步骤、目的及时间。

3. 选用合适的约束工具，约束松紧适宜，方法正确。

4. 提供患者安静、安全的环境。

5. 经常协助患者变换体位。

6. 观察患者对约束的反应。

7. 必要时遵医嘱使用药物以减少焦虑及躁动。

8. 给予患者心理上的支持与安慰。

9. 定期评估患者持续约束或终止约束的必要性。

### 三、坠床／跌倒的预防与处理

（一）目的

执行特别的防护措施以预防高危险群患者坠床、跌倒。

（二）护理评估

根据《住院患者坠床／跌倒危险因子评估表》对住院患者进行评估，总分＞4分为高危患者。

（三）预防措施

1. 以标志牌提醒医护人员有潜在危险性坠床／跌倒的患者。

2. 保持地面清洁无积水。

3. 保持患者行走区域道路平坦，无障碍物品。

4. 在浴缸内或淋浴处提供防滑垫。

5. 在晚间提供适当的照明器材。

6. 将物品放置在便于患者拿取的地方。

7. 病床调整到安全高度，即患者端坐在床边时，双脚能踩住地面，膝关节成90°。

8. 协助患者移至轮椅、病床时应注意轮椅及床脚的固定。

9. 使用正确的方法运送患者。

10. 协助步态不稳的患者行走并确定患者所穿的鞋子是合脚的、防滑的，裤子长短、大小适宜。

11. 卧床患者应躺于床中央并使用床栏以避免坠床。

12. 当照顾者不在时，提供患者呼叫及寻求协助的方法。

13. 告知患者起床时应佩戴合适的眼镜。

14. 告知患者跌倒时的应对方式，以免造成伤害。

15. 告知家属有关导致跌倒的危险因子及减少危险因子的方法。

（四）处理流程

患者不慎坠床／跌倒后应立即测量生命体征，评估损伤程度，同时妥善安置患者，通知医生，进行必要的检查（如X线检查等），遵医嘱进行处理，做好护理记录（时间、地点、患者情况和处理经过），并向上级部门汇报。

### 四、自我伤害的预防和处理

(一)目的

协助患者减少或停止自我伤害或自我虐待的行为。

(二)护理评估

1. 评估自我伤害行为的动机或原因。

2. 评估患者的认知能力、自我控制能力及预期行为和表现。

3. 评估患者所处环境的安全性。

(三)护理措施

1. 观察患者是否有会导致自杀等自我伤害行为的冲动。

2. 及时监测，避免患者发生自我伤害行为。

3. 将患者环境中的危险物品移除。

4. 提供适当的手套、约束带、头盔或其他约束来限制活动及行为，以减少自我伤害。

5. 遵医嘱给予适当的药物治疗以镇静情绪、减少焦虑和自我刺激，并监测药物使用的疗效。

6. 及时观察患者情绪变化，并报告相关部门。

7. 提供患者适当的应对策略，如语言表达训练、控制强迫性行为训练及促进肌肉放松等。

9. 指导患者有效的行为解决方式及适当地表达自我感受。

10. 指导患者在感受到自我伤害行为快要发生时，应及时告知家属。

11. 指导患者及家属处理患者自我伤害行为的方法。

12. 告知患者及家属有关疾病的知识。

# 第九节　体温异常护理

人体内部的温度称体温。保持恒定的体温，是保证新陈代谢和生命活动正常进行的必要条件。体温是物质代谢的产物。三大营养物质在氧化过程中释放的能量，其中 50% 左右的能量变为体热以维持体温，并以热能的形式不断散发于体外；另有 45% 的能量转移到三磷腺苷(ATP)的高能磷酸键中，供机体利用。机体利用的最终结果仍转化为热能散出体外。这就是产生体温的由来。

正常人的体温相对恒定的，它通过大脑和丘脑下部的体温调节中枢调节和神经体液的作用，使产热和散热保持动态平衡。在正常生理状态下，体温升高时，机体通过减少产热和增加散热来维持体温相对恒定；反之，当体温下降时，则产热增加而散热减少，使体温仍维持在正常水平。

疾病、药物与其他因素(高热或寒冷环境)，使体温调节中枢功能受损时，产热和散热的平衡关系发生变化，出现异常体温。体温过高或过低都是异常现象。

### 一、发热

病理性的体温升高超过一般人的正常范围称发热。由于致热源直接作用于体温调节中枢，使体温中枢功能紊乱及各种原因引起的产热过多或散热减少所致。发热是疾病的常见症状，也是机体对致病因子的一种防御反应，但长期发热可使体内能量物质大量消耗。引起重要器官功能发生障碍。

1. 引起发热的原因

(1) 感染性发热：临床上最常见，包括生物性病原，如细菌、病毒、立克次体、原虫、寄生虫等感染引起。

(2) 非感染性发热：中枢性发热，体温调节中枢功能紊乱所致 ( 中暑、脑外伤 )；吸收热 ( 大面积烧伤、内出血 )；变态反应性发热 ( 风湿热、药物热、输液反应 )；内分泌与代谢障碍所引起的发热 ( 甲亢、失水 )。

2. 发热程度的划分 ( 以口腔温度为计 )

(1) 低热：体温 37.5℃～ 37.9℃，如结核病、风湿热。

(2) 中等热：体温 38℃～ 38.9℃，如一般性感染性疾病

(3) 高热：体温 39℃～ 40.9℃，如急性感染疾病。

(4) 超高热：体温 41℃以上，如中暑。

3. 发热的过程

(1) 体温上升期：其特点为产热大于散热。临床表现患者自感畏寒、无汗、皮肤苍白。由于皮肤血管收缩，皮温下降所致。此期时间长短各异，有的几小时体温就上升到最高点，如肺炎双球菌性肺炎、疟疾等；也有在数日内上升到最高点，如伤寒疾病。

(2) 高热持续期：其特点为产热和散热在较高水平趋于平衡，体温维持在较高状态。患者表现出颜面潮红，皮肤灼热，口唇干燥，呼吸和脉搏加快，此期可持续数小时、数天甚至数周。

(3) 体温下降期 ( 退热期 )：其特点为散热增加而产热减少，体温恢复至正常调节水平。患者表现为大量出汗和皮肤温度下降。退热的方式有骤退和渐退两种。骤退型体温急剧下降；渐退型为体温逐渐下降。体温下降时，由于大量出汗体液丧失、老年体弱及心血管病者，易出现血压下降、脉搏细速、四肢厥冷等虚脱休克现象，应密切观察、加强护理。如果体温突然下降，脉搏、呼吸增快，全身症状加重，则是病情恶化的表现。若是体温下降，症状减轻，则表示病情好转，趋向正常。

4. 热型

根据患者体温变化的特点分类，具有一定的临床意义。常见的热型有以下几种。

(1) 稽留热：体温升高达 39℃以上，持续数天或数周，日差不超过 1℃。常见于大叶性肺炎、伤寒、副伤寒等。

(2) 弛张热：体温在 39℃以上，24 小时内体温差达 1℃以上，最低体温仍超过正常。常见于风湿热、败血症、肝脓肿等。

(3) 间歇热：发热期与无热期交替出现，发热时体温骤然上升达 39℃以上，且伴畏寒，持续数小时或更长时间后下降至正常，退热时常伴大汗淋漓，经数小时或数日后又再次发热。常见于疟疾、肾盂肾炎、淋巴瘤等。

(4) 不规则热：体温在一日内变化无规则，持续时间不定。常见于流行性感冒、肺结核、支气管肺炎等。

## 二、对高热患者的观察及护理

### 1. 卧床休息

高热时，代谢增快，进食少，消耗大，体质虚弱，故应卧床休息，减少活动。

### 2. 保暖

发热早期，患者常伴畏寒，皮肤苍白，应调节室温，注意保暖，必要时给热饮料。

### 3. 心理护理

患者高热时易产生焦虑和恐惧心理。护士应体贴、安慰患者，及时有效地解除躯体痛苦，以消除其不安心理。

### 4. 降温

较好的降温措施是物理降温。体温超过39℃，可用冰袋冷敷头部，体温超过39.5℃时，可用乙醇擦浴、温水擦浴或做大动脉冷敷。物理降温半小时后观测体温，并做好记录及交班。

### 5. 密切观察

高热患者应每隔4小时测量体温一次，注意观察患者的面色、脉搏、呼吸、血压及出汗等体征。小儿高热易出现惊厥，如有异常应及时报告医生。体温恢复正常三天后，可递减为每日测两次体温。

### 6. 营养和水分的补充

给患者营养丰富易消化的流质或半流质饮食，鼓励少量多餐，多饮水。对不能进食者，遵医嘱予以静脉输液或鼻饲，以补充水分、电解质和营养物质。

### 7. 口腔护理

高热患者唾液分泌减少，口腔黏膜干燥，当机体抵抗力下降时，极易引起口腔炎、舌炎和黏膜溃疡，应在晨起、睡前和饭后协助患者漱口或用棉球揩擦，防止口腔感染，口唇干裂者应涂油保护。

### 8. 保持清洁

在退热过程中患者大量出汗，应及时擦干汗液，更换衣服及床单、被套、以防着凉。

## 三、体温过低

体温在35.5℃以下称体温过低。常于早产儿及全身营养衰竭的危重患者。前者由于体温调节中枢尚未发育成熟，对外界温度变化不能自行调节；后者则因末梢循环不良，特别是在低温环境中，如保暖措施不当，极易导致体温不升。

若发现上述情况，除及时报告医生外，应设法提高室温(24℃～26℃为宜)，采取相应的保暖措施，如加盖被、足部放热水袋等，对老人、小儿及昏迷患者，应注意防烫伤，同时密切观察生命体征的变化。

# 第十节 排尿异常护理

临床常见的排尿异常包括尿路刺激症状：指尿频、尿急、尿痛和尿意不尽的感觉，通常是合并存在；尿频：排尿次数明显增多（分生理性和病理性，后者常伴尿急、尿痛）；尿急：尿意一来即须立即排尿的症状；尿痛：排尿时的疼痛，可出现于会阴部、耻骨上区和尿道内，痉挛样疼痛或烧灼痛。

### 一、影响排尿的因素

影响排尿的因素包括心理因素、个人习惯、文化教育、液体和饮食的摄入、气候变化、治疗及检查、疾病及其他因素。

### 二、常见的排尿异常

（一）多尿

24 小时尿量超过 2500 mL。原因：饮用大量液体，妊娠；内分泌代谢障碍或肾小管浓缩功能不全，见于糖尿病、尿崩症、肾衰竭等患者。

（二）少尿

24 小时尿量少于 400 mL 或每小时尿量少于 17 mL。原因：发热、液体摄入过少、休克等。

（三）无尿或尿闭

24 小时尿量少于 100 mL 或 12 小时内无尿。原因：由于严重血液循环不足，肾小球滤过率明显降低引起。如严重休克、急性肾衰竭、药物中毒等患者。

（四）膀胱刺激征

主要表现为尿频、尿急、尿痛。原因：膀胱及尿道感染；机械性刺激。

（五）尿失禁

排尿失去意识控制或不受意识控制，尿液不自主地流出。尿失禁根据原因可分为以下几种类型。

1. 真性尿失禁

膀胱稍有一些尿液就会不由自主地排出，膀胱处于空虚状态。原因：脊髓初级排尿中枢与大脑皮层之间联系受损；手术、分娩致膀胱括约肌或其支配神经损伤，病变致膀胱括约肌功能障碍；膀胱与阴道之间有瘘管。

2. 假性尿失禁

膀胱内尿液充盈达到一定压力即不自主地少量溢出；膀胱内压力降低时排尿立即停止，但膀胱仍呈胀满状态，尿液不能排空。原因：脊髓初级排尿中枢活动受抑制。

3. 压力性尿失禁

咳嗽、打喷嚏或运动时腹内压升高，致不自主地排出少量尿液。原因：膀胱括约肌张力减低、骨盆底部肌肉及韧带松弛、肥胖。

（六）尿潴留

尿液大量存留在膀胱内不能自主排出。原因：①机械性梗阻：膀胱颈部或尿道有梗阻性病变；②动力性梗阻：由于排尿功能障碍引起，膀胱、尿道并无器质性病变；③其他：各种原因引起的不能用力排尿或不习惯卧床排尿。

### 三、尿液的评估

（一）尿量与次数

一般成人白天排尿 3 ～ 5 次，夜间 0 ～ 1 次，每次尿量为 200 ～ 400 mL，24 小时尿量为

1000～2000 mL，平均为 1500 mL 左右。

（二）颜色

正常新鲜尿液呈淡黄或深黄色，病理情况下可有以下变化。

(1) 血尿：颜色的深浅与尿液中所含红细胞量多少有关，尿液中含红细胞量多时呈洗肉水色。

(2) 血红蛋白尿：呈浓茶色、酱油色。

(3) 胆红素尿：呈深黄色或黄褐色。

(4) 乳糜尿：呈乳白色。

（三）透明度

正常新鲜尿液清澈透明。尿液中含有大量脓细胞、红细胞、上皮细胞或炎性渗出物时，排出的新鲜尿液呈白色絮状混浊。

（四）气味

若新鲜尿液有氨臭味，提示可能有泌尿道感染。尿液有烂苹果味，见于糖尿病酮症酸中毒。

（五）酸碱反应

正常人尿液呈弱酸性，一般尿液 pH 值为 4.5～7.5，平均为 6。

（六）比重

成人在正常情况下，尿比重波动于 1.015～1.025 之间。

**四、排尿异常患者的护理**

（一）尿失禁患者的护理

(1) 心理护理：尊重理解患者，给予安慰、开导和鼓励。

(2) 皮肤护理：经常用温水清洗会阴部皮肤，勤换衣裤、床单、床垫。定时按摩受压部位，防止压疮的发生。

(3) 外部引流：必要时应用接尿装置引流尿液。

(4) 重建正常的排尿功能：①安排排尿时间表，定时使用便器，建立规律的排尿习惯；②摄入适当的液体；③指导患者进行骨盆底肌肉的锻炼，增强控制排尿的能力。

(5) 导尿术：对长期尿失禁的患者，可行留置导尿管术。

（二）尿潴留患者的护理

(1) 心理护理：安慰患者，消除其紧张和焦虑情绪。

(2) 提供隐蔽的排尿环境。

(3) 调整体位和姿势：尽可能让患者以习惯姿势排尿。对需绝对卧床休息或某些手术患者，应事先有计划地训练床上排尿。

(4) 诱导排尿：可采用听流水声、温水冲洗会阴等方法。

(5) 热敷、按摩：放松肌肉，促进排尿。

(6) 健康教育：指导患者养成定时排尿的习惯。

(7) 药物治疗：必要时根据医嘱肌内注射卡巴胆碱等。

(8) 经上述处理仍不能解除尿潴留时，可采用导尿术。

### 五、导尿术

(一)导尿术

1. 目的

(1) 为尿潴留患者引流出尿液,以减轻痛苦。

(2) 协助临床诊断。

(3) 为膀胱肿瘤患者进行膀胱化疗。

2. 操作要点

(1) 女性患者导尿:①备齐用物携至患者床旁,核对、解释;②指导患者取屈膝仰卧位,两腿略外展,暴露外阴;③由外向内、自上而下初步消毒会阴部及尿道口,打开无菌导尿包,戴无菌手套,铺洞巾,润滑导尿管前段;④消毒尿道口、两侧小阴唇,再次消毒尿道口;⑤将导尿管轻轻插入尿道 4 ～ 6 cm。见尿液流出再插入 1 ～ 2 cm,固定导尿管;⑥导尿完毕拔出导尿管,撤去用物,整理床单,记录。

(2) 男性患者导尿:①初步消毒外阴,注意尿道口、包皮和冠状沟的消毒;②提起阴茎与腹壁成 60°,再次消毒尿道口、龟头及冠状沟数次;③将导尿管插入尿道 20 ～ 22 cm,见尿液流出后,再插入 1 ～ 2 cm。尿管插入受阻时,稍停片刻,嘱患者深呼吸,再缓缓插入,切忌用力过快过猛损伤尿道黏膜。

3. 注意事项

(1) 用物必须严格无菌,操作过程中严格遵守无菌技术原则,避免感染的发生。

(2) 避免过多暴露患者,保护患者自尊。

(3) 选择粗细合适的导尿管,插管动作要轻柔,避免损伤尿道黏膜。

(4) 为女性患者导尿时,如果导尿管误入阴道,应另换无菌导尿管重新插入。

(5) 对膀胱高度膨胀且又极度虚弱的患者,第一次放尿不得超过 1000 mL。

(二)留置导尿管术

1. 目的

(1) 抢救危重、休克患者时,准确记录每小时尿量、测量尿比重。

(2) 盆腔手术时排空膀胱,使膀胱持续保持空虚状态,避免术中误伤。

(3) 某些泌尿系统疾病手术后留置导尿管。便于引流和冲洗,并减轻手术切口的张力,促进切口的愈合。

(4) 为尿失禁或会阴部有伤口的患者引流尿液,以保持会阴的清洁干燥。

(5) 对尿失禁的患者进行膀胱功能训练。

2. 操作要点

(1) 了解患者情况,备齐用物携至床旁

(2) 同导尿术消毒会阴部及尿道口,插入导尿管。

(3) 排尿后固定导尿管:①双腔气囊导尿管固定法:同导尿术插入导尿管,见尿后再插入 5 ～ 7 cm,向气囊内注入等量生理盐水,轻拉导尿管至有阻力感,证实已固定于膀胱内;②胶布固定法:为男性患者以胶布固定导尿管时,胶布不得直接贴在龟头上;用胶布加固蝶行胶布时,不得做环形固定。

(4) 导尿管末端与集尿袋相连，将集尿袋固定在低于膀胱的高度。

3. 留置导尿管患者的护理

(1) 防止泌尿系统逆行感染：①保持尿道口清洁；②及时排空集尿袋，记录尿量；③每日定时更换集尿袋；④每周更换导尿管 1 次。

(2) 鼓励患者多饮水，以达到自然冲洗尿路的目的。

(3) 训练膀胱反射功能，可采用间歇性夹管方式。

(4) 注意倾听患者的主诉并观察尿液情况，每周检查尿常规 1 次。

(三) 膀胱冲洗

1. 目的

(1) 保持留置导尿管患者的尿液引流通畅。

(2) 清洁膀胱，清除膀胱内的血凝块、黏液、细菌等异物，预防感染。

(3) 治疗某些膀胱疾病，如膀胱炎、膀胱肿瘤。

2. 用物准备

灌入溶液温度为 38℃～40℃，对前列腺肥大摘除术后患者，则用冰生理盐水灌洗。

3. 操作要点

按导尿术插好导尿管，按留置导尿管术固定导尿管并排空膀胱。膀胱冲洗可选择以下方式。

(1) 开放式膀胱冲洗术：每次自导尿管向膀胱内缓缓注入冲洗液 200～300 mL。

(2) 密闭式膀胱冲洗术：冲洗液瓶内液面距床面约 60 cm。滴速一般为 60～80 滴 / 分。滴入治疗用药，须在膀胱内保留 30 分钟。Y 形管须低于耻骨联合。若患者出现不适或出血，立即停止冲洗，并与医生联系。每天冲洗 3～4 次，每次冲洗量为 500～1000 mL。

# 第三章 甲状腺、乳房疾病

## 第一节 常见症状及问题的护理

身体外形改变：甲状腺、乳房疾病最常见的问题是身体外形改变。

身体外形改变包括颈部或乳房部位出现肿块，颈部增粗，面容改变如突眼征，乳房外形及外表改变，以及化疗导致的脱发、色素沉着等。

### 一、护理评估

1. 病史

评估引起身体外形改变的原因、发生的时间，有无伴随症状、治疗及用药的情况。身体外形的改变是否导致患者心理障碍，有无焦虑、自卑、抑郁、自我形象紊乱等。

2. 身体

评估肿块的部位、大小、形状、质地、活动度、表面是否光滑、是否对称，甲亢患者有无突眼征。乳房疾病患者乳房外形是否对称，局部有无隆起，表面皮肤有无凹陷，有无橘皮样改变，乳头是否扁平、回缩或内陷，有无溢液、溢血、溃烂。颈部或腋窝淋巴结是否肿大等。患者的全身症状，如生命体征、营养状况有无异常等。

3. 辅助检查

X 线、B 超、细针穿刺细胞学检查、放射性核素扫描等。

4. 心理和社会支持状况

患者常在无意中发现肿块，病史短且突然，因担忧肿块的性质和预后，表现为惶恐、焦虑和不安。颈部增粗及手术后颈部切口瘢痕可使患者感到自我形象紊乱。女性乳房疾患者，更可能因手术后乳房缺失致外形受损、各种复杂而痛苦的治疗、婚姻生活等问题产生心理反应，评估患者本人及家属，尤其是配偶对疾病的认识、治疗及预后的心理承受能力。

### 二、护理措施

1. 心理护理

鼓励患者表达自己的感受，尤其是与他（她）感觉、思考和看待自我的方式有关的感受。提供可靠的信息，使患者及家属对疾病导致的生理和情绪的变化有所准备。鼓励患者与家属相互交流各自的感觉，取得家属特别是女性患者配偶的理解和支持。介绍有相同经历的患者，帮助其渡过心理调适期。

2. 提供修饰的技巧

突眼患者外出可佩戴有色眼镜，保护眼睛免受刺激。颈部手术瘢痕可通过佩戴围巾、项链、穿高领衣服遮挡；手术切除乳房后，可佩戴义乳或行假体植入；化疗引起的脱发可戴假发、头巾或帽子。

3. 促进患者与社会交往

鼓励患者加入社区中的支持团体，教育家属及周围人群勿歧视患者，避免伤害其自尊。注意患者的行为举止，预防自杀行为的发生。

# 第二节　常见疾病护理

## 一、甲状腺功能亢进症手术患者的护理

甲状腺功能亢进症简称甲亢，是由于各种原因致甲状腺激素分泌过多而引起的以全身代谢亢进为特征的内分泌疾病，可分为三类：原发性甲亢，患者年龄多在 20～40 岁，腺体肿大为弥散性，两侧对称，常伴有眼球凸出，故又称"突眼性甲状腺肿"；继发性甲亢，指在结节性甲状腺肿的基础上出现甲亢，发病年龄多在 40 岁以上，肿大腺体呈结节状，两侧多不对称，无眼球凸出，容易发生心肌损害；高功能腺瘤，是继发性甲亢的一种特殊类型，腺体内有单个的自主性高功能结节，常无眼球凸出。

（一）临床表现

1. 甲状腺肿大

多无局部压迫症状。由于腺体内血管扩张、血流加速，听诊可闻及杂音。

2. 交感神经功能亢进

患者常多语，性情急躁，容易激动、失眠，双手常有细速颤动，怕热，多汗，皮肤常较温暖。

3. 突眼征

典型者双侧眼球凸出、眼裂增宽。严重时上下眼睑闭合困难，甚至不能盖住角膜。

4. 心血管功能改变

多诉心悸，脉快有力，脉率常在 100 次 / 分以上，休息和睡眠时仍快；收缩压升高、舒张压降低，脉压增大。

5. 基础代谢率增高

食欲亢进但消瘦，体重减轻，易疲乏。

（二）护理评估

1. 一般情况

患者及家属对疾病的认识态度；对手术的接受程度；对术后康复知识的掌握程度。

2. 专科情况

(1) 评估患者术前药物准备情况，了解甲亢控制的程度。

(2) 饮食有无特殊嗜好，食欲有无亢进。

(3) 评估术后生命体征和切口、引流情况，特别注意有无急性呼吸困难、窒息、呛咳、误咽、手足抽搐、高热、腹泻、出血、喉返神经损伤、喉上神经损伤、甲状旁腺损伤、甲状腺危象引起的术后并发症。

3. 辅助检查

外科临床护理手册

(1) 基础代谢率测定：基础代谢率大于 20% 为甲亢。测定必须在清晨空腹静卧时反复进行。

(2) 甲状腺摄 $^{131}$I 率测定：如果 2 小时内甲状腺摄 $^{131}$I 量超过人体总量 25%，24 小时内超过 50%，且吸 $^{131}$I 高峰提前出现，都表示有甲亢。

(3) 放射免疫法测定血清中 $T_3$、$T_4$ 含量：甲亢时 $T_3$ 的上升较早且快，可高于正常的 4 倍左右，而 $T_4$ 则较缓慢，仅为正常的 2.5 倍。

(三) 护理诊断

1. 疼痛

与手术创伤有关。

2. 代谢亢进

与甲亢的基础代谢率显著增高有关。

3. 清理呼吸道无效

与咽喉部及气管受刺激、分泌物增多以及切口疼痛有关。

4. 营养失调

与基础代谢率显著增高有关。

5. 焦虑

与担心手术及预后有关。

(四) 术前护理措施

1. 一般护理

(1) 休养环境：提供安静、适宜的环境，避免患者精神刺激或过度兴奋。

(2) 活动指导：充分休息，避免劳累；重病患者应绝对卧床休息。

(3) 饮食护理：提供高热量、高蛋白、高维生素饮食，以补充消耗。嘱患者多饮水，避免食用含碘丰富的食物 (如海带、紫菜等)，忌饮兴奋性饮料 (如浓茶、咖啡等) 及刺激性食物 (如辣椒、姜、蒜等)。

2. 药物治疗护理

降低基础代谢率是术前准备的重要环节。常用方法如下。

(1) 开始即用碘剂，常用复方碘化钾溶液，用法是每日 3 次，第 1 天每次 3 滴，第 2 天每次 4 滴，以后逐日每次增加 1 滴，至每次 16 滴为止，选择最佳手术时机，维持到手术日。口服时药液滴在饼干或面包上，以减轻对胃黏膜的刺激。2～3 周后甲亢症状得到基本控制，患者情绪稳定、睡眠良好、体重增加、脉率＜ 90/min 以下，基础代谢率＜ +20%，便可进行手术。

(2) 先用硫氧嘧啶等抗甲状腺药物治疗，待甲亢症状得到基本控制后，停服抗甲状腺药物，改服 1～2 周碘剂，再进行手术。

(3) 对常规服用碘剂或合用抗甲状腺药物效果不佳或无效者，可改用吲哚美辛，或与碘剂合用。此法一般在 4～7 天即可达到手术前要求。碘剂不能服用过久或突然停药，否则可引起大量甲状腺素进入血液循环，使甲亢症状加重。

3. 眼部护理

突眼患者注意保护眼睛。对有突眼症状者，平时可用抗生素滴眼液滴眼，保持眼球湿润，避免干燥和感染；外出时戴墨镜，避免强光照射；睡前应用抗生素眼膏，防止结膜炎、角膜溃疡的发生，睡时适当抬高头部减轻眼部肿胀；眼睑不能闭合者，最好戴眼罩。

4. 心理护理

关心体贴患者，帮助患者适应医院的生活环境。向患者介绍手术的必要性和方法，以及手术前后的注意事项，消除患者的顾虑和紧张心理。对精神过度紧张或失眠者，可给予镇静药或安眠药。鼓励家属给予患者心理支持，保证愉快的生活环境。

（五）术前健康指导

术前教会患者练习颈过伸体位，即软枕垫于肩部，保持头低颈部伸直；指导其深呼吸，有助于术后保持呼吸道通畅。

（六）术后护理措施

1. 体位与活动指导

患者回病房后取平卧位，颈两侧置沙袋。连接各种引流管。术后 6 小时患者清醒和血压平稳后取半卧位，以利呼吸和引流。在床上变换体位、咳嗽及活动时注意保持头颈部的固定，以免伤口出血。

2. 严密观察病情变化

定时测量体温、脉搏、呼吸、血压，直至平稳。鼓励患者说话、深呼吸和有效咳嗽，保持呼吸道通畅。观察伤口渗血情况、颜色；观察有无呼吸困难、声调降低或声音嘶哑、呛咳或误咽。

3. 引流管护理

保持颈部引流管引流通畅，准确记录并观察引流物的量和性状，术后伤口内放置有引流条者，注意保持引流条固定好无滑脱，及时更换浸湿的敷料，保持引流通畅。引流物一般在术后 24 ～ 48 小时拔除。

4. 饮食指导

术后 6 小时可给予少温开水，若无呛咳、误咽可过渡为流食、半流食和软食；饮食以高热量、高蛋白、高维生素、清淡、易消化的食物；宜少食多餐，均衡进食；鼓励患者坐起进食。

5. 给药护理

甲亢患者术后需继续服用复方碘化钾，从每日 3 次，每次 16 滴开始，逐日每次减少 1 滴，至每次 3 滴为止，不再服用。术前用吲哚美辛准备者，术后继续服用 4 ～ 7 天。

6. 基础护理

口腔护理，每日 3 次。

7. 其他有关护理

准备气管切开包、小沙袋、无菌手套、氧气、呼吸机、吸痰设备、急救药品等，以备急需。

8. 术后并发症的护理

(1) 呼吸困难和窒息：是术后最危险的并发症，多发生在术后 48 小时内。①常见原因有切口内出血压迫气管、喉头水肿、气管塌陷；②表现为进行性呼吸困难、烦躁、发绀，甚至发生窒息；③处理方法：窒息如因出血所致，可见颈部肿胀、切口渗血，需立即在床边抢救，迅速拆除缝线，清除积血；气管塌陷者立即做气管切开及插管，然后送手术室进一步处理，喉头水肿者立即应用地塞米松静脉滴注，无好转者行气管切开或环甲膜穿刺。

(2) 声音嘶哑、失声：因喉返神经损伤主要是手术操作中直接切断、缝扎、钳夹、牵拉等所引起。切断、缝扎为永久性损伤，立即出现症状。钳夹、牵拉在术后数天才出现症状，为暂时性的，经过 3～6 个月的理疗可逐渐恢复。一侧喉返神经损伤声音嘶哑，以后由健侧过渡向内侧内收而好转，双侧喉返神经损伤则需手术修补。

(3) 误咽、呛咳、音调降低：因喉上神经损伤所致。处理：喉上神经损伤一般经理疗后症状明显改善；进食呛咳者，应取坐位或半坐位进食，试给半流质或流质饮食，吞咽不可匆忙，特别要注意避免饮水时误咽。

(4) 甲状腺危象：多发生在术后 12～36 小时，表现为高热 (39℃以上)，脉快 (120/min 以上)而弱，烦躁不安，甚至昏迷，常伴呕吐、腹泻，如不及时抢救可危及生命。预防甲状腺危象的关键是术前稳定患者情绪，做好药物准备的护理，务必达到术前准备要求；术后继续服用碘剂。一旦出现以上症状，应及时给予吸氧、物理降温 (控制在 37℃左右)、静脉输注葡萄糖溶液，并根据医嘱给镇静药 (巴比妥)，静脉注射碘剂、氢化可的松、普萘洛尔等药物。有心力衰竭者，加用洋地黄制剂。病情一般在 36～37 小时逐渐好转。

(5) 手足抽搐：由于术中误切或挫伤甲状旁腺致低钙抽搐，多在术后 1～4 天出现。抽搐发作时应立即静脉缓慢注射 10% 葡萄糖酸钙或氯化钙 10～20 mL，以解除痉挛，饮食应注意限磷 (如含磷较高的肉类、乳品或蛋类饮食) 补钙，可口服葡萄糖酸钙 2 g，每日 3 次。

(七) 术后健康指导

1. 保持心情愉快，维持充足睡眠，避免劳累。术后 3 个月可恢复正常工作。

2. 加强颈部功能锻炼，做抬头、左右转颈活动，防止功能异常。

3. 定期复查血常规，术后 3、6、12 个月及以后每年随访 1 次，共 3 年。

(八) 应急措施

1. 术后呼吸困难和窒息

多发生于术后 48 小时内。表现为进行性呼吸困难、烦躁、发绀甚至窒息；若患者有颈部紧压感、呼吸费力、气急烦躁、心率加快、发绀等应立即检查切口，排除出血压迫。如血肿清除后，患者呼吸仍无改善，立即配合医师行气管切开，同时吸氧。

2. 甲状腺危象

发生在术后 12～36 小时，临床表现为高热、脉快而弱 (120/min 以上)、烦躁、谵妄甚至昏迷，常伴有呕吐、腹泻。如出现以上情况立即通知医生采取抢救措施。

(九) 健康教育

1. 指导患者自我控制情绪，保持精神愉快、心境平和。

2. 注意保暖，防止上呼吸道感染；吸烟患者术前 2 周禁烟，预防术后肺部并发症。

3. 指导患者练习手术时的头、颈过伸体位；讲解甲状腺术后并发症的表现和预防方法。

4. 指导术后患者早期下床活动，保护头颈部；术后早期进流食，不可过热，以防止颈部血管扩张，加重创口渗血；术后 48 小时内，患者应避免过频活动或谈话，以减少切口内出血；拆线后指导患者练习颈部活动，防止切口粘连和瘢痕收缩。

5. 讲解甲亢术后继续服药的重要性并督促执行。教会患者正确服用碘剂的方法，复方碘化钾溶液对口腔黏膜有刺激作用，因此，服用碘剂时须将复方碘化钾溶液滴在馒头、饼干等固体食物上一并服用，减少口腔黏膜刺激并保证剂量准确。

6. 指导出院患者定期到门诊复查，以了解甲状腺的功能，若出现心悸、手足震颤、抽搐等情况，及时就诊。

7. 限制含磷高的食物，如牛奶、瘦肉、蛋黄、鱼类等，以免影响钙的吸收。

**二、结节性甲状腺肿手术患者的护理**

结节性甲状腺肿多由弥散性甲状腺肿演变而成，是在弥散性甲状腺肿的基础上，由于不均匀的复原反应形成的普遍甲状腺结节性肿大；结节可表现为多种形态，这与病变的性质、时间的长短以及继发性改变有关。结节性甲状腺肿，大体标本可分为 4 型：单结节型、多结节型、腺瘤型和囊肿。

(一) 临床表现

1. 颈部肿块

肿块随吞咽动作活动，柔软，表面光滑，皮肤色泽正常，局部无血管杂音及震颤。

2. 甲状腺结节增大时，可压迫邻近组织、器官，若压迫气管可引起呼吸困难和刺激性咳嗽；压迫食管引起吞咽困难；压迫上腔静脉，可出现头面部和上肢瘀血水肿；压迫喉返神经，可引起声音嘶哑。

3. 结节囊性变之后，还可发生广泛的纤维化和钙化，这时甲状腺结节大小不等，质地不一，有的表面坚硬，但活动良好，结节长期的压迫可使气管软骨环变性、萎缩，形成气管软化症。

(二) 护理评估

1. 一般情况

了解患者的诊疗经过，患者是否存在心悸、疼痛、呼吸困难、口干、恶心、大汗等表现，患者言谈是否表现出恐惧，有无恐惧行为和躯体方面客观的表现。

2. 专科情况

(1) 术后评估血氧浓度及有无缺氧症状、体征，切口渗血量及有无皮下血肿。

(2) 患者呼吸的频率、节律及呼吸深浅，声音的变化，进食、水时有无呛咳，手术部位有无憋胀感。

3. 辅助检查

术前 B 超、CT 检查可了解肿瘤性质及与血管的关系；术前行血尿常规、肝肾功能、心电图等检查，了解患者情况，必要时行心、肺功能检查。

(三) 护理诊断

1. 窒息

与肿块巨大压迫气管有关。

2. 有出血的危险。

3. 焦虑

与疾病诊断及环境的改变有关。

（四）护理措施

1. 每 30 分钟测量 1 次患者的血压、呼吸、脉搏。了解患者的发音和吞咽情况，判断有无声音嘶哑或音调降低、误咽呛咳。及时发现创面敷料潮湿情况，估计渗血量，有无血肿发生。

2. 患者出现焦虑时，做好心理护理，帮助患者总结成功的应对经验，增强其克服焦虑的信心。

（五）健康教育

1. 术后卧床期间鼓励患者在床上活动，促进血液循环和切口愈合。

2. 指导术后患者早期下床活动，保护头颈部；术后早期进流食，不可过热，以防止颈部血管扩张，加重创口渗血；术后 48 小时内，患者应避免过频活动或谈话，以减少切口内出血；拆线后指导患者练习颈部活动，防止切口粘连和瘢痕收缩。

3. 定期复诊

嘱患者自行检查颈部，出院后定期复诊，在正规医疗单位检查颈部、肺部等，若发现结节、肿块，及时治疗。

**三、甲状腺癌**

甲状腺癌是最常见的甲状腺恶性肿瘤，约占全身恶性肿瘤的 1%。病理类型有乳头状癌、滤泡状癌、未分化癌、髓样癌等四种。其中，乳头状癌最常见，低度恶性，生长慢，较早出现颈部淋巴结转移，预后较好。

（一）病理

1. 乳头状癌

约占成人甲状腺癌 70% 和儿童甲状腺癌的全部。多见于 21 ～ 40 岁女性，低度恶性，生长较缓慢，较早出现颈部淋巴结转移，预后较好。

2. 滤泡状癌

约占甲状腺癌的 15%。常见于 50 岁左右的女性，中度恶性，发展较快，有侵犯血管倾向，33% 可经血运转移至肺、肝、骨及中枢神经系统，预后不如乳头状癌。

3. 未分化癌

占 5% ～ 10%。多见于 70 岁左右的老年人，高度恶性，发展迅速，约 50% 早期便有颈淋巴结转移，或侵犯喉返神经、气管或食管，常经血运转移至肺、骨等处，预后很差。

4. 髓样癌

仅占 7%，常有家族史。来源于滤泡旁细胞 (C 细胞 )，分泌大量降钙素。恶性程度中等，较早出现淋巴结转移和血运转移，预后不如乳头状癌及滤泡状癌，但较未分化癌好。

（二）临床表现

乳头状癌和滤泡状癌初期多无明显症状。随着病程进展，肿块逐渐增大、质硬、表面高低不平、吞咽时肿块移动度减小。未分化癌上述症状发展迅速，并侵犯周围组织。晚期癌肿常因压迫喉返神经、气管或食管而出现声音嘶哑、呼吸困难或吞咽困难等；若压迫颈交感神经节，可产生霍纳 (Horner) 综合征；若颈丛浅支受侵，可有耳、枕、肩等部位的疼痛。可有颈淋巴结转移及远处脏器转移。颈部淋巴结转移在未分化癌发生较早，有的患者甲状腺肿块不明显，先发现转移灶，就医时应想到甲状腺癌的可能；远处转移多见于扁骨 ( 颅骨、椎骨、胸骨、盆骨等 ) 和肺。

因髓样癌组织可产生激素样活性物质 (5- 羟色胺和降钙素等 )，患者可出现腹泻、心悸、颜面潮红和血钙降低等症状，并伴有其他内分泌腺体的增生。

（三）辅助检查

放射性 $^{131}$ I 扫描显示为冷结节，边缘较模糊。细针穿刺细胞学检查可取肿瘤组织做病理检查，诊断的正确率较高。B 超及 X 线检查可了解有无甲状腺肿块、肿块压迫和转移情况。血清降钙素测定有助于诊断髓样癌。

（四）处理原则

争取早期手术切除患侧腺体和峡部、对侧腺体的大部，或全腺体切除。如有淋巴结转移，同时进行颈淋巴结清扫术。未分化癌通常采用外放射治疗。

（五）常见护理诊断 / 问题

1. 恐惧

与颈部肿块性质不明、担心手术及预后有关

2. 清理呼吸道无效

与咽喉部及气管受刺激、分泌物增多及切口疼痛有关。

3. 潜在并发症

呼吸困难和窒息、吞咽困难、喉返神经损伤、喉上神经损伤或手足抽搐等。

（六）护理措施

1. 术前护理

做好心理护理，减轻患者的焦虑和恐惧。过分紧张者，遵医嘱给予镇静剂；指导进行手术体位练习；做好皮肤准备；备气管切开包和无菌手套；甲状腺癌根治术前遵医嘱备血。

2. 术后护理

(1) 体位：患者回病室后取平卧位。麻醉作用消失、生命体征平稳后，改半卧位，以利于呼吸和引流。

(2) 病情观察：监测生命体征，观察有无颈部肿胀、呼吸困难、声音改变 ( 如嘶哑、音调降低或失音 )、呛咳、手足抽搐等；对合并甲亢者，还应注意有无甲状腺危象表现，发现异常情况及时协助处理。

(3) 饮食和营养：患者若无特殊反应，术后 6 小时可进温热食物。但甲状腺癌颈部淋巴结清扫术后，因手术创伤较大，患者全身和局部反应较重，多在术后 2 ～ 3 日才开始进食。禁饮食和进食不足期间应遵医嘱补充水电解质和必要的营养素。

(4) 切口和引流管护理：观察敷料有无渗血，必要时予以更换；甲状腺癌术后引流管接负压吸引，应保持引流通畅，观察引流液的量和性质，一般于术后 48 ～ 72 小时拔除。

(5) 特殊用药：甲状腺全切除术后，应遵医嘱用甲状腺制剂做替代疗法。

(6) 并发症的观察和护理：参见甲状腺功能亢进患者的护理。

（七）健康教育

1. 功能锻炼

卧床期间鼓励患者床上活动，促进血液循环和切口愈合。头颈部在制动一段时间后，可开始逐步练习活动，促进颈部功能恢复。颈淋巴结清扫者，斜方肌不同程度受损，故切口愈合后应开始肩关节和颈部的功能锻炼，随时注意保持患肢高于健侧，以防肩下垂。功能锻炼应至少持续至出院后 3 个月。

**2. 心理调适**

不同病理类型的甲状腺癌预后有明显差异，指导患者调整心态，积极配合后续治疗。

**3. 后续治疗**

指导甲状腺全切除者遵医嘱坚持服用甲状腺素制剂，预防肿瘤复发。术后遵医嘱按时行放疗等。

**4. 定期复诊**

教会患者自行检查颈部。出院后定期复诊，检查颈部、肺部及甲状腺功能等。若发现结节、肿块及时就诊。

### 四、单纯性甲状腺肿

单纯性甲状腺肿 (simplegoiter)，俗称"大脖子"，是由于缺碘、致甲状腺肿物质以及甲状腺激素合成障碍等因素引起的甲状腺持续性肿大。依其形态可分为弥散性甲状腺肿和结节性甲状腺肿。依发病流行情况又可分为地方性甲状腺肿和散发性甲状腺肿。发病率女性较男性略高。一般多发生于青春期，在流行地区亦常见于入学年龄的儿童。

**（一）病因**

1. 碘的缺乏是引起单纯性甲状腺肿的主要原因，多发生于山区和高原，又称"地方性甲状腺肿"。

2. 甲状腺素的需要量增加：处于青春期、妊娠期、哺乳期，机体代谢旺盛，甲状腺素的需要量暂时增加，能使甲状腺肿大，属生理性甲状腺肿，常能在成年或分娩、哺乳期后自行恢复。

3. 甲状腺素合成和分泌障碍：磺胺、硫脲类药物可阻碍甲状腺素的合成。

**（二）临床表现**

双侧甲状腺弥散性肿大，随吞咽上下移动，能扪及结节；囊肿样变可并发囊内出血，结节可在短期内迅速增大。结节性甲状腺肿大严重者可出现压迫症状。少部分结节性甲状腺肿可继发甲亢，也可恶变。

**（三）辅助检查**

B 超检查可发现甲状腺肿大，其他与平状腺有关的检查均无异常。

**（四）处理原则**

**1. 非手术治疗**

以口服碘化物、甲状腺素和高碘食品为主。

**2. 手术治疗**

常采用甲状腺大部切除术，适用于以下情况：①出现压迫症状；②胸骨后甲状腺肿或巨大甲状腺肿影响工作和生活；③已经形成结节性甲状腺肿，特别是继发甲亢，疑有恶变者。

**（五）护理评估**

**1. 目前身体状况评估**

甲状腺肿大程度，有无压迫症状及合并甲亢。

2. 与疾病相关的健康史

了解患者居住地、家族史、生长发育情况、所用药物、饮食习惯等。

3. 心理 – 社会状况

了解患者及家属对疾病与健康的认识程度和心理适应情况等。甲状腺肿较大、有压迫症状或疑有恶变者，心理压力较大。了解家庭经济状况及社会支持等情况。

（六）主要护理诊断 / 合作性问题

1. 知识缺乏

缺少预防甲状腺肿的基本知识。

2. 潜在并发症

甲亢、恶性变、术后并发症（同甲亢）。

（七）护理措施

1. 预防

在甲状腺肿流行地区推广加碘食盐（每 $10 \sim 20$ kg 食盐中加入碘化钾或碘化钠 1 g 即可）。告知女性在特殊生理时期应多食海带、紫菜等含碘丰富的食品。

2. 用药护理

遵医嘱给予甲状腺素片等药物治疗，告知患者服药的重要性，没有医嘱不可随意增减剂量或停药。

3. 警惕并发症

告知结节性甲状腺肿有继发甲亢及恶变的可能，应定期到医院随访，以便及早发现和处理异常情况。

4. 手术前后护理

参见甲亢手术患者的护理。

**五、急性乳腺炎**

是指乳房的急性化脓性感染，患者多是产后哺乳的妇女，尤以初产妇多见，经常在产后 $3 \sim 4$ 周发病。

急性乳腺炎是乳腺的急性化脓性感染，患者多是产后哺乳的妇女，尤以初产妇多见，往往发生在产后 $3 \sim 4$ 周。主要因为乳头皮肤破损而利于细菌入侵，乳汁淤积有利于细菌生长造成。

（一）临床表现

1. 患者感觉乳房胀痛，局部红肿、发热，不敢给婴儿哺乳。

2. 随病情发展致全身不适，疲乏无力，食欲缺乏，患乳压痛明显。

3. 患侧腋窝淋巴结肿大并有压痛。

4. 如有脓肿形成，触摸可有波动感。如表浅部脓肿可向外破溃，深部可形成乳房后脓肿。

5. 严重时患乳肿大，充血肿胀，皮温增高，触痛明显。伴有全身症状如寒战、高热、脉搏加快、表浅静脉扩张。感染严重时可并发脓毒血症。

（二）护理评估

1. 一般情况

患者体温是否正常、有无乳头发育不良、乳汁淤积等情况。

2. 专科情况

(1) 乳房胀痛程度、时间，是否有波动性疼痛。

(2) 乳房出现局部皮肤红肿、硬块的时间，是否形成脓肿。

(3) 有无寒战、发热、脉率加快等全身中毒症状。

3. 辅助检查

白细胞偏高、脓肿穿刺有脓性液体抽出。

(三) 护理诊断

1. 体温过高

与脓肿形成、重度感染有关。

2. 疼痛

与乳汁淤积、炎症、肿胀有关。

3. 皮肤完整性受损

与乳头皲裂、手术切开引流或脓肿破溃有关。

4. 知识缺乏

缺乏哺乳期卫生和预防乳腺炎的知识。

(四) 护理措施

1. 病情观察

定时测量体温、脉搏、呼吸。观察局部红肿范围及有无波动感，必要时查血常规，了解白细胞计数并进行细菌培养。

2. 合理休息与饮食

患者在炎症急性期应卧床休息，给予高热量、高维生素、清淡、易消化的饮食，并注意水分的补充。

3. 对症护理

(1) 消除淤积乳汁及断乳：患乳腺炎应暂停哺乳，定时以吸乳器吸尽积乳，炎症早期，也可以用手法按摩排空积乳。若感染严重或并发乳瘘时应断乳。断乳可口服己烯雌酚每次 1～2 mg，每日 3 次，连服 3 天。或用中药炒麦芽每日 60 g，分 2 次服，连服 2～3 天。

(2) 疼痛处理：帮助患者料理生活，避免触碰乳房引起疼痛。用宽布带或宽松的乳罩将乳房托起，可以减少乳房下垂、活动引起的疼痛。疼痛较严重的，可给予镇痛药。

(3) 高热时及时物理降温：如温水浴、冰袋或冷毛巾湿敷头部及全身大血管处；但当患者体温持续不降或上升至 39℃ 以上时必须用药物降温，如口服或注射对哺乳无影响的退热药。对发热的患者要定时测体温，严密观察体温的变化。

(4) 未形成脓肿者：乳房局部理疗，炎症早期 (发病 24 小时内) 可以用冰袋冷敷，有抑制炎症、减轻疼痛作用。病后 24 小时炎症未能控制者应改用热敷，常用 25% 的硫酸镁湿热敷。冷敷或热敷时注意不要冻伤或烫伤皮肤。用其他物理疗法，如金黄散、鱼石脂软膏或中药蒲公英局部外敷，红外线、超短波局部照射也有较好的效果。

(5) 脓肿形成者

1) 及时做好术前准备，以便进行脓肿切开引流术。

2) 脓肿切开引流的护理：一般脓肿切开 2 天后第一次换药，注意观察脓液量、颜色和气味变化；引流物取出时要仔细检查，避免遗留影响伤口愈合；伤口敷料浸湿应及时更换，保护周围皮肤不受浸渍。

4. 心理护理

患者一般存在紧张、焦虑、急躁的情绪变化，与高热、剧烈的疼痛及不能给婴儿哺乳有很大关系，作为护理人员应及时加以疏导，让患者及家属知道，及时恰当的治疗后，乳房外形和功能不会受到明显影响。生活上多理解、宽容、帮助患者，让她们以良好的心态配合治疗。

（五）健康指导

1. 注意个人卫生，保持乳房及乳头清洁，每次哺乳前后及时用温水毛巾清洁乳头周围。

2. 矫正乳头内陷，有先天乳头内陷者，应于分娩前 3 个月常挤捏、提拉乳头得以矫正。

3. 防止乳汁淤积，养成定时哺乳的习惯，每次哺乳后用吸奶器吸净残留的乳汁，或用手按摩乳底使乳汁排出，以减少乳汁的淤积。

4. 注意婴儿的口腔卫生并及时治疗其口腔炎症。不要让婴儿养成含乳头睡觉的习惯。

5. 乳头有破损或破裂，要及时治疗。

## 六、乳腺良性肿瘤手术患者的护理

女性乳房肿块的发病率甚高，良性肿瘤中以纤维腺瘤最多，约占良性肿瘤的 3/4，其次为乳管内乳头状瘤，约占良性肿瘤的 1/5，还有乳腺脂肪瘤、错构瘤等，因肿瘤均有恶变可能，其治疗均应手术切除，并做病理检查。乳腺囊性病可能已有癌变但临床尚未观察到，应以外科手术治疗为主。

（一）临床表现

1. 乳房纤维腺瘤

多见于 18～25 岁青年女性。偶然发现乳房肿块，常无明显症状，呈圆形或椭圆形，以单发为多，生长缓慢，质似硬橡皮球的弹性感，表面光滑，易推动。

2. 乳管内乳头状瘤

患者无自觉不适，常因乳头溢液污染内衣引起患者注意，溢液可为血性、暗棕色或黄色液体。乳管内乳头状瘤较小，常不能触及，大乳管内乳头状瘤可在乳晕区扪及直径为数毫米的小结节，多呈圆形、质软可推动，轻压肿块，常可从乳头溢出液体。

3. 乳腺囊性增生

好发于 40 岁左右的女性，少数人在早期乳管扩张时有乳腺疼痛和触痛，囊肿形成后疼痛消失。可触及不规则团块，或多发囊性结节，重者累及全乳，以外上象限为重，局部增厚的组织与周围组织分界不清，月经期后局部的肿块仍然存在。

（二）护理评估

1. 一般情况

观察生命体征有无异常，询问患者有无过敏史、家族史。详细询问月经史，以便安排手术时间避开月经期。

2. 专科情况

(1) 肿瘤的发现时间、大小、生长速度、生长部位。

(2) 有无疼痛及乳头溢液的情况、溢液的量及颜色等。

(3) 老年患者有无基础病、手术的耐受性等。

3. 辅助检查

(1) 钼靶 X 线检查：良性病变块影密度均匀，周围常有一透亮度较高的脂肪圈。

(2) 活体组织切取检查：可直接切除肿块行病理切片或术中冰冻切片检查。

(3) 细胞学检查：对溢液涂片行细胞学检查。

（三）护理诊断

1. 疼痛

与手术后伤口有关。

2. 出血

与手术后创伤有关。

3. 恐惧

与担心恶变有关。

4. 知识缺乏

缺乏疾病相关知识及手术前后注意事项。

（四）护理措施

1. 术前护理

术前耐心向患者讲解手术的必要性，详细讲解手术方法，使患者放心手术，解除焦虑。讲解术后注意事项，并告知患者术后护理计划，使之放心。

2. 术后护理

(1) 切口护理：保持刀口敷料整洁、包扎固定好，必要时，用胸带加压包扎，防止出血。

(2) 引流护理：保持引流通畅，准确记录引流的量、颜色、性质。每天更换负压吸引器，更换时无菌操作防止引流液倒流。

(3) 疼痛护理：观察疼痛性质，如为单纯刀口疼痛可适当给予止痛剂，如胀痛且有压迫感，则应考虑是否有血肿形成，要及时处理。

（五）健康教育

1. 嘱患者早期下床活动，手术后 3 天内患侧肢体避免上举及剧烈运动，防止出血。

2. 告知恢复期注意适当锻炼，活动适度。

3. 复查

告知患者一般 1 个月后复查，并教会患者自查乳房的手法，如有硬结，到医院检查。

**七、乳腺癌患者的护理**

乳腺癌是女性最常见的恶性肿瘤之一。在我国占全身各种恶性肿瘤的 7% ～ 10%，仅次于子宫颈癌，但近年来乳腺癌的发病率呈上升趋势，有超过子宫颈癌的倾向。部分大城市报道乳腺癌占女性恶性肿瘤之首位。

（一）临床表现

1. 早期乳腺癌

患者偶然发现患侧乳房出现无痛、单发的小肿块，随肿瘤增大可引起乳房局部隆起。

2. 炎性乳腺癌

局部皮肤可呈炎症样表现，皮肤发红、水肿、增厚、粗植、表面温度升高。

3. 乳头湿疹样癌

乳头有瘙痒、烧灼感，进而乳头、乳晕皮肤变粗糙和糜烂如湿疹样。

4. 查体

肿块质硬、表面不光滑，与周围组织分界不清楚，不易被推动。若累及 Cooper 韧带可使其缩短致表面皮肤凹陷，邻近乳头或乳晕可使乳头扁平回缩、凹陷。如引起淋巴回流障碍时，还可使皮肤呈橘皮样改变。

5. 皮肤可破溃形成溃疡，乳腺癌最初多见腋窝淋巴结转移，可触及肿大淋巴结，质硬、无痛、可被推动，随疾病发展可融合成团，与皮肤或深部组织粘连。

(二) 护理评估

1. 一般情况

观察生命体征有无异常，详细询问家族史、月经史、过敏史，有无发热、消瘦、虚弱等。老年人有无高血压、糖尿病等病史。

2. 专科情况

(1) 肿块发现的时间、大小、生长速度、部位、质地、与周围是否粘连、表面光滑度。

(2) 乳房外形有无改变，双侧是否对称，乳头是否抬高、内陷，表面皮肤有无橘皮样改变、有无破溃、血性分泌物是否恶臭。

(3) 是否有乳头溢液，分泌物性质、量、气味等。

(4) 是否有腋窝淋巴结肿大，淋巴结肿大早期为散在、质硬、无痛、易推动的结节，晚期则相互粘连融合，甚至与皮肤或深部组织粘连。

3. 心理状态

患者对疾病认识情况，是否接受手术等。

4. 辅助检查

(1) 乳房 X 线摄影检查：钼靶 X 线摄影显示恶性肿块影多不规则或呈分叶状，乳腺癌呈现密度增高影，边缘呈针状、蟹爪状改变，肿块内或肿块旁出现微小钙化灶，局部皮肤增厚。

(2) 超声波检查：B 超可显示肿瘤边缘不光滑，凹凸不平，无明显包膜组织或皮肤呈蟹足样浸润，内部多呈现低回声区改变，腋下可探及淋巴结肿大。

(3) 细胞学穿刺检查：穿刺吸取物涂片观察，诊断迅速，阳性率较高。

(4) 活体组织切取检查：是目前临床上最常用的检查方法，即在手术室，局麻下切取肿瘤及周围部分组织，送病理做冰冻切片，根据病理结果决定手术方式。

(5) 近红外线乳腺扫描：凡乳腺触及肿块者，可显示中央深、边缘浅的灰影，灰影周围血管丰富。血管中断、迂曲。

(三) 术前护理要点

1. 心理护理

乳房是女性性征之一，因术前患者对癌症有恐惧感、对手术害怕、对预后恐惧及对根治术后胸部形态改变存在担忧，故应多了解和关心患者，倾听患者的想法和要求，加强心理疏导，向患者和家属解释手术的必要性和重要性，解除其思想顾虑。介绍患者与曾接受过类似手术且已痊愈的妇女联系，通过成功者的现身说法使其相信一侧乳房切除将不影响正常的家庭生活、工作和社交；告知患者今后行乳房重建的可能，鼓励其树立战胜疾病的信心、以良好的心态面对疾病和治疗。

2. 术前常规准备

(1) 术前 1 天皮肤准备：备皮范围是上自锁骨上部、下至髂嵴，自健侧腋前线或乳头线、后过背正中线，包括患侧上臂和腋下。若手术时需要植皮，应同时做好供皮区的皮肤准备，由于乳头、乳晕部位皮肤不甚平滑，更要注意清洁，并避免割伤皮肤。操作时动作要轻柔，以免疼痛。

(2) 术前 1 天根据医嘱交叉配血，做好药物过敏试验。

(3) 术前禁食 12 小时，禁水 4 小时；术前晚保持充足的睡眠，必要时口服镇静药物。

(4) 术前半小时肌内注射苯巴比妥钠 0.1 g，阿托品 0.5 mg。

3. 术前适应性训练

(1) 术前 3 日指导患者进行腹式呼吸的锻炼。具体方法：患者取立位、平卧位或半卧位，两手分别放于前胸部和上腹部。用鼻缓慢吸气时，令膈肌最大限度的下降，腹肌松弛，膈肌随腹腔内压增加而上抬，推动腹部气体排出，手感到腹部向上抬起。呼气时用口呼出，腹肌收缩，膈肌松弛，膈肌随腹腔内压增加而上抬，推动肺部气体排出，手感到腹部下降。

(2) 指导患者掌握在床上使用大、小便器的方法。

4. 注意事项

(1) 在健侧行 PICC 穿刺置管术，上肢在 24 小时内应限制剧烈活动，指导患者做握拳运动。

(2) 如病情允许，术前晚上可进行个人卫生清洁。

( 四 ) 术后护理要点

1. 全麻苏醒期的护理

(1) 清醒前：①采取去枕平卧位，头偏向一侧；②清除口咽内分泌物，保持呼吸道通畅，防止呕吐误吸引起窒息；③注意观察瞳孔的对光反射是否恢复，以判断患者麻醉清醒的状况。

(2) 清醒后：①血压平稳后改为半卧位，利于呼吸和引流；②评估疼痛程度，必要时遵医嘱给予镇痛药；③心理护理，主动到床前关心患者、细心照顾患者，通过亲切的语言、行为来表达对患者的同情、关怀和问候，有的放矢地进行心理疏导。

2. 病情观察

(1) 密切监测患者生命体征的变化。

(2) 扩大根治术注意患者的呼吸情况，及时发现有无气胸，鼓励患者做深呼吸，防止肺部并发症。

3. 饮食护理

术后 6 小时，若无恶心、呕吐等麻醉反应，可给予流质饮食，如豆浆、米汤、面汤、牛奶等；术后第 1 天可给予半流质饮食，如八宝粥、豆腐脑、鸡蛋羹、烂面条等，以后渐恢复正常饮食，应给予高热量、高蛋白质、高维生素饮食，以促进伤口愈合，身体康复。

4. 疼痛的护理

为使患者不被疼痛困扰，有良好的休息和睡眠，术后短时间内适当应用哌替啶，必要时可重复给药。另外，可使用分散患者注意力的方法减轻患者疼痛。

5. 胸部锻炼的指导

鼓励患者深呼吸，并使用有效咳嗽排痰的方法，必要时更换体位。对于痰液黏稠者给予雾化吸入；也可使用电振动叩击排痰。

6. 患肢的护理

(1) 观察皮瓣颜色及创面愈合情况并记录。注意伤口敷料，用胸带或弹力绷带加压包扎，保持患侧手臂血液循环通畅及淋巴回流通畅。平卧时：用软枕抬高患侧上肢 20°～30°；半卧时：屈肘 90° 放于胸腹部，以预防或减轻上肢水肿。同时，注意患者卧位舒适。

(2) 严密观察患侧上肢皮肤颜色，温度、脉搏等。

(3) 避免在患肢手臂测血压、输液、注射及抽血。

(4) 嘱患者术后 3 周内患侧不要承担 1 kg 以上重物，伤口愈合后也应避免患侧肩部承担超过体重 1/4 的重物。

(5) 在护士的指导下循序渐进地实施功能锻炼

1) 术后 24 小时开始，指导患者伸指握拳动作，以活动腕关节。每天 4 次，每次 10 下。

2) 术后 2～3 天，做前臂伸屈运动，前伸小于 30°，后伸小于 15°，坐位练习屈肘屈腕。每天 4 次，每次 10 下。

3) 术后 4～5 天，练习患侧上肢摸同侧耳郭、对侧肩。

4) 术后 5～7 天，患侧上肢慢慢伸直、内收、屈曲肩关节，抬高 90°。

5) 术后 7～10 天，练习手指"爬墙"运动，直至患侧手指能高举过头，自行梳理头发，功能锻炼应循序渐进，并避免用患肢搬动、提拉重物。

7. 引流管的护理

(1) 观察引流液色、质、量并记录，注意有无出血。

(2) 妥善固定引流管，患者卧床时固定于床旁，起床时固定于上衣。

(3) 保证引流通畅和有效的负压吸引，连接固定，定时挤压引流管或负压吸引器。

(4) 引流过程中若有局部积液、皮瓣不能紧贴胸壁且有波动感，应报告医生，及时处理。

(5) 一般术后 1～2 天，每日引流血性液体 50～100 mL，并逐日减少。术后 3～5 天，皮瓣下无积液、创面与皮肤紧贴，引流量小于 10 mL 即可拔管。若拔管后仍有皮下积液，可在严格消毒后抽液并局部加压包扎。

8. 并发症的护理

(1) 患侧上肢肿胀：为乳腺癌根治术后患侧腋窝淋巴结切除后上肢淋巴回流不畅或头静脉被结扎、腋静脉栓塞、局部积液或感染等因素导致回流障碍所致。

1) 指导患者平卧时用软枕抬高患侧上肢 20°～30°，下床活动时，用上肢吊带托扶上肢。

2) 需他人扶持时，应扶健侧，以防腋窝皮瓣滑动而影响创面愈合。

3) 患侧上肢间断向心性按摩可减轻或防止上肢水肿。

4) 肢体肿胀严重者，可戴弹力袖或使用弹力绷带以利于回流。

(2) 皮下积液

1) 严密观察引流管有无堵塞、受压、扭曲、脱出。

2) 观察引流液的性状、颜色和量并记录。

3) 一般情况术后 20 小时内引流液量不超过 150 ml，若术后 8 小时内引流液量超过 100 mL，为红色血性液体，提示有内出血；若引流液量突然减少，提示引流管不通畅。

4) 术后伤口加压包扎，可帮助排出伤口内的积血、积液，包扎松紧要适宜，不影响患者呼吸为度。

(3) 皮瓣坏死：最严重的并发症。

1) 严密观察皮瓣的血供情况：皮瓣缺血时，温度低于健侧，颜色苍白；皮瓣坏死时，颜色呈黑色，皮瓣下有脓性分泌物。

2) 告知患者及家属严格按照护士的指导进行上肢活动。

（五）健康教育

1. 活动

术后近期避免用患侧上肢搬动、提取重物。

2. 避孕

术后 5 年内应避免妊娠，以免促使乳腺癌的复发。

3. 义乳或假体

出院时暂佩戴无重量的义乳，有重量的义乳在治愈后佩戴。根治术后 3 个月行乳房再造术。

4. 自我检查

定期的乳房自查有助于及早发现乳房的病变。检查最好在月经后的 7 ～ 10 天。自查方法如下。

(1) 站在镜前以各种姿势 ( 两臂放松垂于身体两侧、双手撑腰、向前弯腰或双手高举枕于头后 ) 比较两侧乳房大小、形状是否对称、轮廓有无改变、乳头有无内陷及皮肤颜色的改变。

(2) 于不同体位 ( 平卧或侧卧 )，将手指平放于乳房，从外向乳头环形触摸，检查有无肿块。

(3) 检查两侧腋窝有无肿大淋巴结。

(4) 用拇指及示指轻轻挤压乳头查有无溢液。

如有异常及时就医。

5. 其他根据雌激素、孕激素受体情况，按医生意见是否服用三苯氧胺等药物。

# 第三节　临床护理实践

## 一、病例介绍

患者，女，30 岁，未婚。因发现左乳肿块 1 个月入院。1 个月前患者无意中发现左乳有一肿块，无不适。肿块病理活检显示：浸润性导管癌。完善相关检查后，术前行化疗后，择期在全麻下行 "左乳癌根治术 + 左乳房再造" 术。

**二、护理评估**

1. 现病史及既往史

患者择期在全麻下行"左乳癌根治＋左乳房再造"术，术程顺利。

现患者术后第一天，胸部切口弹力绷带包扎，无渗血渗液。留置左侧腋窝引流管及胸壁引流管均接负压吸引器，引出少量血性液体。左上肢抬高30°，血运好，无肿胀。留置静脉镇痛泵镇痛。右侧肢体留置 PICC 导管，敷料干燥、固定。

既往无外伤史、手术史。

无过敏史。

2. 生命体征

T 36.3℃～37.5℃，HR 90～100 次/分，R19～21 次/分，BP 100/58～115/69 mmHg，SpO$_2$99%～100%。

3. 营养与排泄

营养中等，身高 156 cm，术前体重 50 kg。术后留置尿管引出淡黄色尿液。

4. 皮肤黏膜

(1) 全身皮肤情况：面色正常，皮肤完整。

(2) 口腔黏膜：完整、湿润。

(3) 会阴部肛周皮肤黏膜：干燥，无红肿、皮疹，无破损。

5. 活动与精神

卧床，左上肢活动受限，生活不能自理，精神差，易感疲惫。Barthel 指数，得分：15 分，生活完全需要照顾。跌倒危险因子评估，得分：10 分。

6. 疾病功能体位

半坐卧位。

7. 疼痛与舒适

留置静脉镇痛泵固定持续镇痛，咳嗽时仍有切口疼痛。术后留置两个管道，患者感觉不适。

8. 认知与感知

神志清楚，视力、听力正常，定向正确，对答切题。记忆力正常，讲话清楚，常用语言为普通话。

9. 睡眠

睡眠质量差，易醒，与手术后疼痛及留置管道导致不适有关，也与医护人员频繁巡视及进行处置有关。

10. 生活方式

无不良生活习惯。

11. 心理与社会

(1) 患者经济状况一般，未婚年轻女性，无男朋友，父母健在，对其关心，家庭成员感情和睦。

(2) 患者情绪轻度焦虑、抑郁，担心术后身体形象改变对婚姻及生育有影响，担心手术预后。对家人关怀满意。

(3) 大专文化程度，无宗教信仰。

(4) 对疾病及术后各种治疗方案护理措施有一定认识，能遵循医嘱或健康指导。

### 三、护理问题

1. 自我形象紊乱

与手术切除乳房，行乳房再造术有关。

2. 焦虑

与担心手术及治疗效果，术后形象改变有关。

3. 疼痛

与手术创伤、管道刺激有关。

4. 有感染的危险

与手术及留置各种管道有关。

5. 废用综合征

与患侧手臂活动不当有关。

6. 自理能力缺陷综合征

沐浴/卫生、穿着/修饰、如厕与手术创伤、带有引流管道、患侧肢体活动不当、虚弱有关。

7. 知识缺乏

缺乏护理及康复的有关知识。

8. 潜在并发症

切口出血、感染，患肢水肿，皮下积液，皮瓣坏死。

### 四、护理措施

（一）病情观察

1. 观察血压、脉搏、呼吸的变化，若发现由于胸壁加压包扎导致患者呼吸时有压迫感时，应做好解释工作，调整松紧度；观察切口敷料的渗血渗液情况。

2. 观察患肢血运情况，禁忌在患肢测血压、抽血、注射、输液等。平卧时用软枕垫在肩及肘部下面抬高患肢，一般患侧上肢屈曲 90°，手放在腹部。下床活动时用吊带扶托。需他人扶托时只扶健侧，以防腋窝皮瓣滑动而影响愈合。按摩患侧上肢或进行握拳、屈、伸肘运动，以促进淋巴回流；如发生轻度或中度淋巴水肿，应抬高患肢休息，沿淋巴走向自下而上轻推以帮助淋巴回流；重度淋巴水肿时，戴弹力袖套，同时进行物理治疗。如手臂变红或异常硬，或水肿严重时，应考虑有感染发生，及时告知医生。

3. 保持引流管通畅

妥善固定引流管，卧床时固定于床旁，起床时固定于上衣；保证有效的负压吸引；观察记录引流量、性质，术后第一天一般有 50 ～ 100 mL 血性液体，术后 2 ～ 3 天，渗出基本停止；若发现皮瓣下积液，在无菌操作下穿刺抽吸，然后再加压包扎；若发现皮瓣边缘发黑坏死，予以剪除，待其自行愈合或待肉芽生长良好后再植皮。

（二）心理护理

多与患者沟通，鼓励患者表达自己的感受，关心理解患者。告知患者康复后可行乳房再造术，身体外形不会受到影响。鼓励患者正视手术切口，并逐步触摸局部。鼓励患者与亲人相互交流各自的感觉，提供跟有相同经历的患者在一起的机会。让患者相信切除一侧乳房不会影响正常的家庭生活、工作和社交。如果必要，指导患者向有关心理门诊咨询。

（三）生活护理、饮食、活动指导

1. 生活护理

床上浴，协助洗脸，口腔护理，会阴护理，协助翻身及更衣。

2. 饮食

指导患者进低脂、高蛋白、富含维生素的均衡饮食。

3. 活动

患侧上肢功能锻炼可减少并发症发生，尽快恢复自理能力。

（四）皮肤护理

1. 每班常规全身皮肤检查，注意骶尾部及会阴部。

2. 每天常规会阴部护理两次，保持会阴部清洁干燥。

3. 协助取舒适体位，协助定时翻身。

（五）疾病相关知识指导

1. 术后 3 个月内避免做劳累的活动，患肢避免负重，避免从事重体力劳动或较剧烈的体育活动。衣着不可过紧，以免影响血液循环。

2. 定期复查，按时做好化疗、放疗。治疗完成后 2～3 年内每 3 个月复查 1 次，以后半年 1 次。5 年后可酌情每年复查 1 次。

3. 术后 5 年内避免妊娠，以免促使乳腺癌复发。

4. 教会乳房自我检查的方法

站在镜前以各种姿势（双臂放松垂于身侧、向前弯腰或双手高举枕于头后）比较双侧乳房是否对称、乳头有无内陷及皮肤的颜色是否正常。于不同体位（仰卧于床上、被查侧的手臂分别放于身侧及枕于头后）将手指平放于乳房，从外向乳头逐圈检查有无肿块，检查两侧腋窝淋巴结有无肿大淋巴结，最后用示指及拇指挤压乳头查有无溢液，如有异常，及时就诊。

5. 均衡膳食、有氧运动及乐观情绪可增强机体免疫力，有效减轻精神压力，改善睡眠，缓解由癌症及治疗引起的疲劳症状。

# 第四章 胃肠疾病

## 第一节 常见症状及问题的护理

**一、腹痛**

腹痛是指腹部的感觉神经纤维受到炎症、损伤、缺血及理化因素等刺激后产生的疼痛和不适感。临床上按起病急缓、病程长短分为急性腹痛和慢性腹痛。其病因复杂，可由腹部脏器病变引起，也可由腹腔外疾病或全身性疾病引起。

(一)护理评估

1. 致病因素

消化系统疾病引起腹痛常见原因有：腹腔脏器的炎症、外伤、肿瘤、梗阻、扭转或破裂、血管病变；肠寄生虫病；胃肠自主神经功能紊乱等。

2. 身体状况

(1) 腹痛的特征

1) 部位：一般情况下，腹痛的部位多能反映病变部位，若疼痛显著且部位固定者，多数为病变器官所在部位。如中上腹部疼痛多见于胃、十二指肠、胰腺疾病；右上腹部疼痛多见于肝胆疾病；右下腹麦氏点疼痛多见于阑尾炎；脐周部位腹痛多见于小肠疾病；弥散性腹痛多见于急性腹膜炎。某些疾病可有放射性痛，如胆道疾病可疼痛放射到右肩，急性胰腺炎常有左腰背部放射痛等。

2) 性质和程度：剧烈、阵发性绞痛，多为腹腔内空腔脏器的梗阻，如肠梗阻；持续性钝痛，多为腹腔内脏器的炎症，如胆囊炎、胰腺炎、急性阑尾炎、腹膜炎等；慢性、周期性发作、节律性上腹痛，为胃、十二指肠溃疡的腹痛特征。

3) 影响因素：急性胰腺炎患者暴饮暴食、酗酒后可使腹痛加重，取弯腰抱膝位可减轻疼痛；胃溃疡患者进食后腹痛加重，空腹缓解；十二指肠溃疡患者空腹痛，进食后缓解；急性腹膜炎患者深呼吸、咳嗽、改变体位时疼痛加重。

(2) 伴随症状：伴呕吐、腹泻者，多见于食管、胃肠病变；伴黄疸者，多见于肝、胆、胰腺病变；伴休克者，多见腹腔脏器破裂或胃肠穿孔、急性出血坏死性胰腺炎等；伴发热、寒战者，多见于急性炎症或化脓性病变；伴血尿者，多为泌尿系统疾病所致。

3. 心理－社会状况

持续慢性腹痛或急性剧烈腹痛，可使患者产生烦躁、焦虑，甚至恐惧等情绪。

4. 实验室及其他检查

选做血、尿、粪常规检查或淀粉酶、心肌酶测定等，必要时可做 X 线、CT、超声波、内镜等检查，以明确病因。

（二）护理措施

1. 减轻局部张力

外伤或术后的患者在咳嗽或翻身时会产生剧痛，用手按压保护伤口，同时保持胸、腹带适当的松紧度，注意翻身动作的协调性，减少对伤口的震动可减轻患者疼痛感；腹腔感染的患者可给予半卧位缓解腹壁张力，同时也有利于感染逐步局限或吸收；胰体癌患者前倾位或俯卧位时疼痛可减轻。

2. 合理使用抗生素和止痛药

遵医嘱合理使用抗生素及止痛药并注意观察用药后的反应；在疼痛原因未明确诊断之前，不可随意使用任何止痛剂以免掩盖症状延误病情；对于诊断明确的轻度和中度疼痛的患者，可遵医嘱使用非麻醉性镇痛药；而麻醉性镇痛药具有成瘾性和耐受性，仅应用于重度疼痛的患者。使用镇痛药后应密切观察疼痛的程度、性质、持续时间的变化，20～30分钟后须评估并记录使用镇痛药的效果及副作用；术后患者持续使用自控镇痛泵可收到良好的止痛效果。

3. 物理止痛

可以应用冷、热疗法，如冰袋、冷湿敷或热湿敷、温水浴、热水袋等。此外，理疗、按摩及推拿也是临床上常用的物理止痛方法。

4. 针灸止痛

根据疼痛的部位，针刺相应的穴位，使人体经脉疏通、气血调和以达到止痛的目的。有研究表明，GaAs半导体激光照射足三里穴可激活内源性镇痛系统，促使内源性吗啡样物质释放而产生镇痛效应。

5. 提高疼痛阈值

优美的环境，亲切的语言，轻柔的操作，适当的文娱活动均可使患者精神愉悦，情绪稳定，疼痛减轻；家属和亲友的关爱也有利于提高疼痛阈值。

6. 健康教育

根据患者的情况，指导其正确描述疼痛的性质、部位、持续时间、规律并描述疼痛的感受，指导如何正确面对疼痛、减轻或解除疼痛的各种技巧。

**二、腹胀**

腹胀是患者自觉腹部膨胀、胀满不适的一种常见症状。腹腔内积液、气腹、胃肠道内积气、膀胱充盈、功能性腹壁肌张力增加等均可以引起腹胀，患者可有嗳气、恶心呕吐、食欲缺乏、肠鸣音亢进或消失，部分人伴随腹痛等症状。

（一）护理评估

1. 病因评估

(1) 食物发酵：正常情况下，回肠下段和升结肠有大量的细菌存在。如果食糜在这段肠内因停留的时间过长，在细菌的作用下，可以引起食糜发酵，产生大量的气体，从而引起腹胀。

(2) 吸入空气：患者因疼痛、紧张或过度通气而吸入大量的空气可引起腹胀。

(3) 胃肠道中气体吸收障碍：正常情况下，腹腔内大部分气体，经肠壁血管吸收后，由肺部呼吸排出体外。有些疾病引起肠壁血液循环发生障碍，影响肠腔内气体吸收，从而引起腹胀。

(4) 肠道内气体及肠内容物排出障碍：因某些原因，肠蠕动功能减弱或消失，肠道由于各种原因导致梗阻，从而引起腹胀。

(5) 腹水：肝硬化失代偿期门静脉压力增高，门静脉系统毛细血管床的滤过压增加，同时低蛋白血症使血浆胶体渗透压下降及淋巴液生成增加，促使液体从肝、肠浆膜面漏入腹腔而形成腹水。腹水多时可有明显腹胀。

2. 症状评估

(1) 呼吸功能受影响：腹腔胀气，横膈抬高，胸腔变小，呼吸运动受到影响，患者可出现呼吸困难。

(2) 循环系统受影响：腹部胀气，横膈上抬，胸腔容积相对变小，心脏的收缩和舒张功能受到影响；肠腔胀气，肠内压力升高，影响肠壁血液循环；腹腔内压力增高，下腔静脉回流受阻，回心血量减少，影响到心排量。

(3) 水电解质失衡：严重腹胀时可导致恶心、呕吐而致水电解质丢失。此外，肠腔内容物潴留，肠壁血液循环受到压迫，不仅影响肠内容物的吸收，还使肠壁血浆向肠腔和腹腔渗出，引起水电解质失衡。

(4) 感染和中毒：肠腔内潴留的食糜在细菌的作用下发酵腐败，产生多种强烈的毒素，被机体吸收后加重病情。

(二) 护理措施

1. 积极治疗原发病

加强心理护理，保持稳定情绪，让患者了解腹胀的原因，减少呻吟，鼓励深呼吸，增加排气动力。

2. 饮食护理

避免吃产气食物，如豆类、洋葱、卷心菜、蜂蜜、面食、韭菜、芹菜等。

3. 腹部按摩

腹部涂外用祛风合剂，将热水袋盛 50℃水，外包浴巾，放在腹部 10 分钟后，在患者腹部依结肠走向做环状按摩 5 ～ 6 次，可有效减轻腹胀。

4. 治疗便秘

便秘也可引起腹胀，指导便秘者养成良好的饮食习惯和排便习惯，必要时给予缓泻剂口服或温生理盐水灌肠，排便排气。

5. 必要时行肛管排气或禁食、胃肠减压。

**三、恶心与呕吐**

恶心是一种上腹不适、紧迫欲吐的主观感觉，常伴有迷走神经兴奋的症状，如皮肤苍白、流涎、头晕、出汗、血压下降、心率减慢等。呕吐是指通过胃的强烈收缩使胃内容物或部分肠内容物，经过食管、口腔排出体外的动作。两者可先后发生，往往先有恶心，继而呕吐，也可以单独发生。呕吐可将胃内有毒物质排出体外，但持久而剧烈的呕吐可引起脱水电解质紊乱、酸碱平衡失调和营养不良等严重后果。

(一) 护理评估

1. 致病因素

引起恶心、呕吐常见的消化道疾病有：①胃炎、胃癌、消化性溃疡并发幽门梗阻；②肝、胆、胰腺、腹膜的急性炎症；③胃肠道功能紊乱。

2. 身体状况

(1) 呕吐的特征：呕吐出现的时间、频率、呕吐物的量与性状因疾病不同而异。

1) 上消化道出血呕吐物常呈咖啡色，出血量大，速度快时可呈鲜红色，可混有食物残渣。

2) 幽门梗阻时呕吐常在餐后发生，呕吐量大，呕吐物为酸性发酵隔餐食物。

3) 急性胰腺炎可频繁剧烈呕吐，呕吐物为胃内容物或胆汁。

4) 低位肠梗阻时呕吐物可有粪臭味。

(2) 伴随症状：伴腹痛、腹泻者，多见于急性胃肠炎或各种中毒等；伴右上腹痛、发热、寒战、黄疸者，多见于胆囊炎或胆石症；肠梗阻时常伴有腹痛、腹胀、停止排便与排气。

3. 心理－社会状况

长期反复或频繁剧烈的恶心与呕吐，会使患者紧张、焦虑，甚至恐惧。

4. 实验室及其他检查

根据需要选做血、尿、粪常规检查；必要时可做呕吐物毒物分析或细菌培养等检查；有脱水者可做血液生化检查，以了解有无水电解质和酸碱平衡失调。

(二) 护理措施

1. 环境与体位

提供安静、舒适的环境，保持空气清新流通。减少刺激，充分保证休息和睡眠。根据病情提供合适体位，避免误吸呕吐物。患者呕吐时应帮助其坐起或侧卧，头偏向一侧，使呕吐物易于吐出。

2. 口腔护理

患者吐毕给予漱口，保持口腔清洁或做好口腔护理，防止口腔内残留物或气味再次引起恶心、呕吐，更换被污染的衣物。

3. 饮食护理

根据病情给予清淡、易消化的食物，如米汤、藕粉等，避免油腻、辛辣刺激、产气的食物，忌烟酒，少食多餐，进食前后漱口，促进食欲。进食后采取半卧位，2 小时内避免平卧，改变姿势时动作要缓慢。严重、频繁呕吐可暂禁食，给予静脉补液，避免水电解质、酸碱平衡紊乱。

4. 治疗用药护理

常用止吐药有：①胃肠动力药：多潘立酮；②中枢性镇吐药：甲氧氯普胺、氯丙嗪。胃肠动力药应在餐前半小时或睡前服用。用药后观察患者症状改善情况。止呕的穴位有内关、足三里、中脘等。

5. 病情观察

(1) 观察呕吐情况：患者呕吐的特点，记录呕吐的次数，呕吐物的性质和量、颜色、气味。

(2) 观察生命体征：持续性呕吐致大量胃液丢失而发生代谢性碱中毒时，患者呼吸可浅、慢。血容量不足时可发生心动过速、呼吸急促、血压下降，特别是体位性低血压。

(3) 严重呕吐可引起低钾血症及低容量性休克等表现。动态观察实验室检查结果，如血清电解质、酸碱平衡状态。不能进食或严重水电解质失衡时，主要通过静脉输液给予纠正。有休克表现时按休克抢救处理。

6. 心理护理

患者呕吐时护理人员应陪伴在床边，尽快帮助其清除呕吐物，及时解释，宽慰患者，减轻其精神紧张、恐惧等心理反应，避免精神心理因素引起的条件反射。

## 四、黄疸

是指血中胆红素浓度升高，导致巩膜、黏膜、皮肤及体液发生黄染的现象。若血中胆红素浓度升高，而临床上未出现肉眼可见的黄疸者称为隐性黄疸。

(一) 护理评估

1. 病因评估

(1) 溶血性黄疸：凡能引起溶血的疾病都可以产生溶血性黄疸。如海洋性贫血、遗传性球形红细胞增多症、自身免疫性溶血性疾病、不同血型输血后的溶血等。由于大量红细胞的破坏，形成大量的非结合胆红素，超过肝细胞的摄取、结合与排泌能力，导致非结合胆红素在血中潴留，超过正常水平而出现黄疸。

(2) 肝细胞性黄疸：各种导致肝细胞广泛损害的疾病都可出现黄疸，如病毒性肝炎、肝硬化、败血症、中毒性肝炎等。由于肝细胞的损伤导致肝细胞摄取、结合及排泄功能降低，血中的非结合胆红素增高；另外肝细胞肿胀、汇管区渗出性病变与水肿及小胆管内的胆栓形成使胆汁排泄受阻而反流入血循环中导致血中的结合胆红素增高，从而导致黄疸的出现。

(3) 梗阻性黄疸：由于肝内泥沙样结石、癌栓、胆总管结石、胆总管狭窄、蛔虫等原因引起胆道阻塞，阻塞上方的压力升高，胆管扩张，最后引起小胆管与毛细胆管破裂，胆汁中的胆红素反流入血中而引起黄疸。

(4) 先天性非溶血性黄疸：临床少见，是肝细胞对胆红素的摄取、结合和排泄有缺陷所致的黄疸，如 Gilbert 综合征、Dubin-Johnson 综合征、Rotor 综合征、Crigler-Najiar 综合征等。

2. 症状评估

(1) 皮肤、黏膜颜色改变：皮肤、巩膜、黏膜及体液颜色可发生改变，由浅柠檬色至深黄色，并伴有不同程度皮肤瘙痒；梗阻引起黄疸的患者粪便颜色可变为浅灰或白陶土色。急性溶血时尿液可呈酱油色或浓茶色。

(2) 伴随症状：黄疸伴发热见于急性胆管炎、肝脓肿等；伴上腹剧烈疼痛见于胆道结石、胆道蛔虫等；伴肝大多见于病毒性肝炎、原发或继发性肝癌；伴消化道出血见于肝硬化、重症肝炎等；伴腹水多见于重症肝炎、肝硬化失代偿期、肝癌等。

(二) 护理措施

1. 饮食护理

(1) 宜选用新鲜可口、清淡、易消化、无刺激性，富于营养的流食、半流食、软食。

(2) 掌握蛋白饮食的原则：黄疸期，蛋白质 0.5 ～ 0.75 g/(kg•d)；恢复期 1 ～ 1.5 g/(kg•d)。

(3) 选用含糖丰富的食物，保证每日热量约为 2500 卡，以供机体代谢需要。

(4) 含各种维生素丰富的食物。

(5) 低脂肪饮食，在整个疾病过程中始终保持食物中的脂肪量在 40 ～ 60 g/d。

(6) 多饮水，嘱患者少食多餐。

(7) 禁饮酒及含酒精的饮料。

### 2. 皮肤护理

患者因胆盐沉积刺激皮肤神经末梢，常引起全身皮肤瘙痒，皮肤无光泽，出现抓痕，应剪短指甲，嘱其勿抓挠皮肤，以免造成破溃，继发感染。指导患者穿柔软棉质内衣。每日用清水清洁皮肤后，涂抹甘油润滑皮肤，必要时可口服抗过敏等药物。手术后密切观察局部切口处皮肤有无红肿、渗出并及时处理。

### 3. 用药指导

有些药物可引起肝脏不同程度的损害，应向患者强调勿乱用药，定期检查肝功能，积极有效地配合治疗。

**五、便秘**

是指排便频率减少，7 天内排便次数少于 2 次，粪便量少且干硬，并常有排便困难感觉。部分人习惯于隔数天排便一次而并无异常，故不能以每天排便一次作为正常排便的标准，而应以个人的排便习惯来确定是否便秘。

（一）护理评估

1. 病因评估

(1) 功能性便秘

发生原因：①进食量少或食物缺少纤维素，对结肠运动的刺激减少；②由于各种原因（如时间、地点、生活习惯改变、长期卧床、精神因素等）造成排便习惯受干扰或抑制；③滥用泻药造成对泻药的依赖，不用泻药则不易排便；④结肠运动功能障碍，肠痉挛致排便困难，如肠易激综合征；⑤腹肌及盆肌张力不足，排便推动力不足，难于把粪便排出体外；⑥结肠冗长；⑦应用吗啡类药、抗胆碱能药、神经阻滞药等使肠肌松弛引起便秘。

(2) 器质性便秘

发生原因：①直肠与肛门病变引起肛门括约肌痉挛，排便疼痛造成惧怕排便，如痔疮、肛裂等；②结肠良性或恶性肿瘤、各种原因的肠梗阻、肠粘连等；③腹腔或盆腔内肿瘤的压迫；④全身性疾病使肠肌松弛或肠肌产痉挛，如尿毒症、黏液性水肿、铅中毒等。

2. 症状评估

多表现为食欲减退、头晕乏力、腹痛腹胀等。由于肠肌神经丛兴奋性低下，肠管蠕动紧张性减弱，使肠内容物通过迟缓，时间延长，水分及毒素吸收增大而致。另外，由于自主神经系统失调，副交感神经亢进导致肠的运动异常所致的便秘常表现为便秘和腹泻交替进行，下腹部有钝痛和不适感，排便后可减轻，粪形如羊粪球状，可伴有头痛、眩晕、心悸、烦躁等症状。

（二）护理措施

1. 饮食护理

增加膳食中食物纤维的含量，刺激肠蠕动，促进排便；多食新鲜蔬菜，如豆芽、粪类、海藻类、菠菜、白萝卜、芹菜、韭菜、白菜等；适当食新鲜水果如苹果、香蕉等，糖尿病患者可进食菠萝、梨、樱桃、柑橘、杨梅等；在病情允许的情况下适当饮水，清晨饮温开水可刺激胃 - 结肠反射而促进排便。

2. 协助并保持良好的排便习惯

为患者提供隐蔽性排便环境，与患者共同制订按时排便表，如有便意不要克制或忍耐，不依赖泻药，告知不利于排便的行为，强调有规律的生活。

3. 保持一定的运动量

根据患者的情况拟定有规律的运动计划如散步等；卧床的患者在病情许可的情况下及早下床活动；不能下床的患者要指导其做增强腹部肌肉和骨盆肌肉张力的锻炼内容；长期卧床患者应做床上运动，如平卧抬腿及抬高臀部等。

4. 促进患者的肠蠕动

热敷、按摩腹部、针灸、耳穴贴压法等。腹部按摩要以脐部为中心，顺时针方向缓慢按摩。针灸可刺激足三里、关元、气海等穴位，促进肠蠕动。也可采用耳穴贴压。

5. 灌肠法

常用的灌肠液有 2% 的肥皂水、生理盐水等。依据病情的不同选择适当的灌肠液，灌肠液量一般以 200 ～ 400 mL 为宜，温度控制在 39℃～ 41℃。

6. 通便药物的应用

使用通便药物时要根据缓泻剂的特点结合患者具体情况选用，指导正确的使用方法，观察用药后的反应。如开塞露适用于直肠性便秘患者，传统的使用方法是直接剪开注药导管的封口，润滑后轻轻插入肛门，挤入药液。但对于严重便秘并伴有肛门疾患者，最好用导管插入法灌注开塞露，既减轻局部刺激又能促进排便。

# 第二节　常见疾病护理

## 一、腹外疝

是指腹腔内的脏器或组织连同腹膜壁层，经腹壁薄弱点或孔隙，向体表突出所形成。

体内某个脏器或组织离其正常解剖部位，通过先天或后天形成的薄弱点、缺损或孔隙进入另一部位，称为疝。疝多发生于腹部，以腹外疝多见。腹外疝是由腹腔内的脏器或组织连同壁腹膜，经腹壁薄弱点或孔隙，向体表突出所形成。常见的有腹股沟疝、股疝、脐疝、切口疝等。腹内疝是由脏器或组织进入腹腔内的间隙囊内而形成，如网膜孔疝。

（一）病因与发病机制

腹壁强度降低和腹内压力增高是腹外疝发病的两个主要原因。

1. 腹壁强度降低

引起腹壁强度降低的常见因素有：①某些组织穿过腹壁的部位是先天形成的腹壁薄弱点，如精索或子宫圆韧带穿过腹股沟管、脐血管穿过脐环、股动静脉穿过股管等处；②腹白线因发育不全也可成为腹壁的薄弱点；③手术切口愈合不良、腹壁神经损伤、外伤、感染、年老、久病、肥胖等所致肌萎缩可使腹壁强度降低。此外，生物学研究发现，胶原代谢紊乱、成纤维细胞异常增生、血浆中促弹性组织离解活性增高等异常改变都会影响筋膜、韧带和肌腱的韧性和弹性，导致腹壁强度降低。

2. 腹内压力增高

腹内压力增高既可引起腹壁解剖结构的病理性变化，又可使腹腔内器官经腹壁薄弱区域或缺损处突出而形成疝。引起腹内压力增高的常见原因有慢性咳嗽、慢性便秘、排尿困难（如前列腺增生症、膀胱结石）、腹水、妊娠、搬运重物、婴儿经常啼哭等。正常人因腹壁强度正常，虽时有腹内压增高的情况，但不致发生疝。

（二）临床表现

1. 腹股沟斜疝

好发于儿童及青壮年。其主要表现为腹股沟区出现肿块。

(1) 易复性斜疝：腹股沟区有肿物突出，偶感胀痛。疝块呈带柄的梨形，可降至阴囊或大阴唇并可自行回纳。疝块回纳后压迫内环口，增加腹压后肿块不再出现。

(2) 难复性斜疝：除胀痛稍重之外，其主要特点是疝块不能完全回纳。

(3) 嵌顿性斜疝：表现为疝块突然增大，伴有明显胀痛，疝块不能回纳，肿块紧张发硬，有明显触痛。疝内容物如为肠管，可表现为机械性肠梗阻症状。

(4) 绞窄性斜疝：全身症状严重，可有毒血症表现。

2. 腹股沟直疝

常见于年老体弱者。主要临床表现是当患者直立时，在腹股沟内侧端，耻骨结节外上方出现一半球形肿块，不降入阴囊。直疝囊颈宽大，平卧后疝块多自行回纳，极少发生嵌顿。

3. 股疝

多见于 40 岁以上的女性。常在腹股沟韧带下方卵圆窝处表现为一半球形的突起。部分患者可在久站或咳嗽时感到患处胀痛，并有可复性肿块。由于疝囊颈狭小，故股疝易发生嵌顿，且易发展成绞窄性疝。

4. 脐疝

有小儿脐疝和成人脐疝之分。小儿脐疝多属易复性，临床上表现为啼哭时肿块脱出，安静时肿块消失。成人脐疝为后天性疝，表现为脐部可见半球形肿块，按压能回纳，因疝环较小，易发生嵌顿。

5. 切口疝

发生于腹部手术切口处的疝。其主要症状为腹壁切口处逐渐膨隆，有肿块出现。站立或用力时明显，平卧时缩小或消失。常伴有腹部不适及消化不良。疝内容物可与腹壁组织粘连而成为难复性成。

（三）护理评估

1. 一般情况

(1) 一般资料：年龄、性别、职业及饮食习惯。了解患者发病过程、治疗及用药情况等。

(2) 健康史：评估患者有无慢性咳嗽、便秘、排尿困难、腹水或妊娠等腹内压增高的诱发因素，有无手术、外伤、切口感染等病史。了解患者营养发育及平时身体素质情况。

2. 专科情况

(1) 评估患者疝发生的部位，肿块的大小、质地、有无增大、是否伴有疼痛及能否回纳入腹腔。对于能回纳的疝块，了解疝块突出与体位、用力动作等的关系，了解有无腹部绞痛、恶心、呕吐等肠梗阻症状，有无压痛、反跳痛、腹肌紧张等腹膜刺激征及腹腔感染的征象。

(2) 患者经历的麻醉方式、手术名称、术中情况。

(3) 评估患者及家属的心理状态；对预防腹内压升高、治疗慢性疾病的相关知识的掌握程度；对术后治疗、护理的配合，饮食、活动及有关康复等知识的掌握情况。

(4) 康复状况：生命体征、切口愈合及患者术后恢复情况，有何不适，是否有切口感染，有无阴囊水肿等并发症发生。

（四）护理诊断

1. 舒适的改变

与肿块突出或疼痛有关。

2. 潜在并发症

术后发生局部血肿、切口感染。

3. 知识缺乏

缺乏预防疝复发的知识。

（五）术前护理措施

1. 按普外科术前一般护理指南。

2. 心理护理按外科术后一般心理护理指南执行。向患者解释造成腹外疝的原因和诱发因素、手术治疗的必要性，了解患者所存在的顾虑，尽可能地予以解除，使患者能安心配合治疗，对医护人员的措施相当的信任。

3. 病情观察

(1) 观察腹部情况：患者若出现明显腹痛，伴疝块突然增大、紧张发硬且触痛明显、不能回纳腹腔，应高度警惕嵌顿疝的发生，及时报告医师。

(2) 对年老患者要了解其排尿情况，如发现有尿流不尽的现象应先报告医师，老年人患者还应特别注意心、肺功能的检查，有问题应对症治疗，病情稳定后再行手术治疗。

4. 卧位与活动　疝块较大者减少活动，多卧床休息，离床活动时使用疝带压住疝环口，避免腹腔内容物脱出而造成疝嵌顿。

5. 术前准备

(1) 备皮：术前备皮至关重要，用剪毛方法防止皮肤破损，术日晨需再检查一遍有无毛囊炎等炎症表现，必要时应暂停手术。

(2) 灌肠和排尿：术前晚用 0.2% 肥皂液灌肠，清除肠内积粪，防止术后腹胀和排便困难。术前排尽小便或导尿，防止术中误伤膀胱。

(3) 术前备一沙袋 ( 约重 500 g )。

（六）术前健康指导

1. 消除腹内压增大因素

(1) 告知吸烟者应在术前 2 周禁止吸烟。

(2) 注意保暖，及时提醒患者增减衣物，防止感冒、咳嗽。

(3) 鼓励患者多饮水，多食粗纤维食物，如新鲜蔬菜、水果，保持大便通畅。

2. 练习卧床排便，教会患者用大便器在床上大便的方法。

3. 若患者为年老腹壁肌肉薄弱者或为切口疝、复发疝，应嘱其术前做腹壁肌肉锻炼，如仰卧起坐等。

4. 观察腹部情况，若出现明显腹痛，应及时报告医师。

(七)术后护理措施

1. 按照普外科术后一般护理指南。

2. 病情观察

(1) 切口感染：注意有无发热、切口红肿、疼痛等感染征象，尤其是绞窄疝手术后。

(2) 膀胱、肠管等脏器损伤：观察有无血尿、尿外渗及感染表现。

(3) 其他：如术后发现阴囊血肿，应及时通知医师。

3. 卧位与活动

(1) 术后平卧位，膝下垫枕，使膝关节屈曲，以松弛切口的张力和减少腹腔内压力，利于切口愈合和减轻伤口疼痛，次日改半卧位。

(2) 传统手术术后平卧，不宜过早下床活动。术后 1 ~ 2 天卧床翻身及双上肢活动，术后 3 ~ 5 天才可坐起，逐步下床活动。3 个月后可参加重体力活动。

(3) 无张力疝修补术后 3 ~ 4 小时均可下床活动，3 ~ 5 天恢复其日常生活。

(4) 腹腔镜疝修补术后 6 ~ 8 小时可稍下床活动，2 ~ 3 天逐渐恢复日常生活，1 ~ 2 周后可恢复正常工作。

4. 切口护理

(1) 观察切口、阴囊部有无出血、血肿。切口处置小沙袋，压迫 24 小时。但如有切口血肿，应予以适当加压，阴囊渗血时应予以抬高，可在双侧大腿间贴宽胶布条将阴囊托起或用丁字带兜起阴囊。

(2) 防止切口感染：①绞窄性疝行肠切除、肠吻合术后，需应用抗生素。②保持敷料清洁、干燥，避免大小便污染。③若敷料污染或脱落，应及时更换。

5. 疼痛护理

(1) 可进行心理疏导，说明术后疼痛的原因，鼓励患者说出疼痛的感觉。与患者交谈，转移其注意力，或播放轻音乐以缓和患者紧张的情绪等。

(2) 遵医嘱使用镇痛药物，如曲马朵、布桂嗪等。或由麻醉医师安置镇痛泵，提供持续或间断的镇痛作用。

6. 饮食护理

术后 6 ~ 12 小时，麻醉消失后根据患者食欲可进流食，逐步改为半流质及普食，2 天后可进普食，多食粗纤维食物。腹腔镜疝修补术对消化道基本无影响，术后 6 小时可恢复正常饮食。

7. 基础护理

术后禁食期间，口腔护理，每日 3 次。如置有尿管，会阴擦洗，每日 2 次。

(八)术后健康指导

(1)护士应鼓励患者不要惧怕伤口疼痛，并向患者说明早期下床活动的意义(早期下床活动，可极大地减少由于长时间卧床引起的并发症，如尿潴留、阴囊积液等)。

(2) 饮食指导：少食易引起便秘及腹内胀气的食物 ( 尤其是煮食的鸡蛋、红薯、花生、豆类、啤酒、碳酸气泡饮料等 )，多食高纤维饮食，包括五谷、谷物、麸皮和未加工的水果及蔬菜；每日至少饮 8 杯水可帮助解除便秘。

(3) 健康指导：避免举持重物；尽量少抽或不抽烟，吸烟者的咳嗽可能对发展或恶化疝气有加速作用，避免、减少打喷嚏；深呼吸可帮助缓和慢性咳嗽。

(4) 其他：若疝复发，应及早诊治。

## 二、急性化脓性腹膜炎

是指腹腔脏层和壁腹膜的炎症，可由细菌感染、化学性或物理性损伤等引起。按病因可分为细菌性和非细菌性两类；按临床过程可分为急性、亚急性和慢性三类；按发病机制可分为原发性和继发性两类；按累及范围可分为弥散性和局限性两类。腹膜炎是腹腔脏腹膜和壁腹膜的炎症。可由细菌感染、化学性或物理性损伤等引起。按病因可分为细菌性和非细菌性两类；按临床经过可将其分为急性、亚急性和慢性三类；按发病机制可分为原发性和继发性两类；按累及的范围可分为弥散性和局限性两类。急性化脓性腹膜炎累及整个腹腔称为弥散性腹膜炎。

( 一 ) 临床表现

1. 腹痛

是最主要的临床表现，疼痛剧烈，难以忍受，呈持续性。深呼吸、咳嗽、转动体位时疼痛加剧。疼痛先从原发灶部位开始，随炎症扩散而延及全腹。

2. 恶心、呕吐

呕吐物多是胃内容物。发生麻痹性肠梗阻时，可吐出黄绿色胆汁，甚至棕黑色粪水样内容物。

3. 体温、脉搏

开始时正常，以后体温逐渐升高，脉搏逐渐加快。原有病变如为炎症性，如阑尾炎，发生腹膜炎之前则体温已升高，发生腹膜炎后更加增高。年老体弱的患者体温可不升高，脉搏多加快，如脉搏快体温反而下降，这是病情恶化的征象之一。

4. 感染中毒症状

高热、脉速、呼吸浅快、大汗、口干。进一步发展，可出现面色苍白、虚弱、眼窝凹陷、皮肤干燥、四肢发凉、呼吸急促、口唇发绀、舌干苔厚、脉细微弱、体温骤升或下降、血压下降、神志恍惚或不清等。

5. 腹部体征

腹胀，腹式呼吸减弱或消失。腹部压痛、腹肌紧张和反跳痛是腹膜炎的标志性体征，尤以原发灶所在部位最为明显。

( 二 ) 护理评估

1. 一般情况

年龄、性别、职业及饮食习惯。了解患者发病过程、治疗及用药情况等 ,, 询问患者既往病史，注意有无胃、十二指肠溃疡，慢性阑尾炎病史，其他腹内脏器疾病和手术史；了解近期有无腹部外伤史；对儿童，需了解近期有无呼吸道、泌尿道感染史，有无营养不良或其他导致抵抗力下降的情况。

2. 专科情况

了解腹痛发生的时间、部位、性质、程度、范围；了解肠鸣音有无减弱或消失，有无移动性浊音或其他腹部体征；了解患者精神状态、生命体征的改变；有无水电解质紊乱及酸碱平衡失调，有无休克表现等；麻醉方式、术中情况、原发病变类型及腹腔内炎症情况；术后腹腔引流管放置的部位、引流情况及切口愈合情况等。

（三）护理诊断

1. 组织灌注不足

与腹腔大量渗出、高热、体液丢失过多有关。

2. 疼痛

与腹膜受到炎症刺激有关。

3. 焦虑

与病情严重、躯体不适、担心预后有关。

（四）术前护理措施

1. 按普外科一般护理指南及一般术前护理指南。

2. 心理支持

做好患者及其家属的解释安慰工作，稳定患者情绪，减轻焦虑；介绍有关腹膜炎的疾病知识，使其认识疾病配合治疗和护理；帮助其勇敢面对疾病，尽快适应患者角色，增加战胜疾病的信心和勇气。

3. 饮食

禁食，持续胃肠减压，吸出胃肠道内容物和气体，改善胃壁、肠壁血液循环和减少消化道内容物继续流入腹腔，以减轻腹胀和腹痛。

4. 体位

无休克情况下，患者取半卧位，促使腹内渗出液流向盆腔，以减少毒素吸收和减轻中毒症状，利于引流和局限感染，同时避免腹胀所致的膈肌抬高，减轻腹胀对呼吸和循环的影响。休克患者取平卧位或头、躯干和下肢均抬高 20°。尽量减少搬动以减轻疼痛。

5. 密切观察病情变化

定时监测体温、脉搏、血压和呼吸，密切观察生命体征动态变化，对于危重患者，尤其注意循环、呼吸及肾功能的监测和维护，观察腹部症状和体征的变化，尤其注意压痛、腹胀有无加剧，了解肠蠕动的恢复情况和有无腹腔脓肿如膈下或盆腔脓肿的表现，若发现异常，及时通知医师配合治疗和处理，给予镇静、止痛、给氧对症处理，减轻患者痛苦，但症状不明时禁用镇痛药。高热患者予物理降温。

6. 给药护理

迅速建立静脉输液通道，遵医嘱补液，纠正水电解质及酸碱失衡，安排好输液顺序，根据患者临床表现和补液的监测指标及时调整输液量、速度和种类，保持每小时尿量达 30 mL 以上。合理应用抗生素，控制感染。必要时输血、血浆，维持有效循环血量。

（五）术前健康指导

提供疾病护理知识，向患者说明非手术期间禁食、胃肠减压、半卧位的重要性，教会患者注意腹部症状和体征的变化。

( 六 ) 术后护理措施

1. 按普外科术后一般护理指南。

2. 观察病情变化

术后密切监测生命体征的变化，定时测量体温、血压、脉搏。对术后持续高热或 3 天后又高热的患者，及时报告医师；呼吸频率增快者，给予吸氧，半卧位；经常巡视患者，倾听主诉，注意腹部体征的变化，观察有无膈下或盆腔脓肿的表现；及时发现异常通知医师，配合处理。对危重患者尤应注意循环、呼吸、肾功能的监测和维护。注意呕吐情况，保持呼吸道通畅。

3. 卧位与活动

患者手术毕回病房后，给予平卧位。全麻未清醒者头偏向一侧。全麻或硬膜外麻醉患者平卧 6 小时，血压、脉搏平稳后改半卧位，可减轻腹部张力，利于切口愈合，根据病情及时正确协助患者采取有效的半卧位：上半身抬高与床铺的水平面成 45°～ 60°，两膝屈曲并鼓励患者多翻身、多活动，预防肠粘连。

4. 引流管护理

正确连接各引流装置，有多根腹腔引流管时，贴上标签标明各管位置，以免混淆。注意观察引流管周围皮肤有无红肿、破损，观察引流液是否外漏或渗出。观察腹腔引流情况，对负压引流者及时调整负压。妥善固定引流管，防止脱出或受压 ( 防止患者变换体位时压迫引流管或牵拉而脱出，并减少牵拉引流管引起的疼痛 )；记录引流液的量、颜色、性状、残渣等，准确记录 24 小时引流量，并注意引流液量和质的逐日变化；经常挤捏引流管，以防血块或脓痂堵塞，保持腹腔引流通畅，预防腹腔内残余感染，患者感到腹胀伴发热，应及时检查管腔有无阻塞或引流管脱落。更换引流袋 ( 或瓶 ) 及敷料时，应严格执行无菌操作，引流袋 ( 或瓶 ) 内保持无菌，每日更换 1 次无菌袋 ( 或瓶 )，引流管远端接引流袋时，先消毒引流管口后再连接，以免引起逆行性感染。当引流液量减少、色清、患者体温及白细胞计数恢复正常，可考虑拔管。

5. 切口护理

观察切口敷料是否干燥，有渗血、渗液时及时更换；观察切口愈合情况，及早发现切口感染的征象。

6. 疼痛护理

按疼痛护理指南。

7. 禁食、胃肠减压

术后继续禁食、胃肠减压 ( 引流物堵塞时，可用注射器将堵塞物抽出，或使用温开水冲管 )。胃肠减压管拔管前应先行拔管试验，如患者无明显腹胀或恶心、呕吐等不适时可拔管，肠蠕动恢复后，拔出胃管，逐步恢复经口饮食。

8. 补液、给药和营养支持

根据医嘱，合理补充水电解质和维生素，必要时输注新鲜血、血浆，维持水电解质、酸碱平衡；给予肠内、外营养支持，促进内稳态合成代谢，提高防御能力。术后继续应用有效抗生素，进一步控制腹腔内感染。

9. 基础护理

保持床单位整洁，皮肤及毛发指甲清洁、干燥。禁食期间做好口腔护理，每日 3 次；留置导尿患者消毒尿道口每日 2 次。

10. 预防肺部并发症

注意保暖，给患者做治疗或护理时只暴露必要部位，在病情许可情况下，嘱患者做深呼吸每日 2 次，每次 5～10 分钟。给患者拍背帮助咳嗽，或做雾化吸入，使排痰通畅、肺部气体交换良好。

11. 心理护理

术后多数患者怕疼不敢活动，怕影响切口愈合拒绝半卧位，应耐心细致地劝说，使其认识到半卧位的必要性，消除不必要的顾虑和恐惧，增强患者的信赖感和安全感，以取得合作。

（七）术后健康指导

1. 饮食指导。讲解术后恢复饮食的知识，鼓励其循序渐进，少食多餐，进食富含蛋白质、热量和维生素的食物，促进手术创伤的修复和切口愈合。

2. 解释术后早期活动的重要性，鼓励患者卧床期间进行床上活动，体力恢复后尽早下床走动，促进肠功能恢复，防止术后肠粘连。

3. 做好出院患者的健康指导，术后定期门诊随访。

**三、腹部损伤手术患者的护理**

腹部损伤可分为开放性和闭合性两类：开放性损伤常由刀刺、枪弹、弹片所引起；闭合性损伤常系坠落、碰撞、冲击、挤压、拳打脚踢等钝性暴力所致。此外，某些临床诊治措施可导致一些医源性损伤。

（一）临床表现

1. 实质脏器损伤

肝、脾、肾等实质器官或大血管损伤，主要表现为腹腔内（或腹膜后）出血，包括面色苍白，脉率加快，严重时脉弱，血压不稳，甚至休克。腹痛呈持续性，一般不剧烈，腹膜刺激征也并不严重，原因是血液对腹膜的刺激程度较轻。但肝破裂伴有较大肝内胆管断裂时，因有胆汁沾染腹膜，胰腺损伤若伴有胰管断裂，胰液溢入腹腔，可出现明显的腹痛和腹膜刺激征。肾损伤时可出现血尿。

2. 空腔脏器损伤

胃肠道、胆道、膀胱等空腔脏器破裂的主要临床表现为弥散性腹膜炎，除胃肠道症状（恶心、呕吐、便血、呕血等）及稍后出现的全身性感染的表现外，最为突出的是腹膜刺激征，其程度因空腔器官的内容物不同而异。通常是胃液、胆汁、胰液刺激最强，肠液次之，血液最轻；伤者可有气腹征，而后可因肠麻痹出现腹胀；严重时可发生感染性休克。如果两类脏器同时破裂，则出血和腹膜炎表现可以同时存在。

（二）护理评估

1. 一般情况

了解患者的年龄、性别、职业；了解受伤的时间、地点，暴力的性质、大小、方向、速度和作用的部位等受伤情况；有无合并胸部、颅脑、四肢及其他部位损伤；受伤后的心理及社会支持情况。

2. 专科情况

受伤后患者的生命体征变化，有无面色苍白、出冷汗、脉搏细速、血压不稳等休克的表现；腹膜刺激征的程度和范围，有无移动性浊音，是否有肝浊音界的变化等；麻醉方式、术中情况；原发损伤部位及腹腔内炎症情况；术后腹腔引流管放置的部位、引流情况及切口愈合情况等。

3. 辅助检查

(1) 血液检查：腹腔实质性脏器破裂出血时，红细胞计数、血红蛋白和红细胞压积等数值下降，白细胞计数略见增高。空腔脏器破裂时，白细胞可明显升高。

(2) 尿常规检查：若有血尿，常提示有泌尿器官的损伤。

(3)X 线检查：胃肠道穿孔者腹部透视或摄片可见膈下游离气体。

( 三 ) 护理诊断

1. 疼痛

与腹部损伤有关。

2. 组织灌注不足

与损伤致腹腔内出血、渗出及呕吐有关。

3. 感染

与损伤有关。

4. 皮肤完整性受损

与钝性暴力或锐器伤有关。

5. 焦虑

与意外创伤的刺激、出血及内脏脱出的视觉刺激等有关。

( 四 ) 术前护理措施

1. 按普通外科患者一般护理指南。

2. 心理护理。安慰患者，帮助患者解除不良心理，关心和同情患者，促进患者适应性反应；向患者及家属说明治疗措施的重要性和必要性，以取得配合，消除其恐惧、焦虑心理。

3. 饮食护理。禁食、禁水。

4. 体位指导。取平卧位。

5. 营养支持及抗感染治疗。建立静脉通道，予以补液，必要时输血，防治休克及水电解质及酸碱平衡紊乱，应用抗生素治疗等，以提高手术耐受性。

6. 病情观察。

(1) 创伤失血性休克的观察：休克是一种危急的综合征，可突然发生，也可逐渐出现。发现患者头晕、心悸、眼花，提示已有内出血可能；相继出现面色苍白、出冷汗、口渴、烦躁、脉搏加速，表示休克将要发生；病情进一步发展便出现血压下降、脉搏细弱、心音低钝、尿量减少、表情淡漠、反应迟钝等严重出血性休克的表现。一般情况下，最好待休克纠正后再进行手术，但是在抗休克治疗效果不佳时，应立即手术治疗。

(2) 腹部情况的观察

1) 腹部闭合性损伤后，由于早期诊断困难，在对患者的处理中容易出现两种倾向：一是等到出现明显症状、体征再手术而贻误治疗；二是过分剖腹探查，使阴性剖腹探查率增高。因此，护士除了具体了解受伤史和伤后病情变化外，还需要继续严密观察腹部情况，以协助医师早期诊治。如左上腹疼痛加剧，而且范围扩大，应考虑脾脏膜下出血的可能，如出现由上腹疼痛扩散至全腹部的剧烈腹痛、全腹肌紧张、压痛、反跳痛、腹胀、肠鸣音消失，应考虑脾破裂。

2) 注重观察患者有无腹腔内出血的症状与体征，及时报告医师，做腹腔穿刺。观察穿刺液体可大致判定腹内损伤的性质，若为不凝血，则腹内实质性脏器损伤及血管损伤的可能性大；若为胆汁样液体，可考虑为肝胆损伤等。

3) 腹膜受到刺激，可引起反射性恶心、呕吐，常继腹痛之后发生，呕吐物为胃内容物。若呕吐物为血性，应考虑有胃、十二指肠损伤。血便时，应考虑有结肠损伤。要注重观察呕吐物及大便性状、量、次数、颜色、气味，及时记录并收集标本做有关检验。

4) 腹部外伤患者均伴有腹痛，随损伤程度不同，腹痛发生先后和程度也有所差异，因此在观察中，时刻注重腹痛性质、部位、程度和伴随症状。

(3) 全身情况的观察：患者可因感染迅速扩散，腹膜吸收大量毒素导致发生严重休克。因此，要密切观察患者的生命体征和微循环的变化，并注重有水电解质和酸碱失衡及感染性休克的征兆，以便针对不同情况予以相应的处理。

7. 持续胃肠减压，保持胃管通畅、有效负压引流，观察引流液颜色及性状。

8. 积极完善各项术前准备及做好复苏抢救工作准备。

（五）术前健康指导

1. 患者应绝对卧床休息，不随便搬动患者，待病情稳定后可改为半卧位。

2. 胃肠道穿孔或肠麻痹者应禁食、胃肠减压，以减轻腹胀和减少胃肠液外漏。禁食期间及时补充液体，注意防止水电解质和酸碱失衡。待病情好转、肠蠕动功能恢复、肛门排气后，可停止胃肠减压，进流质饮食。

3. 遵医嘱应用广谱抗生素，预防和治疗腹腔内感染。

4. 观察期间禁用吗啡类镇痛药，以免掩盖病情。怀疑胃肠破裂者禁止灌肠，以免加重病情。

（六）术后护理措施

1. 按普通外科患者术后一般护理指南。

2. 心理护理按外科术后一般心理护理指南。

3. 饮食。术后禁食、禁水，待胃肠功能恢复后，根据医嘱指导患者进食。

4. 体位取平卧位，术后 6 小时血压平稳后可予以半卧位。

5. 持续胃肠减压。

6. 生命体征监测。定时监测生命体征并记录。

7. 营养支持及抗感染治疗。建立静脉通道，予以补液、止血、抗感染对症支持治疗，必要时输血。

8. 术后并发症的观察及护理

(1) 休克：低血容量性休克，需及时快速补充缺失的血容量，手术后 24 小时内，除注意伤口及腹腔内引流物有无出血渗血外，要定时测量脉搏、呼吸、血压，还要观察有无吻合口漏；术后感染性休克，予以控制感染、补充血容量、纠正酸中毒等抗休克治疗。

(2) 急性胃扩张：可发生于术后早期。观察患者有无烦躁不安、上腹饱胀、呕吐频繁，检查上腹有无鼓胀、压痛和震水音。发现有胃扩张的患者要严密观察，记录 24 小时液体出入量，保持胃肠减压的通畅，做到有效吸引，一旦引流出大量液体和气体，症状就会较快消失。

(3) 肺部并发症：肺部感染和肺不张。保持呼吸道的通畅是最主要的手段；观察呼吸频率、节律、深浅度，翻身叩背；术后腹带不宜过紧，鼓励患者咳嗽及深呼吸，术后早期离床活动。卧床患者需协助其坐起，叩击背部做有效咳嗽，痰液黏稠不易咳出时予以雾化吸入、电动吸痰。

(4) 感染：保持引流管的通畅，引流物种类较多，应根据引流目的选择，注意妥善固定，同时观察引流液的颜色、性状、量及变化；防止引流管堵塞和引流口出血。

(5) 粘连性肠梗阻：一些术后早期粘连是暂时的，可逐渐恢复，鼓励早期下床活动，减轻腹胀，加快肠蠕动的恢复。

(6) 切口感染：切口感染的预防着重在切断外源性感染的途径，如患者出汗多、伤口保护不良、伤口敷料污染脱落等；增进患者抗感染能力，加强营养，矫正贫血、低蛋白、水及电解质失衡等；合理使用抗生素，按时给药以增强药物效价。

(7) 切口裂开：常发生在术后 5 ~ 8 天，患者应取半斜坡卧位，使髋关节屈曲，以减轻腹部缝合口的张力；在翻身、咳嗽或腹部用力时指导患者保护伤口。对年老体弱者加强伤口包扎，加强病情观察，应用张力缝线，延长拆线时间，拆线后继续腹带包扎数日。

(8) 尿路感染：在应用抗生素治疗的同时，供给充足的液体，使每日尿量保持在 1500 mL 以上，留置尿管的患者要保持尿管通畅，可用 0.5% 呋喃西林液行膀胱冲洗。

(9) 下肢静脉血栓形成：采取切实有效的措施可以预防下肢静脉血栓的形成。术后强调早期下床活动；卧床期间，经常变换体位；帮助、指导患者行下肢和足背运动是防止下肢静脉血栓形成最好的方法。

(七) 术后健康指导

1. 加强安全教育，避免发生意外损伤；普及急救知识，遭遇意外事件后能进行简单救助或自救。

2. 术后鼓励患者进食易消化、营养丰富的食物，保持大便通畅，预防便秘、腹痛、腹胀。

3. 适当活动，预防术后肠粘连。

**四、胃癌**

胃癌系位于上皮的恶性肿瘤，发病率在男性恶性肿瘤中仅次于肺癌，占第二位，在女性恶性肿瘤中居第四位。胃癌在我国各种恶性肿瘤中居首位，年死亡率为 25.23/10 万，好发年龄在 50 岁以上，男性发病率明显高于女性，男女比例约为 2 : 1。

(一) 病因

胃癌的病因尚不完全清楚，可能与下列因素有关。

1. 饮食因素

长期进食熏烤、腌制、含亚硝酸盐以及添加防腐剂的食物，可能诱发胃癌。水果、蔬菜及奶制品等富含蛋白质的食物可能具有抗癌作用。吸烟者胃癌发病的危险性高。

2. 地域因素

胃癌发病有明显的地域性差别。我国的西北与东部沿海地区发病率明显高于南方地区。日本的发病率最高，而美国则很低。这可能与环境及生活习惯有关。

3. 疾病因素

胃息肉、慢性萎缩性胃炎及胃部分切除术后的残胃等易发生胃癌。幽门螺杆菌感染也是引发胃癌的因素之一。

4. 遗传因素

胃癌常见于近亲中，说明遗传因素起一定的作用。

( 二 ) 临床表现

早期症状多不明显，有时出现上腹部不适、进食后饱胀等消化道症状。按溃疡病或慢性胃炎处理，症状可暂时缓解，易被忽视。

病情进展后，症状逐渐加重，上腹疼痛、食欲缺乏、消瘦、贫血、体重进行性减轻等。胃窦部癌可导致幽门梗阻，出现呕吐症状。贲门部癌和高位胃小弯部癌可有进食梗阻感。癌肿破溃或侵蚀血管可导致呕血和黑便。溃疡性胃癌可发生急性胃穿孔。晚期可出现腹部肿块及其他转移症状，如肝大或黄疸、腹水、锁骨上淋巴结肿大。直肠前凹种植转移时直肠指检可触及肿块。

( 三 ) 护理评估

1. 一般评估

饮食喜好、生活习惯、生活与工作环境，吸烟史、家族史，既往史，心理和社会支持状况等。

2. 专科评估

(1) 局部身体状况：有无上腹或胸骨后疼痛、腹部有无肿块，肿块大小、质地、是否活动；有无腹胀或腹水征；有无反酸、嗳气、食欲缺乏；有无呕血和黑粪等。

(2) 全身状况：有无消瘦和体重下降，有无胃癌远处转移的迹象，如左锁骨上淋巴结肿大或黄疸；有无消瘦、贫血、营养不良和体重下降，甚至恶病质的表现等。

( 四 ) 术前护理要点

1. 一般护理

(1) 患者应少量多餐，进食高蛋白、高热量、富含维生素、易消化的食物。

(2) 对于营养状态差的患者，术前应予以纠正，必要时静脉补充蛋白、血浆或全血，以提高手术耐受力。

(3) 术前一日进流食，晚间及术晨肥皂水灌肠。

(4) 合并幽门梗阻者，注意纠正水电解质及酸碱失衡；术前 3 天每晚用 300 ～ 500 mL 温生理盐水洗胃，以减轻胃黏膜水肿，有利于吻合口愈合。

(5) 贲门癌有开胸可能的同时按开胸护理准备。

2. 术前准备

(1) 术前 1 天皮肤准备：备皮的范围是上至剑突、下至大腿上 1/3( 包括会阴，洁净脐部 )、两侧至腋中线。

(2) 术前 1 天根据医嘱交叉配血，根据手术大小，备血 600 ～ 1000 mL；做好药物过敏试验。

(3) 术前禁食 12 小时，禁水 6 小时。

(4) 术前晚保持充足的睡眠，必要时口服镇静药物。

(5) 术日晨留置胃管 ( 根据医嘱留置营养管 ) 及尿管；术前半小时肌内注射苯巴比妥钠 0.1 g、

阿托品 0.5 mg。

3. 心理护理

根据患者情况做好安慰工作，消除患者心理负担，增强对手术的信心。

(五) 术后护理要点

1. 一般护理

(1) 体位与活动：术后回病房一般取平卧位，头偏向一侧。待患者全麻清醒，血压平稳后取半卧位。患者卧床期间，协助患者翻身。如病情允许，鼓励患者早期活动。

(2) 禁食与营养

1) 术后暂禁食，禁食期间，遵医嘱静脉补充液体，维持水电解质平衡并补充必要营养素。

2) 准确记录 24 小时出入量，以保证合理补液。

3) 静脉补液，维持水和电解质平衡。若患者营养状况差或贫血，遵医嘱补充蛋白、血浆或全血。

4) 一般在术后 3 ～ 4 天胃肠道功能恢复后，试验饮水或米汤，拔除胃管后进流食，逐渐过渡到半量流食、全量流食、半流食、软食至正常饮食。

2. 病情观察

监测生命体征，每 30 分钟 1 次，病情平稳后 1 ～ 2 小时测量 1 次。应定时观察患者神志、体温、尿量、出汗，伤口的渗血、渗液和引流液的情况等。

3. 胃肠减压

胃肠减压可减轻胃肠道的张力，促进吻合口的愈合，应注意妥善固定，保持胃管通畅，观察并记录引流液的色、质、量。注意口腔护理。

4. 引流管的护理

引流管标识明确，保持管道引流通畅，妥善固定引流管，防止脱出，观察并记录引流液的颜色、性状和量。

5. 疼痛护理

根据患者疼痛情况，适当应用止痛药物。

6. 鼓励患者早期活动

除年老体弱或病情较重者，术后第 1 天坐起做轻微活动，第 2 天协助患者下地、床边活动，第 3 天可在病室内活动。患者活动量应根据个体差异而定，早期活动可促进肠蠕动，预防术后肠粘连和下肢静脉血栓等并发症。

7. 并发症的观察和护理

(1) 术后胃出血：手术后 24 小时内因术中残留或缝合创面少量渗血，可从胃管内流出少量暗红或咖啡色胃液，一般不超过 300 mL，以后胃液逐渐转清，属于术后正常现象。若术后短期内从胃管引流出大量鲜红色血液，持续不止，应警惕有术后出血，需及时报告医师处理。出血原因：主要是术中止血不彻底或结扎线脱落。处理方法：绝大多数可经非手术治疗 (包括禁食、止血药物、输鲜血) 而停止。

(2) 十二指肠残端破裂：是毕Ⅱ式胃大部切除术后的早期并发症，一般多发生于术后 3 ～ 6 天，表现为右上腹突发剧痛、发热和腹膜刺激征；白细胞计数增加；腹腔穿刺可抽得胆汁样液体。原因：十二指肠溃疡局部瘢痕水肿，残端关闭困难；手术技术缺陷，缝合不严；因输入段肠梗阻致十二指肠内张力过高。处理方法：需立即进行手术治疗，术后持续负压吸引，积极纠正水电解质紊乱、经静脉或空肠造口管提供营养支持，给予抗生素抗感染，用氧化锌软膏保护引流管周围皮肤。

(3) 胃肠吻合口破裂或瘘：少见，多发生于术后3～7天。原因：组织愈合不良，缝合不够紧密，吻合处张力过大或低蛋白血症，组织水肿等。处理方法：早期引起明显腹膜炎症状和体征，须立即手术处理；后期形成脓肿或腹外漏，行局部引流、胃肠减压和积极支持治疗。

(4) 残胃蠕动无力或称胃排空障碍：常发生于术后7～10天。原因：含胆汁的十二指肠液进入残胃，干扰胃功能；输出袢空肠麻痹，功能紊乱；与变态反应有关。处理方法：禁食、胃肠减压、肠外营养支持，纠正低蛋白，维持水电解质和酸碱平衡，应用促胃动力药物。

(5) 倾倒综合征

1) 早期倾倒综合征：多发生于餐后30分钟内，以循环和胃肠道症状为主。原因：多因餐后大量高渗性食物快速进入肠道所致肠道内分泌细胞大量分泌肠源性血管活性物质，加上渗透作用使细胞外液大量进入肠腔，而引起血管舒缩功能紊乱和胃肠道症状。此症状于术后半年至1年可自愈。餐后应平卧30分钟后活动。

2) 晚期倾倒综合征：餐后2～4小时患者出现低血糖反应。原因：进食后胃排空过快，含糖食物迅速进入小肠而刺激胰岛素大量为释放。出现症状是稍进食，尤其是糖类，即可缓解。

(6) 术后梗阻：分为输入袢梗阻、吻合口梗阻和输出袢梗阻三类。共同症状是大量呕吐、不能进食。临床表现为进食后15～30分钟，上腹突然胀痛，一阵恶心后，大量喷射状呕出含胆汁液体，呕吐后症状消失。可手术解除梗阻。

(六) 健康教育

1. 向患者及家属讲解有关疾病康复知识，学会自我调节情绪，保持乐观态度，坚持综合治疗。

2. 指导患者饮食应定时定量，少量多餐，营养丰富，逐步过渡正常饮食。少食腌、熏制食品，避免进食过冷、过硬、过烫、过辣及油煎炸的食物。

3. 告知患者注意休息、避免过劳，同时劝告患者放弃喝酒、吸烟等对身体有危害的不良习惯。

4. 告知患者及家属有关手术后期可能出现的并发症的表现和预防措施。

5. 定期门诊随访 (胃癌术后1年内，每隔3个月来门诊复查，第2年每隔半年1次，以后每年1次)，若有不适及时就诊。

**五、胃肠道息肉**

胃肠道息肉是指任何隆起于胃或肠黏膜表面病变的总称。胃肠道息肉以大肠最为多见，尤以直肠及乙状结肠为甚，其大小直径可自2～20 mm不等。内镜下介入治疗是通过氩气刀、圈套器等辅助仪器经内镜下行息肉肿物的圈套、吸引、剥离等手段，直接将病变切除，解决了内科无法解决而外科手术损伤大、恢复时间长、费用高等问题，是一种安全有效的微创手术，具有痛苦轻、创伤少、并发症少、操作简单、术后康复快等优点。

(一) 护理评估

1. 一般评估

神志、生命体征等。

2.专科评估

术后疼痛的程度、性质，有无出血倾向等。

（二）护理要点

1.一般护理

(1) 环境：室内温度为18℃～22℃，空气相对湿度为50%～60%，环境应安静、舒适，保持空气流通、新鲜。

(2) 休息与体位：摘除息肉后应卧床休息，胃十二指肠息肉切除术后应取半卧位，防止胃酸反流腐蚀创面。减少走动及增加腹压的姿态，如下蹲、屏气，以减少出血并发症。

(3) 饮食护理：胃十二指肠息肉摘除术后应禁食24小时，24小时后进流质饮食1天，继而进无渣半流质饮食3天。

2.病情观察

严密观察患者有无活动性出血、呕血、便血，有无腹胀、腹痛及腹膜刺激症状，出血、穿孔等并发症。观察咽部有无水肿、疼痛，有无血压、心率等生命体征的改变。

3.用药护理

术后待患者意识转清后立即给予黏膜保护药口服。遵医嘱常规使用抗溃疡药物治疗。大肠、直肠息肉术后1周内忌进食粗糙食物。

4.心理护理

告知患者术后可能会出现的症状及应对措施，减轻顾虑和不安，常巡视患者，了解病情，安慰鼓励患者，消除其紧张、恐惧的心理。

（三）健康教育

1.根据医嘱，消化道息肉电凝、电切术后按消化性溃疡服药4周，按时按量坚持服药。4～6周行直肠镜或乙状结肠镜复查，观察疗效。

2.注意休息、避免重体力劳动。

3.出院后可进食软饭，主食与配菜宜选营养丰富、易消化食物，忌食生冷、油煎、酸辣等刺激易胀气食物，患者应细嚼慢咽，多食新鲜蔬菜、水果，不吃高脂食物、腌制品，适量补充铁剂和维生素，禁忌烟酒，饮食有规律，术后3～6个月后可逐渐依据身体情况恢复到普通饮食。

4.保持大便通畅，养成定时大便的习惯。活动过多、进食粗糙、大便秘结均可使焦痂过早脱落、损伤创面而出血。

5.保持心情舒畅、忌怒，如发生腹痛、黑粪等症状应立即复诊。

### 六、胃十二指肠溃疡患者外科治疗的护理

胃十二指肠溃疡是男性青壮年常见疾病，本病特点是位于胃十二指肠壁的局限性圆形或椭圆形的缺损，是发生在邻近幽门两侧的慢性溃疡，大部分患者经内科治疗就能痊愈，但仍有部分胃十二指肠溃疡患者因急性穿孔、急性大出血、瘢痕性幽门梗阻、胃溃疡恶变等并发症需要外科手术治疗。

（一）临床表现

1.胃十二指肠溃疡急性穿孔

(1) 腹痛：典型的急性穿孔表现为骤发性剧烈上腹痛，如刀割样或烧灼样，呈持续性或阵

发性加重，很快波及全腹，但仍以上腹部为重；常伴有恶心、呕吐，面色苍白，出冷汗，四肢厥冷，呈一过性昏厥或休克。

(2) 患者呈急性痛苦面容，被动体位，腹式呼吸减弱或消失。

(3) 腹膜刺激征：腹肌紧张呈"木板样"强直，全腹有明显的压痛和反跳痛，以上腹最为明显。

(4) 肝浊音界缩小或消失，移动性浊音阳性；肠鸣音减弱或消失。随着腹腔感染的加重，患者可出现发热、脉快，甚至肠麻痹、感染性休克。

(5)X 线检查：多数患者膈下有游离气体；腹腔穿刺可抽出白色或黄色混浊液体。

2. 胃十二指肠溃疡急性大出血

(1) 呕血与黑便：突然大量呕血或排柏油样便是其主要症状。呕血前出现心慌、恶心；便血前多突然有便意。呕血或便血前后常有头晕、目眩、无力、心悸甚至昏厥。

(2) 休克：若短时间内失血量超过 800 mL 时，可出现休克，表现为面色苍白、出冷汗、脉搏细速、呼吸浅快、血压降低等。

(3) 纤维胃镜检查：可鉴别出血的原因和部位。

3. 胃、十二指肠溃疡瘢痕性幽门梗阻

(1) 早期进食后上腹不适、饱胀感及阵发性胃收缩痛，伴有嗳气、恶心与呕吐，嗳气带有酸臭味。

(2) 呕吐：为最为突出的症状，常发生在下午或夜间，呕吐物为宿食，含隔餐甚至隔日所进食物。呕吐量大，不含胆汁，有腐败酸臭味；梗阻严重者，有营养不良性消瘦、皮肤干燥等慢性消耗表现。

( 二 ) 护理评估

1. 一般情况

(1) 了解患者年龄、性别、职业及饮食习惯。了解患者发病过程、治疗及用药情况，特别是非类固醇性抗炎药和皮质类固醇等药物。患者既往是否有溃疡病史及胃手术病史。

(2) 评估患者情绪是否稳定，患者对疾病、术前各种检查、治疗和护理的配合情况；对疾病的认知程度；对术后治疗、护理的配合；对饮食、活动及有关康复等知识的掌握情况。

2. 专科情况

(1) 了解患者是否有恶心、呕吐、腹痛、腹胀等情况，了解腹痛的性质、程度、发作时间及有无诱因；注意呕吐物的性质、特征。呕吐与腹痛的关系，是否有便血、黑便；评估患者生命体征及其变化，对大出血、穿孔患者尤为重要。

(2) 患者对手术的耐受力，如营养状态、重要脏器功能、有无伴发疾病及纠正情况。

(3) 腹部检查：上腹隆起，有时可见胃型和蠕动波，手拍上腹可闻振水音。

(4) 评估患者生命体征，胃肠减压引流液颜色、性质和量，切口愈合及患者术后恢复情况，有何不适，是否有并发症发生。

3. 辅助检查

X 线检查可见胃扩张，胃张力减低，排空迟缓；内镜检查可见胃内大量潴留的胃液和食物残渣。

（三）护理诊断

1. 组织灌注不足

与急性穿孔、大出血、幽门梗阻引起的失血、失液有关。

2. 知识缺乏

缺乏术前准备及术后康复知识。

3. 疼痛

与手术切口以及腹腔内残余炎症有关。

4. 活动无耐力

与手术创伤、体质虚弱、伤口疼痛有关。

5. 焦虑

与手术较大或病情较重，担心手术安全、治疗效果及预后有关。

6. 潜在并发症

吻合口出血、梗阻，输入段、输出段梗阻，十二指肠残端瘘。

（四）护理措施

1. 术前护理

(1) 心理护理：手术前要安慰患者，耐心解答患者的问题，消除患者的不良心理，增强对手术的信心。

(2) 饮食：一般择期手术患者饮食宜少食多餐，给予高蛋白、高热量、高维生素等易消化无刺激的食物。

(3) 患者营养状况较差者常伴有贫血，低蛋白血症，术前应予以纠正，注意补充血浆或全血。

(4) 合并幽门梗阻者，注意纠正水电解质紊乱及酸碱平衡失调，术前每晚用 300～500 mL 温盐水洗胃，记录胃潴留量，以减轻胃黏膜水肿，有利于吻合口愈合。

(5) 溃疡合并出血，术前应给予输液输血；合并穿孔者应禁食、补液、胃肠减压，另外，还要观察神志、生命体征、末梢循环及尿量情况。若有休克发生，在积极抗休克的同时，做好术前准备。

(6) 术前 1 天为患者手术区备皮、皮试、配血，做好健康教育，如教会患者深呼吸、咳嗽、翻身、肢体活动方法等。术前 1 天进流质饮食，术前 12 小时禁食、水。

(7) 术日晨，放置胃管、尿管并妥善固定，按医嘱给术前用药；手术前协助患者取下义齿、眼镜、首饰及贵重物品，交给家属或为其妥善保管；将病历及术中所用的其他物品准备好，与接患者手术的人员交接一并带入手术室；回房之前要铺好麻醉床，备好吸氧装置（氧气湿化瓶及吸氧管）、综合心电监护仪等。

2. 术后护理

(1) 患者术毕由复苏室回病房后，值班护士应迅速协同医师将患者搬至病床上，立即监测生命体征并报告医师，妥善固定各引流管，必要时吸氧、心电监护。

(2) 体位及活动：全麻患者取去枕平卧位，头偏向一侧，患者清醒且血压平稳后改半卧位。卧床期间，协助患者翻身，病情允许，如无禁忌，术日可活动四肢，术后第 1 天床上翻身或坐起做轻微活动，第 2～3 天视情况协助患者下床在床边活动，第 4 天可在室内活动。患者活动量应根据个体差异而定。

(3) 病情观察

1) 术后严密观察生命体征变化，根据病情 1～2 小时监测 1 次或根据医嘱给予心电监护，待病情平稳后延长间隔时间。注意有无内出血、腹膜刺激征、腹腔脓肿等迹象，发现异常及时通知医师给予处理。

2) 观察腹部及伤口情况，注意有无腹痛、腹胀，伤口敷料有无渗血、渗液，有异常要及时处理。

(4) 禁食、胃肠减压：可减轻胃肠道张力，促进吻合口愈合。妥善固定，防止松动和脱出；保持引流通畅、持续有效，必要时可用少量生理盐水冲洗胃管，防止堵塞；密切观察胃液的性质和量，术后 24 小时内可由胃管引流出血性液体或咖啡样液体 100～300 mL，如有较多鲜血，应警惕吻合口出血，需及时与医师联系并处理。胃肠减压一般放置 48～72 小时，待病情好转，腹胀消失，肠鸣音恢复，肛门排气即可拔管。

(5) 营养支持及抗生素的应用：禁食期间，根据医嘱给予肠外营养或肠内营养，加强护理，详细记录 24 小时出入量，为合理补液提供依据，必要时输血、血浆或白蛋白；术后 24～48 小时病情允许，拔除胃管后当日可给少量饮水，每次 4～5 汤匙，1～2 小时 1 次，第 2 天进半量流食，每次 50～80 mL。第 3 天进全量流食，每次 100～150 mL，进食后若无不适，第 4 天可进半流食，以稀饭为好，术后第 10～14 天可进软食。以后逐步过渡到普食。术后早期禁食牛奶及甜品，以免引起腹胀。同时应用抗生素预防感染。

(6) 引流管的护理：妥善固定各引流管并保持各引流管通畅，防止受压、扭曲、堵塞，严密观察引流液颜色、性质及量，并详细记录。

(7) 做好基础护理：禁食期间口腔护理、雾化吸入 2 次 / 天，会阴护理 1 次 /d，每 1～2 小时协助患者翻身拍背 1 次，预防并发症。

(8) 术后并发症的护理

1) 吻合口出血：胃大部切除术后，可有少许暗红色或咖啡色胃液自胃管抽出，一般 24 小时以内不超出 300 mL，以后胃液颜色逐渐变浅变清，出血自行停止。若术后胃管不断吸出新鲜血液，24 小时仍不停止，则为术后出血。立即建立静脉通道，采用静脉给予药物止血、输血等措施，一般可控制。若无效需再次手术止血。

2) 吻合口梗阻：患者表现为上腹部不适、恶心、呕吐及腹部胀满等，应即刻禁食，给予胃肠减压和补液等治疗，症状可缓解、消失。

3) 空肠输入、输出段梗阻，十二指肠残端瘘：除空肠输入段单纯部分梗阻和输出段梗阻保守治疗可好转外，其他并发症需再次手术治疗。

4) "倾倒综合征"：患者自觉剑突下不适、心悸、乏力、出汗、头晕、恶心、呕吐以至虚脱，并有肠鸣音亢进和腹泻等，多在进食，特别是进甜的流质饮食时，如服用加糖的牛奶后 10～20 分钟发生。应嘱患者少食多餐，饭后平卧 20～30 分钟，饮食以高蛋白、高脂肪和低糖类为主。不吃过甜、过咸饮食，多数可在 1 年内自行减轻和消失。

(五) 健康教育

1. 指导患者饮食应定时定量，少食多餐，营养丰富，以后可逐步过渡至正常人饮食，少食腌、熏食品，避免食物过冷、过烫、过辣及油煎炸食物，切勿酗酒、吸烟。

2. 胃大部切除术后 1 年内胃容量受限，宜少食多餐且营养丰富、易消化饮食，以后可逐步过渡至正常人饮食。

3. 告知患者及家属有关手术后期可能出现的并发症表现和预防措施，定期随访如有不适及时就诊。

### 七、肠梗阻患者的护理

任何原因引起的肠内容物不能正常运行或顺利通过肠道时，称为肠梗阻，是外科常见的急腹症之一。肠梗阻按发生的原因分为：机械性肠梗阻、动力性肠梗阻、血运性肠梗阻；按肠壁血运有无障碍分为：单纯性肠梗阻、绞窄性肠梗阻；按梗阻部位分为高位肠梗阻和低位肠梗阻；按肠梗阻的程度分为完全性肠梗阻和不完全性肠梗阻。

（一）临床表现

1. 腹痛

单纯性肠梗阻的特点是阵发性腹部绞痛。当腹痛成为剧烈的持续性腹痛时，应考虑绞窄性肠梗阻的可能。麻痹性肠梗阻时，为持续性胀痛。

2. 呕吐

高位肠梗阻时，呕吐出现早且频繁；低位肠梗阻呕吐出现较晚。若呕吐物为血性或棕褐色液体，常提示肠管有血运障碍。麻痹性肠梗阻时的呕吐呈溢出性。

3. 腹胀

一般出现较晚，高位肠梗阻腹胀不明显；低位肠梗阻或麻痹性肠梗阻则腹胀明显，遍及全腹。

4. 停止排气排便。

5. 腹部表现

单纯性机械性肠梗阻常可见腹胀、肠型和异常蠕动波；麻痹性肠梗阻则呈均匀性全腹胀；绞窄性肠梗阻时可有固定压痛和腹膜刺激征。

6. 全身表现

单纯性肠梗阻早期多无明显全身性改变，晚期可有唇干舌燥、眼窝凹陷、皮肤弹性差、尿少等脱水体征。

（二）护理评估

1. 一般情况

患者的年龄、性别，有无感染、饮食不当、过度疲劳等诱因，既往有无腹部手术及外伤史，有无溃疡性结肠炎、结肠憩室、肿瘤等病史。

2. 专科情况

(1) 腹部情况：腹痛、腹胀、呕吐、停止排气排便等症状出现的时间及动态变化。

(2) 全身情况：生命体征的变化；有无眼窝凹陷、皮肤弹性差、尿少等明显的脱水征象，脱水的性质与程度。

(3) 术中情况：麻醉方式、手术类型、术中输血输液情况等。

(4) 术后恢复情况：术后生命体征的变化；腹腔引流管是否通畅，引流液的颜色、性状和量；有无切口感染、腹腔内感染或肠瘘等并发症的发生。

3. 辅助检查

立位或侧卧位 X 线片可见胀气肠袢及数个阶梯状排列的气液平面。

( 三 ) 护理诊断

1. 疼痛

与肠内容物不能正常运行或通过障碍和手术创伤有关。

2. 舒适的改变

与呕吐、腹胀和术后各种引流管放置有关。

3. 组织灌注不足

与呕吐、禁食、肠腔积液、胃肠减压有关。

4. 潜在并发症

肠坏死、腹腔感染、休克、肠瘘。

( 四 ) 护理措施

1. 非手术治疗 ( 包括术前 ) 的护理

(1) 饮食：肠梗阻患者应禁食，给予胃肠减压，减压期间若发现有血性胃液，应考虑有绞窄性肠梗阻的可能。

(2) 体位：生命体征平稳可取半卧位。

(3) 缓解腹痛和腹胀：腹痛时嘱患者将腿屈曲可减轻腹痛。可应用阿托品类抗胆碱药物解除胃肠道平滑肌痉挛，但不可随意应用吗啡类止痛剂，以免掩盖病情。此外，还可热敷腹部，针灸双侧足三里穴。

(4) 呕吐的护理：呕吐时嘱患者坐起或头侧向一边；及时清除口腔内呕吐物，漱口，保持口腔清洁。

(5) 记录出入液量和合理输液：观察和记录呕吐量、胃肠减压量和尿量等，结合血清电解质和血气分析结果合理安排输液种类的次序和调节输液速度。

(6) 防治感染和脓毒血症：根据医嘱正确、按时应用抗生素可有效防治细菌感染，减少毒素产生，同时观察用药效果和副作用。

(7) 严密观察病情：定时测量并记录体温、脉搏、呼吸、血压，严密观察腹痛、腹胀、呕吐及腹部体征情况；若患者症状与体征不见好转或反有加重，应考虑有肠绞窄的可能，应立即做好术前准备，以备急诊手术。

2. 术后护理

(1) 观察病情：患者术毕回房后，要严密观察患者的生命体征变化，并观察腹部体征和症状的变化。观察腹痛、腹胀的改善程度，呕吐及肛门排气、排便情况等。留置胃肠减压和腹腔引流管时，观察和记录引流液的颜色、性状和量。

(2) 体位：患者术毕回房后，硬膜外麻醉患者应去枕平卧 4 ～ 6 小时后改半卧位，全麻患者清醒后血压平稳再取半卧位。

(3) 饮食：手术后禁食、水，禁食期间给予静脉补液。待肠蠕动恢复并有肛门排气后可开始进少量流食，逐步过渡到半流食再到普食。

(4) 胃肠减压和腹腔引流管的护理：妥善固定引流管，保持引流通畅，避免受压、扭曲。

(5) 并发症的观察与护理：若出现腹部胀痛、持续发热、白细胞计数增高，腹壁切口处红肿，或腹腔引流管周围流出较多带有粪臭味的液体时，应警惕腹腔内或切口感染及肠瘘的可能，应及时报告医生，并协助处理。

(6) 活动：病情允许，术后第 1 天可在床上活动，第 2 ～ 3 天后鼓励并协助患者下床活动，促进肠蠕动恢复，防止肠粘连。

（五）应急措施

绞窄性肠梗阻：患者出现下列情况之一，则应警惕绞窄性肠梗阻的发生：①出现持续性剧烈腹痛，明显腹膜刺激征，体温上升，脉率增快，白细胞计数增高。②呕吐物、胃肠减压抽出液为血性或腹腔穿刺抽出血性液体等。③早期出现休克但抗休克治疗效果不明显。④腹胀不对称，腹部有局部隆起或触及有压痛的肿块。⑤经积极非手术治疗而症状体征无明显改善。此类患者因病情危重，多处于休克状态，应立即采取紧急措施，防止病情进一步发展。包括：密切观察病情变化，迅速补液，遵医嘱及时应用抗生素，防止感染及纠正水电解质紊乱。同时积极做好术前准备，争取尽早手术治疗。

（六）健康教育

1. 告知患者注意饮食卫生，不吃不洁的食物，避免暴饮暴食。

2. 嘱患者出院后进易消化的食物，少食刺激性食物；避免腹部受凉和饭后剧烈活动；保持大便通畅。

3. 老年便秘者应及时服用缓泻剂，以保持大便通畅。

4. 出院后若有腹痛、腹胀，停止排便、排气等不适，应及时复诊。

### 八、急性阑尾炎患者的护理

急性阑尾炎起病急，是最常见的急腹症。呈阵发性的上腹痛，同时伴有恶心、欲吐感；数小时至 24 小时内，疼痛转移至右下腹，部位比较固定。如果疼痛不局限于右下腹，扩展至全腹，则提示阑尾炎症已发展到化脓，坏疽的阶段，可能引发弥散性腹膜炎。

（一）临床表现

1. 腹痛

转移性右下腹痛是其特点。典型的腹痛发作始于上腹部或脐周，位置不固定，呈阵发性，数小时后 (6 ～ 8 小时 ) 腹痛转移并局限在右下腹部，腹痛呈持续性。

2. 胃肠道症状

发病早期可能有厌食，也可发生恶心、呕吐，但程度较轻。有的病例可能发生腹泻。阑尾穿孔致弥散性腹膜炎时可出现麻痹性肠梗阻的表现。

3. 全身表现

早期有乏力，胃脘部或脐周不适；炎症严重时出现中毒症状，脉速、发热等，体温达 38℃左右。阑尾穿孔形成腹膜炎时体温会更高，达 39℃～ 40℃。若发生门静脉炎则可出现寒战、高热和轻度黄疸。

4. 右下腹固定压痛

是急性阑尾炎最常见的重要体征。可随阑尾位置的变异而有所改变，但压痛点始终固定在一个位置上。

5. 腹膜刺激征

腹肌紧张、反跳痛、肠鸣音减弱或消失。一般而言，出现腹膜刺激征时，常提示阑尾炎已发展到化脓、坏疽或穿孔的程度。

6. 右下腹包块

右下腹扪及压痛性包块，多见于阑尾穿孔或阑尾周围脓肿。

（二）护理评估

1. 一般情况

(1) 了解患者既往病史，尤其注意有无急性阑尾炎发作史。询问患者是否有过敏史，大小便是否正常。

(2) 评估患者对疾病的认知程度和心理状态。患者对术后康复知识的了解和掌握程度。

2. 专科情况

(1) 观察患者的精神状态、饮食、活动及生命体征等改变，注意有无乏力、脉速、寒战、高热、黄疸及感染性休克等表现。

(2) 评估患者发生腹痛的时间、部位、性质、程度及范围等，有无转移性右下腹疼痛、右下腹固定性压痛及腹膜刺激征。

(3) 麻醉和手术方式，术中情况，原发病变，对放置引流管的患者应了解引流管放置位置及作用。

(4) 康复状况：切口愈合情况，引流管的引流情况，是否有并发症的迹象。

3. 辅助检查

多数急性阑尾炎患者的白细胞计数和中性粒细胞比例增高。阑尾炎穿孔、腹膜炎时，腹部 X 线片可见盲肠扩张和气液平面。

（三）护理诊断

1. 疼痛

与阑尾炎症或手术创伤有关。

2. 体温升高

与疾病本身或手术创伤有关。

3. 知识缺乏

对病因及术后的有关知识缺乏了解。

4. 焦虑

与发病突然或对疾病认识不足有关。

5. 潜在并发症

切口感染、出血、腹膜炎、腹腔脓肿、粪瘘、粘连性肠梗阻、阑尾残株炎等。

（四）术前护理措施

1. 按普外科术前一般护理指南。

2. 心理护理

向患者解释造成急性阑尾炎的原因、诱发因素和手术治疗的必要性，了解患者存在的顾虑，尽可能地予以解除，使患者能够安心配合治疗。

3. 病情观察

定时测量体温、脉搏、血压和呼吸，观察患者腹部体征，尤其腹痛的变化。禁用镇静药和镇痛药，如吗啡等，以免掩饰病情。若疼痛加剧、出现发热，应立即通知医师。

4. 疾病观察期间，患者禁食、禁水；禁服泻药和灌肠。

（五）术前健康指导

1. 向其解释禁食、禁水的目的，教会患者自我观察腹部症状和体征变化的方法。

2. 向患者耐心说明禁用镇痛药的原因，说明只能在明确病因和确定立即手术后才能适量地应用镇痛药。

（六）术后护理措施

1. 按照普通外科术后一般护理指南。

2. 病情观察

(1) 观察生命体征，每小时测量血压、脉搏 1 次，连续测量 6 次，至平稳。如脉搏加快或血压下降，则考虑有出血，应及时观察伤口，采取必要措施。

(2) 密切观察患者体温变化，术后 3 ～ 5 天体温持续升高或下降后又升高，患者感觉伤口疼痛，切口周围皮肤有红肿触痛，则提示有切口感染。

(3) 腹腔内出血：阑尾动脉出血均因阑尾系膜结扎线脱落，患者表现面色苍白，伴腹痛、腹胀、脉速、出冷汗，有血压下降等休克症状，必须立即平卧，镇静，氧气吸入，静脉输液，同时抽血做血型鉴定及交叉配血，准备手术止血。

(4) 腹腔残余脓肿患者表现为术后持续高热，感觉腹痛、腹胀，有里急后重感，进而出现中毒症状。应注意采取半卧位体位引流，使分泌物或脓液流入盆腔，减轻中毒现象，同时加强抗生素治疗，未见好转者建议做引流手术。

(5) 粪瘘阑尾残端结扎线脱落或手术时误伤肠管等，均可导致粪瘘。粪瘘通常为结肠瘘，形成时感染一般局限在盲肠周围，无弥散性腹膜炎的威胁，体温不很高，营养缺失亦不严重，应用抗生素治疗后大多能自愈。

3. 卧位与活动指导

(1) 根据不同麻醉，选择适当卧位，如腰椎麻醉患者应去枕平卧 6 ～ 12 小时，防止脑脊液外漏而引起头痛。持续硬膜外麻醉患者可低枕平卧。

(2) 单纯性阑尾炎切除术后 6 小时，坏疽性或穿孔性阑尾炎切除术后，如置有引流管，待血压平稳后应改为半卧或低姿半卧位，以利于引流和防止炎性渗出液流入腹腔。

(3) 术后 6 小时可起床活动，促进肠蠕动恢复，防止肠粘连发生，同时可增进血液循环，加速伤口愈合。

4. 引流管护理

(1) 如果患者置有腹腔引流管，应妥善固定引流管，每日严格按照无菌原则更换引流袋 1 次，并记录引流液的量、性状和颜色。交代患者翻身或者下床活动时勿抬高引流袋，应保持在切口平面以下，以免引流液逆行回腹腔，引起感染。经常从近端向远端挤压引流管，防止血块或脓液堵塞引流管，防止引流管的折叠，以保持引流通畅。当引流液量逐渐减少，颜色逐渐变淡至浆液性，患者体温及血常规正常，可考虑拔管。

(2) 尿管的护理：尿管要牢固地固定在床沿上，避免翻身时将尿管拉出，防止受压、扭曲而影响尿液流出。发现尿管不通畅时，应及时检查并调整尿管位置，酌情处理，使尿管保持通畅。倾倒尿液时不可将引流袋提高与床沿，以防引起逆行感染。必要时可用 0.02% 呋喃西林 500 mL 冲洗膀胱，严防泌尿系统的感染。每日更换尿袋 1 次，如有尿路感染及时治疗。一般情况下考虑尽早拔管。

**5. 切口护理**

(1) 观察切口有无出血，保持敷料清洁、干燥，并观察切口愈合情况。一般 7 天拆线，营养不良、糖尿病或老年人患者可根据伤口愈合情况延长拆线时间。

(2) 防止切口感染

1) 化脓性阑尾炎术后需首先应用抗生素。

2) 保持敷料清洁、干燥，避免污染。

3) 若敷料污染或脱落，应及时更换。

**6. 疼痛护理**

(1) 可进行心理疏导，说明术后疼痛的原因，鼓励患者说出疼痛的感觉。与患者交谈，转移其注意力，或播放轻音乐以缓和患者紧张的情绪等。

(2) 遵医嘱使用镇痛药，如曲马朵、布桂嗪等，或由麻醉医师安置镇痛泵，提供持续或间断的镇痛作用。

**7. 饮食护理**

术后禁食，待肠蠕动恢复，肛门排气后，逐步由流质饮食恢复到普通饮食。正常情况下，一般术后第 1 天流质，第 2 天进软食，3～4 天可进普食。术后 3～5 天禁用强泻药和刺激性强的肥皂水灌肠，以免增加肠蠕动，而使阑尾残端结扎线脱落或缝合伤口裂开，如术后便秘可口服轻泻药。

**8. 基础护理**

术后禁食期间，进行口腔护理，每日 3 次。如置有尿管，进行会阴擦洗，每日 2 次。

**9. 防止并发症**

老年人患者术后注意保暖，经常叩背协助咳嗽，预防坠积性肺炎。

(七) 术后健康指导

1. 指导患者术后饮食。患者肠蠕动恢复后，鼓励患者摄入营养丰富的食物，以利于切口愈合，饮食种类及量应循序渐进，避免暴饮暴食，注意饮食卫生。

2. 向患者解释术后早期离床活动的意义，鼓励患者尽早下床活动，促进肠蠕动恢复，防止术后肠粘连。

3. 出院后，若出现腹痛、胀痛等不适，应及时就诊。

**九、大肠癌**

大肠癌包括结肠癌及直肠癌，是常见的消化道恶性肿瘤之一。

(一) 临床表现

1. 结肠癌早期多无明显特异性表现或症状，易被忽视。其常见症状为：

(1) 排便习惯和粪便性状改变：常为首先出现的症状，多表现为大便次数增多、粪便不成形或稀便；当病情发展出现部分肠梗阻时，可出现腹泻与便秘交替现象。由于癌肿表面易发生溃疡、出血及感染，故常表现为血性、脓性或黏液性粪便。便血的颜色随癌肿位置而异：癌肿的位置越低，血液在体内存留的时间越短，颜色越鲜红。

(2) 腹痛：也是常见的早期症状。疼痛部位常不确切，程度多较轻，为持续性隐痛或仅为腹部不适或腹胀感；当癌肿并发感染或肠梗阻时腹痛加剧，甚至出现阵发性绞痛。

(3) 腹部肿块：以右半结肠癌多见，位于横结肠或乙状结肠的癌肿可有一定活动度，若癌肿穿透肠壁并发感染，可表现为固定压痛的肿块。

(4) 肠梗阻：多为晚期症状。一般呈慢性、低位、不完全性肠梗阻，表现为便秘、腹胀，有时伴腹部胀痛或阵发性绞痛，进食后症状加重。当发生完全性梗阻时，症状加剧，部分患者可出现呕吐，呕吐物含粪渣。

(5) 全身症状：由于长期慢性失血、癌肿破溃、感染以及毒素吸收等，患者可出现贫血、消瘦、乏力、低热等全身性表现。晚期可出现肝大、黄疸、水肿、腹水、锁骨上淋巴结肿大及恶病质等。

因癌肿部位及病理类型不同，结肠癌的临床表现存在差异：①右半结肠肠腔较大，癌肿多早呈肿块型，突出于肠腔，粪便稀薄，患者往往腹泻、便秘交替出现，便血与粪便混合；临床特点是贫血、腹部包块、消瘦乏力，肠梗阻症状不明显；②左半结肠肠腔相对较小，癌肿多倾向于浸润型生长引起环状缩窄，且肠腔中水分已经基本吸收，粪便成形，故临床以肠梗阻症状较多见；肿瘤破溃时，可有便血或黏液。

2. 直肠癌

(1) 症状：早期仅有少量便血或排便习惯改变，易被忽视。当病程发展或伴感染时，才出现显著症状。

1) 直肠刺激症状：癌肿刺激直肠产生频繁便意，引起排便习惯改变，便前常有肛门下坠、里急后重和排便不尽感；晚期可出现下腹痛。

2) 黏液血便：为直肠癌患者最常见的临床症状，80% ~ 90% 的患者可发现便血，癌肿破溃后，可出现血性和 ( 或 ) 黏液性大便，多附于粪便表面；严重感染时可出现脓血便。

3) 肠腔狭窄症状：癌肿增大和 ( 或 ) 累及肠管全周引起肠腔缩窄，初始大便变形、变细，之后可有腹痛、腹胀、排便困难等慢性肠梗阻症状。

4) 转移症状：当癌肿穿透肠壁，侵犯前列腺、膀胱时可发生尿路刺激征、血尿、排尿困难等；浸润骶前神经则发生骶尾部、会阴部持续性剧痛、坠胀感。女性直肠癌可侵及阴道后壁，引起白带增多；若穿透阴道后壁，则可导致直肠阴道瘘，可见粪质及血性分泌物从阴道排出。发生远处脏器转移时，可出现相应脏器的病理生理改变及临床症状。

(2) 体征：在我国多数直肠癌患者可通过直肠指诊在直肠管壁扪及肿块，多质硬，不可推动，同时还能初步了解癌肿与肛缘的距离、大小、硬度、形态及其与周围组织的关系。直肠指诊也是诊断直肠癌的最直接和主要的方法。

( 二 ) 护理评估

1. 健康史

(1) 一般资料：了解患者年龄、性别、饮食习惯，有无烟酒、饮茶嗜好。如需行肠造口则要了解患者的职业、沟通能力、视力情况及手的灵活性。

(2) 家族史：了解家族成员中有无家族腺瘤性息肉病、遗传性非息肉病性结肠癌、大肠癌或其他肿瘤患者。

(3) 既往史：患者是否有过腺瘤病、溃疡性结肠炎、克罗恩病、结肠血吸虫肉芽肿等疾病史或手术史，是否合并高血压、糖尿病等。如需行肠造口则要了解患者是否有皮肤过敏史。

2. 身体状况

(1) 症状：评估患者排便习惯有无改变，是否出现腹泻、便秘、腹痛、腹胀、肛门停止排气、排便等肠梗阻症状，有无大便表面带血、黏液和脓液的情况。患者全身营养状况，有无肝大、腹水、黄疸、消瘦、贫血等。

(2) 体征：腹部触诊和直肠指诊有无扪及肿块以及肿块大小、部位、硬度、活动度、有无局部压痛等。

(3) 辅助检查：癌胚抗原测定、粪便隐血试验、影像学和内镜检查有无异常发现，有无重要器官功能检查结果异常及肿瘤转移情况等。

3. 心理 - 社会状况

评估患者和家属对所患疾病的认知程度，有无过度焦虑、恐惧等影响康复的心理反应；了解患者及其家属能否接受制订的治疗护理方案，对治疗及未来的生活是否充满信心，能否积极寻求社会及他人的帮助；对结肠造口知识及手术前配合知识掌握程度；对即将进行的手术及手术可能导致的并发症、应用人工结肠袋所造成的不便和生理机能改变是否表现出恐慌、焦虑，有无足够的心理承受能力；了解家庭对患者手术及进一步治疗的经济承受能力和支持程度。

( 三 ) 术前护理要点

1. 心理护理

(1) 关心和安慰患者，向患者介绍手术的目的、注意事项及结肠造口术等知识。

(2) 介绍治疗成功的病例，增强患者战胜疾病的信心。

2. 一般护理

(1) 给予高蛋白、高热量、高维生素、易于消化的少渣饮食，对有不全肠梗阻患者，给予流质、少渣不产气的饮食，静脉补液，纠正体液失衡和补充营养。

(2) 必要时少量多次输入新鲜血，以增强手术耐受力。

(3) 协助患者做好必要的术前检查，如心、肺、肝、肾功能等，密切观察脓血便情况，便血严重者，肌内注射止血药物，如维生素 $K_1$ 等。

3. 肠道准备 目的是避免术中污染腹腔，减少切口感染和吻合口漏。

(1) 控制饮食：手术前 1 周开始进少渣饮食，手术前 3 ～ 5 日开始进无渣半流质饮食，术前 2 ～ 3 日始改流质饮食，以减少粪便的产生，有利于清洁肠道。

(2) 使用肠道抗菌药物：术前 3 天口服链霉素、庆大霉素、甲硝唑片等。

(3) 清洁肠道：术前 1 日晚及术日晨用 1% ～ 2% 肥皂水或生理盐水行清洁灌肠。首次灌肠时，肛管插入肠道约 15 cm，灌肠液滴速宜慢，以便使灌肠液与肠道充分接触，更好地软化大便，以后可将肛管适当插深，滴速加快，每次灌入一定液体后，患者明显便意时，便嘱患者排便，直到排出的液体无粪便残渣为止。

(4) 有肠梗阻时禁食水，术前灌肠、胃肠减压。

4. 术前常规准备

(1) 术前 1 天皮肤准备：备皮的范围是上至剑突、下至大腿上 ( 包括会阴及肛门部位，洁净脐部 )、两侧至腋中线。

(2) 术前 1 天根据医嘱交叉配血，做好药物过敏试验。

(3) 术前禁食 12 小时，禁水 4 小时；术前晚保持充足的睡眠，必要时口服镇静药物。

(4) 术日晨留置胃管及尿管；术前半小时肌内注射苯巴比妥钠 0.1g 及阿托品 0.5 mg。

(5) 女性直肠癌患者，术前 3 日每晚应冲洗阴道。

( 四 ) 术后护理要点

1. 全麻苏醒期的护理

(1) 清醒前：①采取去枕平卧位，头偏向一侧；②清除口咽内分泌物，保持呼吸道的通畅，防止呕吐误吸引起窒息；③注意观察瞳孔的对光反射是否恢复，以判断患者麻醉清醒的状况。

(2) 清醒后：①血压平稳后改为半卧位，利于呼吸和引流；②评估疼痛，必要时遵医嘱给予镇痛药；③心理护理，主动到床前关心患者、细心地照顾患者，通过亲切的语言、行为来表达对患者的同情、关怀和问候，有的放矢地进行心理疏导。

2. 一般护理

(1) 体位：生命体征平稳后，给予半卧位。

(2) 饮食护理：禁食水，静脉输液补充营养，维持体液平衡。2 ～ 3 日后肛门排气或造瘘口开放后，拔出胃管，开始进流食，1 周后改为少渣饮食，2 周左右方可进普食。

3. 病情观察

(1) 如出现脉搏快、血压下降，应注意有无内出血发生，发现问题报告医生及时处理。

(2) 术后 3 日内体温升高，一般 38℃左右，是外科吸收热；若 3 日体温仍高，且诉切口疼痛加重，应警惕切口感染及吻合口漏，应及时报告医生检查切口，妥善处理，按医嘱应用抗生素并继续加强营养支持疗法。

(3) 观察造瘘口处肠黏膜的血供情况，如发现异常 ( 变黑 ) 时应及时报告医生并协助处理。

4. 疼痛的护理

术后 1 ～ 2 日切口疼痛难免，若影响休息和睡眠，应给予止痛，如肌内注射布桂嗪或哌替啶，以减轻患者的不适。

5. 引流管的护理

(1) 胃管：保持胃管有效的负压吸引，并观察胃液的量、色、质；待肠蠕动恢复、肛门或结肠造口处排气后，可拔除胃管。

(2) 腹腔及骶前引流管：保持各管道通畅，防止引流管堵塞，并注意观察引流液的量和性状；骶前引流管在术后 1 周可逐渐拔除，拔管后要填塞纱条，防止伤口封闭形成无效腔。

(3) 尿管

1) 保留肛门：按术后常规尿道护理。

2) 不保留肛门：留置导尿管 2 周，每日 2 次进行尿道口护理，术后 5 ～ 7 天起开始夹闭导尿管，每 4 ～ 6 小时开放 1 次，训练膀胱收缩功能。

6. 术后活动的指导

术后 6 小时如血压平稳，可改半卧位，以利于呼吸、引流和创口愈合，鼓励患者床上翻身，活动下肢，以防压疮和下肢静脉血栓形成。保肛手术 3 日后可下床活动，以防止肠粘连、坠积性肺炎等；经腹会阴联合直肠癌根治术者，视病情而定，尽量争取早日下床活动。

7. 人工肛门的护理

(1) 观察造口情况：开放造口前用凡士林或生理盐水纱布外敷结肠造口，敷料浸湿后应及时更换。观察造口肠段的血液循环和张力情况，若发现有出血、坏死和回缩等异常，应及时报告医生并协助处理。

(2) 保护腹部切口：人工肛门于术后 2～3 日肠蠕动恢复后开放，为防止流出稀薄的粪便污染腹部切口，取左侧卧位，并用塑料薄膜将腹部切口与造瘘口隔开。

(3) 保护造瘘口周围皮肤：经常清洗消毒造口周围皮肤，并以复方氧化锌软膏涂抹周围皮肤，以免浸渍糜烂。造口每次排便后，以凡士林纱布覆盖外翻的肠黏膜，外盖厚敷料保护。

(4) 正确使用人工肛门袋：根据造口大小选择合适造口袋，造口袋内充满 1/3 排泄物，应更换造口袋。人工肛门袋不宜长期持续使用，以防止瘘口黏膜及周围皮肤糜烂。

(5) 并发症的预防

1) 造口狭窄：为防止造口狭窄，待造口处拆线后每日进行肛门扩张 1 次，同时观察患者有无恶心、呕吐、腹痛、腹胀、停止排气排便等肠梗阻症状。

2) 切口感染：保持切口周围清洁干燥，及时应用抗生素，会阴部切口于术后 4～7 天开始给予 1∶5 000 的高锰酸钾溶液坐浴，每天 2 次，以促进局部伤口愈合。

3) 吻合口漏：术后 7～10 天不可灌肠，以免影响吻合口愈合。

( 五 ) 健康教育

1. 预防大肠癌的知识

(1) 摄入低脂肪、适量蛋白及富含纤维素食物的均衡饮食，不吃发霉变质的食物，少吃腌、熏、烧烤和油煎炸的食品，多吃新鲜蔬菜。

(2) 防止慢性肠道疾病，如肠息肉、慢性结肠炎等。

(3) 高危人群应定期行内镜检查，以便早期发现、早期诊断、早期治疗。

2. 教会患者自我护理人工肛门

(1) 介绍造口护理方法和护理用品。

(2) 指导患者每 1～2 周扩张造口 1 次，持续 3 个月，以防人工肛门狭窄。

(3) 训练患者每日定时结肠灌洗，可以训练有规则的肠蠕动，养成定时排便习惯，保持每天排便 1～2 次，最好选择清晨或患者原来习惯排便的时间。

3. 术后 1～3 个月勿参加重体力劳动，适当掌握活动强度。

4. 坚持术后化疗，3～6 个月门诊复查 1 次。

**十、痔手术患者的护理**

痔是最常见的肛肠疾病。任何年龄都可发病，但随年龄增长，发病率增高。根据痔所在部位，临床上分为内痔、外痔和混合痔。

（一）临床表现

1. 内痔临床表现

(1) 一期：无明显自觉症状，仅在排便时出现带血、滴血或喷血现象，出血较多。痔块不脱出肛门外。

(2) 二期：排便时间歇性带血、滴血、喷血，出血中等，排便时痔块脱出肛门外，排便后自行还纳。

(3) 三期：排便时内痔脱出，或在劳累后、步行过久、咳嗽时也脱出，不能自行还纳，需用手辅助方可还纳，出血少。

(4) 四期：痔块长期在肛门外，不能还纳或还纳后又脱出。

2. 外痔临床表现

主要临床表现是肛门不适、潮湿不洁，有时有瘙痒。

(1) 血栓性外痔：主要表现为患者突觉肛缘出现一肿块，伴有剧痛，行走不便，坐立不安；肛缘皮肤可见暗紫色圆形硬结，界限清楚，较硬，压痛明显。血块可溃破自行排出，伤口自愈或形成脓肿和肛瘘。

(2) 结缔组织性外痔：简称皮垂，大小不等，可单发或多发。

3. 混合痔临床表现

表现为内痔和外痔的症状可同时存在。内痔发展到三期以上时多成混合痔。混合痔逐渐加重，呈环状脱出肛门外，脱出的痔块在肛周呈梅花状时，称为环状痔。脱出痔块若被痉挛的括约肌嵌顿，以致水肿、瘀血甚至坏死，临床上称为嵌顿性痔或绞窄性痔。

（二）护理评估

1. 一般情况

(1) 了解患者饮食、排便和卫生习惯。有无习惯性便秘，有无长期站立、坐位或腹内压增高等因素。

(2) 过去进行过何种治疗；有无伴发其他心血管疾病、糖尿病等。

(3) 评估患者对疾病的认知程度和心理状态。患者对术后康复知识的了解和掌握程度。

2. 专科情况

(1) 评估患者有无排便困难、大便表面带血或便后滴血、喷血，大便有无带黏液或脓液，便血的量及次数，便后是否有肿块脱出、能否还纳，肛门皮肤有无瘙痒、疼痛等。评估疼痛的部位、性质和耐受度。

(2) 评估测定患者的生命体征基础值。

(3) 患者经历的麻醉方式、手术名称及术中其他情况。

(4) 康复状况：术后生命体征及出血情况，疼痛及尿潴留发生情况。

(5) 有无肛门失禁、肛门狭窄或感染等并发症。

3. 辅助检查

注意收集各种辅助检查结果，如血、尿、便常规等。

（三）护理诊断

1. 疼痛

与疾病发作或手术创伤有关。

2. 知识缺乏

缺乏疾病的发病原因和预防方法。

3. 舒适的改变

肛门瘙痒，与痔块脱出、黏液刺激肛门皮肤有关。

4. 便秘

与低纤维少渣饮食和疼痛惧怕解大便有关。

5. 潜在的并发症

术后尿潴留、术后大便失禁、伤口感染。

（四）术前护理措施

1. 观察患者便血的情况。长期出血可出现贫血，注意防止患者在排便时或淋浴时晕倒受伤。

2. 缓解疼痛。对有剧烈疼痛者，应给予止痛处理，可于肛管内注入有镇痛消炎作用的药膏或栓剂，肛门周围给予冷敷。

3. 坐浴。用 1 ∶ 5 000 高锰酸钾溶液坐浴每日 2 次，便后也应坐浴，以减轻水肿和疼痛，并防止感染。

4. 内痔脱出者，应用温水洗净，涂润滑油后将其复位。水肿者，可用 50% 硫酸镁湿敷，能使水肿消退。

5. 保持大便通畅，预防便秘。

6. 做好术前准备。行痔手术时，术前 1 天给予半流质饮食，术前 1 天晚可给予缓泻药，必要时行清洁灌肠。

（五）术前健康指导

1. 避免刺激性饮食，多食新鲜蔬菜、水果及多饮水，保持大便通畅，如便秘可服用轻缓泻药。

2. 适当的活动，可以增强肛门括约肌收缩功能，也可以促使局部静脉回流。

3. 告知长期站立或坐位工作者进行保健操的意义。

4. 保持肛门清洁，热水坐浴的意义及注意事项。

5. 内痔脱出时需立即手法复位。

6. 如发生大量失血，及时通知医护人员。

7. 戒烟、酒。

（六）术后护理措施

1. 及时认真地执行术后医嘱，注意用药后的反应。告知患者手术成功，使其心情愉快，积极地配合恢复期的治疗。

2. 观察局部出血情况。观察切口敷料渗血情况。如有出血征象，应及时通知医师，并准备好凡士林纱布，用作填塞肛门压迫止血。

3. 减轻疼痛。肛门对痛觉非常敏感，加上有止血纱条的压迫，术后患者常有疼痛，可依医嘱给予镇痛药，并告知患者不要穿过紧的内裤。

4. 提供合适饮食。术后切口未愈合前，给予流质饮食，以减轻排便时对伤口的刺激。切口愈合后多摄取高纤维食物，如蔬菜、水果，以促进水分吸收，使大便易于排出。

5. 保持局部清洁。术后 2～3 天服阿片酊，有减少肠蠕动、控制排便的作用。术后 3 天内尽量不解大便，以保证手术切口良好愈合。每次排便后应彻底清洗并坐浴，坐浴后擦干再盖上凡士林纱布和敷料。

6. 尿潴留的观察和护理。行痔切除术的患者，因术后肛门疼痛不适，反射性引起膀胱括约肌痉挛，同时手术时麻醉的抑制作用使膀胱松弛，易发生急性尿潴留。术后 24 小时应注意有无尿潴留的发生，如发生可用诱导法，如无效可给予导尿。

7. 注意患者有无排便困难、大便变细或大便失禁等肛门括约肌松弛现象。肛门括约肌松弛者，术后 3 天指导患者进行肛门肌肉收缩舒张运动。

8. 为防止肛门狭窄，术后 5～10 天可行扩张，每日 1 次。告知患者有便意时尽快排便。

9. 心理护理。使患者了解痔疮术后复发率很高，有充分的思想准备，但只要建立良好的饮食、卫生、排便和生活习惯，避免不良因素的刺激，是可以预防和治愈的。

（七）术后健康指导

1. 养成定时排便的习惯。

2. 向患者介绍保持肛门卫生的方法，建议患者使用柔软、白色、无香的手纸。

3. 告知患者多食蔬菜、水果，多饮水，少食辛辣食物，不饮酒。

4. 避免长时间久站或久坐，久坐后做适当运动。

5. 有便秘者清晨饮温开水一大杯；每日睡前或晨起做 10 分钟腹部按摩；必要时服用缓泻药。

6. 鼓励患者进行肛门肌肉收缩舒张运动。

（八）健康教育

1. 养成良好的饮食和每日排便习惯，平时多吃新鲜蔬菜、水果保持大便通畅，忌酒和辛辣食物。

2. 出院时如创面尚未完全愈合，应坚持每日温水坐浴，保持创面干净，促进伤口早日愈合。

3. 若出现排便困难，应及时去医院就诊，有肛门狭窄者行肛门扩张。

**十一、肛瘘手术患者的护理**

肛瘘是指肛门周围的肉芽肿性管道，由内口、瘘管、外口三部分组成。内口位于直肠下部或肛管，多为一个；外口位于肛周皮肤上，可为一个或多个，经久不愈或间歇性反复发作，是常见的直肠肛管疾病，任何年龄均可发病，多见于青壮年男性。

（一）临床表现

1. 肛瘘患者常有肛周脓肿自行破溃或切开排脓病史。

2. 肛周伤口经久不愈，反复自外口流出少量脓性、血性、黏液性分泌物，污染内裤，有时脓液刺激肛周皮肤，可引起瘙痒感。

3. 若外口暂时封闭，瘘管中有脓肿形成时，脓液积存，可感到明显局部红肿、胀痛，同时可伴有发热、寒战、乏力等全身感染症状，脓肿穿破或切开引流后，症状缓解。

4. 查体时在肛周皮肤上可见到单个或多个外口，呈红色乳头状突起或肉芽组织隆起，压之有少量脓液流出，低位肛瘘常只有一个外口，位置较浅可以摸到硬条索瘘管；高位肛瘘，不易摸到瘘管，外口为单个或多个。

5. 如肛管左右均有外口，应考虑"蹄铁形"肛瘘。

6. 直肠指诊。在内口处有轻度压痛，少数可扪到硬结。

（二）护理评估

1. 一般情况

(1) 了解患者饮食、排便和卫生习惯，有无习惯性便秘和不良卫生习惯。

(2) 评估患者对疾病的认知程度和心理状态。患者对疾病及治疗方法的认识，对术前配合、术后康复知识的了解程度。

(3) 过去进行过何种治疗及有无伴发其他心血管疾病、糖尿病等。

2. 专科情况

(1) 了解患者有无肛门周围脓肿、瘘管和瘘口等。肛门周围皮肤有无瘙痒、疼痛等。评估疼痛发生的时间、部位、性质和耐受度。

(2) 术中情况：麻醉方式、手术类型及术中其他情况。

(3) 康复状况：术后生命体征及出血情况；患者疼痛及尿潴留发生情况。

(4) 有无肛门失禁、肛门狭窄或感染等并发症。

（三）护理诊断

1. 疼痛

与感染有关。

2. 便秘

与肛周疼痛惧怕排大便有关。

3. 潜在并发症

肛门失禁。

（四）术前护理措施

1. 适当休息，防止肛门受压或摩擦。

2. 保持大便通畅，口服缓泻药，软化大便。

3. 急性炎症期，应用抗生素，保持肛门部清洁，用 1：5 000 的高锰酸钾溶液温水坐浴，每日 2 次，每次 20 分钟。每次排便后另加 1 次。

4. 患者因长期经受剧烈的肛门疼痛，造成精神紧张，情绪脆弱，容易对手术产生恐惧心理，因此向患者耐心讲解，消除其恐惧心理，使其能积极配合治疗。

（五）术前健康指导

1. 避免刺激性饮食，多食新鲜蔬菜、水果及饮水，保持大便通畅，如便秘可服用轻缓泻药。

2. 保持肛门清洁，热水坐浴的意义及注意事项。

3. 戒烟、酒。

（六）术后护理措施

1. 及时认真地执行术后医嘱，注意用药后的反应。告知患者手术成功，使其心情愉快，积极地配合恢复期的治疗。

2. 嘱患者卧床休息。避免频繁过强的活动，指导患者适当的活动，说明适当的活动不会影响切口，消除患者的心理负担。

3. 注意观察切口是否渗血。如切口出血，应通知医生，采取止血措施。有的患者对切口出血感到惊慌，此时护士应多关心、体贴安慰患者。给予适当的解释和疏导，使患者平静。

4. 术后疼痛

手术后，随着麻醉作用的消退，一般都会感到切口疼痛，使患者紧张不安。护士应当理解患者的心情，关心体贴患者的疼痛程度，应多做解释工作，帮助他们解除痛苦，必要时遵医嘱给予镇痛药。

5. 饮食护理

患者术后 2～3 天宜进食富有营养的流质食物，然后根据切口及大便情况进食易消化、无辛辣刺激的半流质或普食。护士应理解患者的心情，说明进食的重要性，鼓励患者进食，以利于切口恢复。

6. 术后尿潴留护理

这种现象较多见于精神紧张的男性患者，因此，护士首先应解除患者心理压力，使患者精神轻松，体位舒适，让患者饮热饮料，听流水声，用温水冲洗会阴，采用针刺中极、曲池、三阴交，轻轻按摩下腹部膀胱膨隆处等方法诱导、促进、协助排尿。上述护理无效时，应采用导尿术。对女性患者应告知排尿的正确姿势，以免尿液污染切口。

7. 便秘的护理

护士应鼓励患者多食蔬菜、水果，多饮水，使他们心情舒畅，养成定时排便的习惯。必要时给予缓泻药。此外，护士还应指导患者便后及时清洗切口，并用 1∶5 000 的高锰酸钾液坐浴，然后及时换药。换药时，应注意操作轻柔，分散患者的注意力，尽量减轻换药时切口疼痛。

(七) 术后健康指导

1. 饮食指导

患者首先宜进食富有营养的流质食物，然后根据伤口及大便情况进食易消化、无辛辣刺激的半流质或普食。护士应理解患者的心情，说明进食的重要性，鼓励患者进食，以利于伤口恢复。

2. 排泄指导

帮助患者度过排大便关，尽可能减少患者的痛苦。护士应鼓励患者多食蔬菜、水果，多饮水，使他们心情舒畅，养成定时排便的习惯。必要时给予缓泻药。此外，护士还应指导患者便后及时清洗切口，并用 1∶5 000 的高锰酸钾液坐浴，然后及时换药。换药时，应注意操作轻巧，分散患者的注意力，尽量减轻换药时伤口疼痛。

3. 其他

当切口痊愈出院时，护士应告知患者注意肛门部的清洁卫生，进食适宜的食物，保持大便通畅。

(八) 健康教育

1. 保持会阴部清洁，经常换洗内裤。

2. 术后观察排便有无变细、大便失禁，发现异常及时就诊。

3. 出院时如创面尚未完全愈合，应坚持每日温水坐浴，保持创面干净，促进伤口早日愈合。

# 第三节 临床护理实践

## 一、病例介绍

患者，男，56 岁，因"大便带血及次数增多一个月余"而入院。患者一个月前出现不明原因大便带血，为鲜红血，量不多，伴大便次数增多为 3 ～ 4 次 / 天，遂就诊入院。查体：腹部稍膨隆，叩诊鼓音，未触及包块，无腹部压痛。肛诊示：膝胸卧位进指 5 cm 可触及一菜花样肿块，占直肠一周，质硬，指套染血。完善各项检查后，在全身麻醉下行经腹会阴联合直肠癌根治术，术程顺利。

## 二、护理评估

1. 现病史和既往史

术前诊断：直肠癌。

患者在全身麻醉下行 Mile 术，术程顺利。术后留置胃管、腹腔引流管、低前引流管及尿管，左下腹单腔永久性乙状结肠造瘘口已开放。给予预防感染、营养支持治疗；术后第一天拔除胃管，开始早期肠内营养；术后第二天拔除腹腔引流管。现为手术后第三天，腹部伤口疼痛减轻，骶前引流管及尿管引流通畅，结肠造口黏膜有轻度水肿，血液循环正常，已有排气排便；协助其下床活动，活动后感觉心慌、乏力。既往无外伤史，无手术史。无过敏史。

2. 生命体征

T36.5℃，P 80 次 / 分，R 20 次 / 分，BP 120/80 mmHg。

3. 营养与排泄

留置胃肠减压管术后第一天拔除，即开始早期肠内营养；结肠造瘘口已排出褐色水样便；留置尿管固定。

4. 皮肤黏膜

(1) 全身皮肤情况：面色正常，皮肤红润、完整，腹部伤口敷料清洁干燥、无渗血渗液。压疮发生危险评估，得分：17 分。

(2) 口腔黏膜：完整、湿润、舌苔厚。

(3) 会阴部肛周皮肤黏膜：有少量渗液，无红肿、皮疹，无破损。

5. 疾病功能体位

半坐卧位。

6. 活动与精神

双手灵活，日常生活需协助，下床行室内活动后感心慌、乏力。Barthel 指数评定，得分：10 分，生活完全需要照顾。跌倒危险因子评估，得分：15 分，为高风险。

7. 疼痛与舒适

患者自感伤口疼痛能忍。在护士的指导下能完成咳嗽动作，但伴轻微伤口不适。

8. 认知与感知

神志清楚，视力远视，听力正常，定向正确，对答切题。记忆力正常，讲话清楚，常用语言为普通话。

9. 睡眠

睡眠欠佳，主要与担心愈后及自我形象改变有关。

10. 生活方式与职业

木工，不吸烟，饮少量酒，无药物依赖。喜食辛辣食物。无定期运动习惯。

11. 心理与社会

精神紧张，家庭经济困难，担心因治病花钱较多而拖累子女。家属每日定时到病房探视，主动了解病情，关心患者。患者初中文化，无宗教信仰。对直肠癌发病原因、治疗方案及护理措施缺乏认识，但遵医性良好。

### 三、护理问题

1. 焦虑

与担心治疗效果，排便方式改变及花费太多有关。

2. 营养失调

低于机体需要量与肿瘤异常增长、便血、禁食及手术创伤有关。

3. 自我形象紊乱

与手术行结肠造瘘有关。

4. 排便形态紊乱

与人工肛门有关。

5. 活动无耐力

与手术创伤及禁食有关。

6. 有感染的危险

与手术创伤，抵抗力下降，造瘘口排泄物污染伤口的可能性有关。

7. 有跌倒的危险

跌倒危险因子评估15分。

8. 知识缺乏

缺乏人工肛门的护理知识。

### 四、护理措施

1. 焦虑的护理措施

(1) 加强与患者沟通，鼓励患者说出心理感受，动态评估焦虑程度。

(2) 解释手术治疗行结肠造瘘的必要性及意义，以取得患者的理解和合作。

(3) 进行造口定位前，洗澡并排空膀胱，进行造口定位时，与患者和家属一起商量，尽可能将造口定位在不影响其日常工作生活的位置，让患者有信心继续正常的工作生活。

(4) 加强和家属的沟通，寻找家庭支持点，获得和患者的最佳沟通方式，从多方面给患者以关心和心理支持。

(5) 请治愈的患者进行现身说法，互相交流内心感受及护理中遇到的问题，告诉患者造口在外表上是很难察觉的。帮助患者正视疾病，树立生活信心。

(6) 指导患者采取最适合自己的减轻焦虑的办法：深呼吸、冥想、听轻音乐、观赏花草、与他人交流等。

(7) 密切观察患者的情绪反应，及时发现负面情绪并采取适当的防护措施。

2. 自我形象紊乱护理措施

(1) 加强和患者沟通，了解患者的思想顾虑，关心体贴患者。

(2) 讲解造瘘的必要性：当前人们治疗癌症的目标是"根除癌症，改善生活质量"，对直肠癌而言，避免永久性腹部肠造口，保留健全的控制功能是改善术后生活质量应首先考虑的问题。而肿瘤距肛缘 1 cm 的病例仍以经腹会阴联合切除术为首选。

3. 营养失调 ( 低于机体需要量 ) 护理措施

(1) 评估患者进食情况及营养状况。

(2) 向患者及家属解释增加营养对疾病康复的重要性，增强抗病能力，促进伤口愈合，防止感染、肠瘘等并发症。

(3) 与患者、家属及医生共同制订适合患者需要的饮食方案。术前给予高热量、高蛋白的流质及半流质饮食，可口服安素、能全素等。术后禁食期间应静脉补足每日所需的热量。患者准备术后第三天由肠内营养制剂过渡到家庭饮食，指导进食米汤、肉汤、果汁等，6 ～ 8 次 / 天，不超过 200 mL/ 次。限制糖类及其他产气食物。2 ～ 3 天后无腹胀、腹痛、腹泻等不适，改营养丰富易消化半流质饮食，少量多餐，逐步过渡到普食。

(4) 为患者提供良好的进食环境。保持室内空气清新，调整室内温度，减少噪音，采取舒适体位。

(5) 鼓励患者早下床活动，促进肠蠕动，增进食欲。

4. 预防跌倒的护理措施

由于手术及携带多种管道，患者跌倒评分大于 15 分，属于高风险范畴。床边挂跌倒标识，早期下床行走时应有人陪护，并循序渐进，向患者及家属做好预防跌倒的健康教育。

5. 各种管道的护理措施

(1) 留置胃管期间应按胃管护理常规做好护理。

(2) 腹腔引流管及骶前引流管护理

1) 妥善固定，做好患者及家属的健康教育，防止发生脱管。

2) 保持引流管通畅：经常检查，防止扭曲、折叠，定时挤压，引流袋的放置要低于引流管出躯体的位置，以保证有效引流。

3) 密切观察引流液的颜色、性质和量。及时向医生反应出现的异常情况。

4) 每日更换引流袋一次，更换时严格无菌操作。

(3) 术后导尿管约放置 2 周，做好留置尿管的护理常规。

6. 预防感染的护理措施

(1) 观察体温的变化。

(2) 保持伤口敷料干燥，如有渗液及时更换。

(3) 造口袋 1/3 ～ 1/2 满时应及时倾倒，卧位时以平卧或向造瘘口方向侧卧，避免流出的肠液、粪便污染腹部切口。

(4) 遵医嘱行抗感染及营养支持治疗。

# 第五章 胸心疾病

## 第一节 常见症状及问题的护理

**一、咳嗽、咳痰**

咳嗽是一种保护性反射动作，借助咳嗽动作可以将呼吸道内的异物和分泌物排出体外。咳嗽反射减弱或消失，气管内分泌物或异物不能有效清除，就可能出现感染、肺不张、肺炎等；若长期、频繁、剧烈咳嗽不但引起不适，还会影响患者的生活、睡眠，甚至影响其呼吸和心脏功能。咳痰是气管、支气管与肺实质受到理化因素刺激或由于过敏及感染，使呼吸道内黏液腺分泌增多，毛细血管通透性增加，其渗出物与黏液混合形成痰液，再经咳嗽排出体外。

（一）护理评估

1.病因评估

刺激呼吸道引起咳嗽的原因有：

(1) 炎性刺激：由于细菌或病毒引起的气管炎、支气管炎、咽喉炎、肺炎等，造成呼吸道黏膜水肿、充血等炎性反应；也可以因为胃、食管反流出的内容物呛入呼吸道而引起炎性反应。

(2) 机械性刺激：通常是由灰尘粒、烟、小异物或食物呛入气管中，或呼吸道受到压迫，如主动脉瘤、肺部肿瘤、纵隔肿瘤、支气管癌、肺不张、胸腔积液、气胸等疾病。

(3) 化学性刺激：通常来自所吸入的有刺激性的气体，如香烟或化学气体。此外有些药物也可以引起咳嗽，如治疗高血压的血管紧张素转换酶抑制剂。

(4) 温度性刺激：通常由于吸入过高或过低的空气所致。

(5) 呼吸道以外的刺激：如耳道、腹部脏器、特殊精神状态、习惯性等。

2.症状评估

咳嗽的性状、节律、音色、时间及痰液的性状、颜色、气味、痰量等随病因不同而异。

(1) 性质：干性，咳而无痰或痰量甚少，常见于急性支气管炎初期，支气管异物、气管受压、支气管肿瘤、胸膜炎、肺结核等。湿性，咳嗽伴多痰，常见于慢性支气管炎、肺炎、支气管扩张、肺脓肿等。

(2) 节律：单发微咳多见于喉炎、气管炎、吸烟者。阵发性、痉挛性咳嗽多见于异物吸入、过敏、支气管哮喘、支气管受压（肿大淋巴结、肿瘤压迫）、百日咳等。周期性、连续性咳嗽多见于慢性支气管炎、支气管扩张、肺脓肿、肺结核等。

(3) 音色：短促轻咳、咳而不畅见于干性胸膜炎、早期肺结核、胸腹部创伤或术后。金属音调咳嗽是由于纵隔肿瘤、主动脉瘤或支气管癌直接压迫气管所致。嘶哑性咳嗽见于声带炎症或喉返神经受压导致声带麻痹等。

(4) 时间：晨起咳嗽多见于呼吸道慢性炎症、慢性支气管炎、支气管扩张。昼间咳嗽多见于支气管和肺部炎症及心力衰竭者。夜间咳嗽加重多见于肺结核和慢性心功能不全。进食时咳嗽见于胃、食管反流使胃内容物呛入气管，也可见于气管-食管瘘。

(5) 体位：若随体位改变时而引起的咳嗽，可见于肺脓肿、局部支气管扩张、纵隔肿瘤、大量胸腔积液。脓胸伴支气管胸膜瘘在某一体位时脓液进入瘘管而引起剧烈咳嗽。

(6) 痰液：痰液的性状可分为浆液性、黏液性、脓性、黏液脓性、浆液脓性和血性。脓性痰呈黄色或绿色，静置数小时后可分层：上层为泡沫下悬脓性物，中层为浑浊黏液、下层为坏死组织，可见于肺脓肿、支气管扩张。血性痰可见于支气管扩张、肺结核、肺癌等。一般痰液无臭味，放置时间过久，由于痰内细菌分解作用产生臭味。厌氧菌或变形杆菌感染时痰呈恶臭，见于支气管扩张、肺脓肿、肺癌晚期等。

(7) 伴随症状：如发热、胸痛、喘息、咯血、呼吸困难。

(8) 职业与环境：长期接触有害粉尘、刺激性气体，均易发生咳嗽，如矿工、纺织工等。大声讲话，大量吸烟、酗酒等易引起咳嗽。

(9) 咳嗽、咳痰对患者的影响：包括日常生活、心理、工作及家庭等。

(10) 体格检查：注意体温、呼吸的节律、深度的变化，观察有无发绀、呼吸急促。检查两侧呼吸运动是否一致，呼吸音有无变化等。

(11) 实验室检查：了解白细胞计数及分类，重点进行痰的检查，胸部 X 线检查，纤维支气管镜检查，肺功能测定。

（二）护理措施

1. 环境管理

保持室内空气清新，经常开窗通风，室内禁止吸烟，避免烟尘及特殊气味的刺激，维持适当的温湿度，如室温 20℃～24℃，湿度为 40%～50%，以充分发挥上呼吸道的自然防御功能。

2. 休息

适当休息，减少机体耗能。

3. 体位

指导或协助患者尽可能采取舒适的坐位、半坐位，并注意让脊柱挺直，有利于膈肌运动和肺扩张，促使腹肌收缩和增加腹压，也有利于咳嗽、排痰。

4. 饮食

慢性咳嗽如无心、肝、肾功能障碍，应给予充足的水分每日饮水 1500 mL 以上，以保持黏膜的湿润与痰液稀释。给予高蛋白、高热量、高维生素，易消化食物，尤其是维生素 C 和维生素 E 的摄入，有利于黏膜的修复。

5. 协助患者顺利排出痰液

(1) 深呼吸有效咳嗽：可帮助维持呼吸道通畅，防止肺不张。指导患者每 2～4 小时进行 5～6 次深呼吸，在深吸气终了屏气 3 秒，然后张口连咳嗽 3 声，将痰咳至咽部，再迅速将痰咳出。咳嗽时腹肌用力，腹壁内缩。停止咳嗽，缩唇将余气尽量呼出。胸部手术麻醉清醒后即可坐起咳嗽，可用示、中指按压患者的气管部位，刺激咳嗽将痰排出。

深吸气后咳嗽可促使分泌物从远端移向大气道随咳嗽排出。胸部手术后协助患者咳嗽时，双手扶夹住胸壁，轻压患者伤口两侧，支撑肋骨，随患者咳嗽运动适度上抬胸廓。

(2) 肺部叩击：适用于长期卧床、久病体弱而无力排痰者。有咯血、未经引流的气胸、肋骨骨折、病理性骨折史、心血管功能不稳定者禁忌。

操作者五指并拢呈空杯状，迅速、规律地叩击患者胸背部。原则：自下往上，由外向内，背部从第十肋间隙，胸部从第六肋间隙开始向上叩击至肩部。每一部位反复叩击 1～3 分钟，叩击的同时鼓励患者做深呼吸和有效咳嗽。每次叩击 15～20 分钟，宜在餐前 30 分钟内完成。

叩击应避开乳房、心脏和骨突、脊柱部位，可用单层薄布保护皮肤，力度以患者不感到疼痛为佳。操作前先向患者及家属简要说明，取得配合，并听诊肺部。操作中注意患者的反应。结束后予漱口，复查肺部呼吸音和啰音的变化。

(3) 肺部震颤：此法可使痰液脱落，易于排出。双手掌重叠或分别置于胸廓的两侧部位，吸气时随胸廓扩张慢慢抬起，不施加任何压力，呼气时手掌紧贴胸壁，手肘伸直，施加一定压力并做轻柔的上下抖动。每个部位重复 6～7 个呼吸周期，震颤紧跟叩击后进行，只在呼气时震颤。不适宜婴幼儿及儿童。禁忌证同叩击。

(4) 体位引流：是利用重力，使肺、支气管内分泌物顺着支气管排出体外的方法。适用于支气管扩张、肺脓肿等有大量脓痰的患者。禁忌证：有明显呼吸困难、发绀、2 周内有咯血、心功能状况不稳定、严重高血压、意识不清者严禁引流。

根据听诊、X 线，以及患者的自身体验 ( 何种姿势有利于咳痰 ) 确定引流的体位。原则是使病变部位处于高处，引流支气管开口向下。座位、半座位促进肺上叶引流；由一侧卧位转为仰卧位、再转为另一侧卧位，以利于肺中叶引流；头低足高位、俯卧位有利于肺下叶引流。

引流一般在餐前 1 小时进行，1～3 次 / 天，15～20 分 / 次。每种体位维持 5～10 分钟，身体面斜度为 10°～45°。引流过程中要有专人守护，注意观察患者的反应，若患者出现面色苍白、发绀、呼吸困难、出冷汗、心悸等，立即中止，平卧，并通知医生。引流时配合叩击或震颤效果更佳。引流结束用温开水漱口，记录引流痰液的色、质、量。如引流量减少至 30 ml 以下时，可停止引流。

(5) 雾化吸入：使药物以雾化状态经呼吸道吸入，达到祛痰、止咳、解痉、抗感染的作用。超声雾化吸入时，雾化罐切忌加入温水或热水，一般雾化 15～20 分钟。氧气雾化吸入时调节氧流量为 6～8 分钟，湿化瓶内不能有水。指导患者用鼻呼气，口含吸嘴吸气，进行深呼吸，直到所有药液雾化完为止。治疗毕，协助患者擦干面部。

(6) 机械吸痰：适用于无力咳出黏痰、意识不清或排痰困难者。可经由鼻腔、口腔、气管插管、气管切开处进行吸痰。

6. 保持口腔清洁排痰后应充分漱口。

7. 用药护理

遵医嘱予以消炎、止咳、祛痰、平喘药。注意观察药物疗效及副作用。咳嗽是机体保护性反射，咳嗽伴有大量痰液时勿使用强镇咳药。

8. 健康教育

鼓励患者术后早期下床活动，有利于肺部扩张。避免进入空气污染的公共场合，寒冷季节或气候突变外出时注意保暖，可戴口罩。劝阻患者吸烟。咳嗽时用手纸捂住口鼻，痰液吐在纸上或痰杯内。病情稳定时鼓励患者参加力所能及的锻炼，如散步、太极拳等。

## 二、咯血

咯血是指喉及其以下呼吸道任何部位的出血经口腔咯出者。咯血量的多少与疾病的严重程度不完全一致。少量咯血须与鼻咽部、口腔出血鉴别。

（一）护理评估

1. 病因评估

呼吸系统常见的咯血原因是肺结核、支气管扩张、肺癌、慢性支气管炎、肺脓肿等。其发生系炎症、肿瘤等损伤支气管黏膜及病灶处毛细血管，使其通透性增加或黏膜下血管破裂所致。此外循环系统疾病、全身出血倾向的疾病也可引起咯血。

2. 症状评估

(1) 咯血量的估计：少量咯血为仅痰中带血，量在 100 mL/d 以内；中等量 100～500 mL/d，咯血前有喉痒、胸闷、咳嗽等先兆，咳出血多为鲜红色；大咯血时量大于 500 mL/d，或一次咯血量 300～500 mL，常伴有呛咳、脉速、出冷汗、呼吸急促、面色苍白、紧张不安和恐惧。

(2) 病情观察：评估患者的血压、脉搏、呼吸、瞳孔、意识状态等方面的变化，观察患者有无烦躁不安。

(3) 窒息：大量咯血应尽早发现窒息的先兆：咯血时患者突然出现胸闷、紧张不安，急欲坐起咳嗽，但咯血不畅，并迅速缺氧。咯血时呼吸困难，呈端坐呼吸状，"三凹征"明显，肺部听诊有大量痰鸣音和啰音，但咯血量不大。若患者烦躁不安、大汗淋漓、颜面青紫，进而表情呆滞、面色灰白则窒息已发生，随即将出现血压下降、心搏骤停。

(4) 肺部继发感染：咯血后发热，体温持续不退，咳嗽加剧，伴肺部干湿啰音。

(5) 肺不张：血块堵塞支气管引起肺不张，患者呼吸困难、胸闷、气急、发绀，X 线检查可见肺不张阴影。

(6) 失血性休克：大咯血后出现脉搏增快、血压下降、四肢湿冷、烦躁不安、少尿等。

(7) 详细了解患者目前使用药物的种类、剂量、疗效及副作用。

(8) 患者及家属对咯血的认识和配合，咯血对患者的影响。

（二）护理措施

1. 休息

少量咯血者可适当休息，观察病情变化。大量咯血者应绝对卧床休息，不宜搬动。一般取平卧，头偏向一侧，病变部位明确者取患侧卧位，能减少肺的活动有利于止血。

2. 心理护理

安慰患者，解除顾虑，消除紧张情绪。少量咯血有时能自行停止，大量咯血时，医护人员应守护在患者床旁，嘱其将血轻轻咯出，不能憋气，否则会造成更严重的出血，并有窒息的危险。及时更换被血污染的被服、衣物，减少不良刺激。

3. 药物止血治疗

(1) 垂体后叶素：如无禁忌证应首选。其作用使肺小动脉收缩，肺静脉压降低。可缓慢静脉注射或静脉点滴维持。注意监测血压。禁忌证：高血压、冠心病和妊娠。

(2) 止血、凝血药物：常用酚磺乙胺、氨甲苯酸、卡巴克络、氨基己酸等。

4. 纤维支气管镜止血

药物治疗无效时，可经纤维支气管镜检查发现出血部位，局部注射止血药或气囊压迫止血。

5. 咯血窒息的抢救措施

大量咯血者床边应备好抢救物品（吸引器、氧气、气管插管、气管切开包、吸痰管、喉镜、止血药、呼吸兴奋剂、升压药等）。

(1) 立即取头低脚高位，轻拍患者背部，迅速排出气道和口咽部的血块。

(2) 无效时，直接用吸痰管抽吸，必要时行气管插管或气管切开。

(3) 高浓度给氧。

(4) 必要时遵医嘱予小剂量的镇静剂，咯血过多配血备用。

6. 及时为患者漱口，擦净血迹，保持口腔清洁、舒适，防止异味刺激而引起再度咯血。

7. 饮食与排便

大量咯血者应暂禁食，小量咯血者宜进少量温凉流质饮食，多饮水，多食含纤维的食物，保持大便通畅，避免排便时腹压增加而引起再度咯血。

### 三、呼吸困难

呼吸困难是指患者主观上感觉到空气不足，客观上表现为呼吸费力，可出现发绀、鼻翼翕动、端坐呼吸、辅助呼吸肌参与呼吸活动，造成呼吸频率、深度、节律的异常。

(一) 护理评估

1. 病因评估

引起呼吸困难的原因主要是呼吸系统疾病和心血管系统疾病。

(1) 呼吸系统疾病

1) 气管、支气管疾病：如慢性阻塞性肺气肿、支气管哮喘、气管或支气管受压（如甲状腺肿大、主动脉瘤、纵隔肿瘤），血液或分泌物可堵塞呼吸道。

2) 肺部疾病：如各种炎症、肺水肿、肺脓肿、弥散性肺结核、肺动脉栓塞、肺挫伤后产生出血、瘀血等。

3) 胸廓疾病：严重胸廓畸形（如鸡胸、脊柱侧弯等）、广泛胸膜增厚，胸部损伤患者胸痛使活动受限，呼吸浅快；大量胸腔积液、积气、血胸导致肺膨胀不全；多根、多处肋骨骨折，胸壁软化造成胸廓反常呼吸运动时更加重呼吸困难。呼吸困难伴高热，提示肺炎、胸膜炎、肺脓肿等。

4) 神经肌肉疾病：由于支配呼吸肌的运动神经元受损，造成呼吸肌麻痹，以及急性多发性神经根炎、重症肌无力等。

5) 膈运动障碍：膈肌麻痹、大量腹水、腹腔巨大肿瘤、妊娠末期等。

6) 其他喉部疾病：如异物吞入、喉头水肿、中毒、精神因素等。

(2) 心血管系统疾病：心源性呼吸困难，主要是左心或右心衰竭引起，左心衰竭比较严重。左心衰竭发生呼吸困难的主要原因是肺瘀血和肺泡弹性降低；而右心衰竭引起呼吸困难的原因主要是体循环瘀血所致。

2. 相关因素评估

(1) 个人因素：包括年龄、体重、怀孕、个人习惯（如吸烟、喝酒）、情绪（如焦虑、沮丧）等。

(2) 环境因素：季节变化、空气污染。

(3) 过敏因素：如接触花粉、灰尘等过敏物质。

3. 症状评估

(1) 呼吸源性呼吸困难

1) 吸气性呼吸困难：表现为吸气费力，吸气时间明显延长。重者因呼吸肌极度用力，吸气时出现"三凹征"，常伴干咳及高调吸气性喘鸣。

2) 呼气性呼吸困难表现为呼气费力、呼气时间明显延长或缓慢，常伴哮鸣音。

3) 混合性呼吸困难表现为吸气与呼气均感费力，呼吸浅快，常伴呼吸音的改变，可有病理性呼吸音出现。

(2) 心源性呼吸困难

1) 左心衰竭发生呼吸困难的特点是活动时出现或加重，休息时减轻或缓解，仰卧时加重，座位减轻。常在夜间出现阵发性呼吸困难，有胸闷，气喘，出汗，伴随哮鸣音，咳浆液性粉红色泡沫痰，肺底湿啰音，心率快（心源性哮喘）。

2) 右心衰竭发生呼吸困难主要见于慢性肺心病，常伴随瘀血性肝大，胸水，腹水，下肢甚至全身水肿等。

( 二 ) 护理措施

1. 维持呼吸道通畅

(1) 鼓励和协助患者有效咳嗽、排痰，及时清除口腔、呼吸道内的血液、痰液及呕吐物。

(2) 痰液黏稠不易咳出时，应用祛痰药，雾化吸入以稀释痰液，必要时吸痰。

(3) 协助患者翻身、扶坐、拍背，以减少肺不张等并发症的发生。

(4) 吸氧：心源性呼吸困难者给予高流量吸氧，可根据情况选择氧疗方式，鼻导管、面罩或储氧面罩等。可用乙醇湿化吸氧，以降低肺泡内泡沫表面张力，改善缺氧。

(5) 必要时行气管插管、气管切开，应用呼吸机辅助呼吸。

2. 维持舒适的体位

病情稳定时协助患者取半坐卧位。自发性气胸患者取健侧卧位，大量胸腔积液患者取患侧卧位。心源性呼吸困难患者协助取半坐卧位或端坐位休息，减少活动，必要时双足下垂，减少回心血量，缓解肺部瘀血，减轻呼吸困难。

3. 保证休息，减少活动量，减少氧和能量的消耗，减轻缺氧。

4. 穿着适当，避免紧身衣裤和厚重被盖，以减少胸部压迫感。

5. 提供舒适的环境，保持适当的温湿度，保持室内空气流通，必要时限制访客。

6. 稳定情绪，护理人员及家属尽可能陪在患者身边，因呼吸困难会使患者感受到即将死亡的恐惧感，需给予适当的心理支持。必要时应用镇静剂。

7. 监测病情变化，及时报告医生，并配合处理。观察呼吸频率、节律、形态的改变及伴随症状的严重程度；及时分析血气结果，以判断呼吸困难的程度；建立静脉通道予强心、利尿、平喘等治疗；准备抢救用物，防止患者病情变化，如窒息、急性心搏骤停等；记录 24 小时出入水量。

8. 放松技巧

指导患者缓慢深呼吸，吸气动作缓慢，尽可能保持 4～5 秒，直至无法再吸气后，缓慢吐气。指导缩唇腹式呼吸，可提高肺泡通气含量，减轻呼吸困难。

9. 日常生活自我照顾

禁烟、禁酒，减少呼吸道的刺激；根据自我呼吸情况调整运动形态及次数；保持口腔、鼻腔的清洁，预防感染；摄取易消化、高纤维、不易产气的食物，以预防便秘及腹胀。

10. 加强用药管理

倘若使用呼吸机，护理人员应时时提高警惕，注意机器运作情形、患者反应及生命体征等。

### 四、心悸

心悸是一种自觉心脏跳动的不适感觉或心慌感。

（一）评估

1. 病因评估

发生机制目前还不清楚，一般与心脏搏动增强，心律失常有关，有时也与自主神经功能紊乱导致的神经官能症有关。

2. 相关因素评估

心悸本身的临床意义其实不大，也不完全与心脏有关。所以在排除病理性原因的基础上，对此症状的患者加强心理护理更为重要。

3. 症状评估

患者心悸时常伴随心前区疼痛、发热、昏厥、出汗等。

（二）护理措施

1. 嘱患者减少活动，卧床休息，必要时予低流量吸氧。

2. 保证环境安静，通风良好，温湿度适宜。

3. 测量患者血压，心率，心律，观察其变化，必要时进行监护。

4. 遵医嘱对症处理，积极进行病因治疗。

5. 安抚患者情绪，减轻患者紧张焦虑程度，必要时应用镇静剂。

### 五、水肿

人体组织间隙有过多的液体积聚使组织肿胀称水肿。而由于原发性心脏疾病导致的特征性组织水肿则称为心源性水肿。

（一）评估

1. 病因评估

心源性水肿是右心衰竭的表现，导致水肿的各种因素都参与形成心源性水肿。

(1) 由于心功能差，心脏负荷重，回心血量减少，导致有效循环血量减少，肾血流量减少，使肾小球滤过率降低，从而继发性醛固酮增多，肾小管回收钠增加，最终钠水潴留。

(2) 回心血量减少，大量血液滞留在静脉系统，导致静脉压增高，毛细血管静水压增高，组织液回收减少。

2. 症状评估

首先出现在身体的下垂部位，从足部开始，而且伴随右心衰竭的其他症状，如肝大，颈静脉怒张，静脉压升高，严重时可出现胸腹水。

（二）护理措施

1. 嘱患者注意休息，加强吸氧治疗，防止心肌缺氧而加重心衰。

2. 嘱患者适当抬高患肢，促进水肿消退。

3. 减少饮食中液体的摄入，避免加重水肿症状。

4. 遵医嘱进行必要的强心利尿治疗。

5. 控制患者液体输入量，控制输液速度。

6. 加强对水肿部位皮肤的护理，静脉穿刺避开肢体水肿部位，以免皮肤破损引起感染。

7. 对于胃肠道瘀血水肿造成食欲低下的患者，鼓励患者进食营养易消化饮食。

## 六、发绀

发绀是指血液中还原血红蛋白增多，使皮肤，黏膜呈青紫色的现象。发绀在皮肤较薄，色素较少和毛细血管丰富的部位，如口唇、鼻尖、颊部、甲床等处比较明显，易于观察。

（一）评估

1. 病因评估

(1) 中心型发绀：见于发绀型先天性心脏病，由于心腔及大血管间存在异常通道，部分静脉血未通过肺进行氧合作用，直接分流进入体循环动脉管道中，分流量超过心输出量1/3，即出现发绀。

(2) 周围型发绀：由于右心衰竭等导致周围循环瘀血，血流缓慢，氧在组织中被过度滞留在肢体末梢与下垂部位，在临床上这种发绀常见。

2. 症状评估

患者常有口唇、鼻尖、颊部与甲床等处的发绀，伴随杵状指（趾）。

（二）护理措施

1. 发绀型先心病患儿血红蛋白增多，血液黏度大，可指导家长给予患儿适当饮水。

2. 减少日常剧烈活动，尤其是儿童患者。适当限制患儿活动，以防出现昏厥或外伤。注意休息，避免发绀加重诱发心衰。由于缺氧多发生在早晨，应特别注意。若发现患儿突然出现烦躁、活动停止、口唇发绀加重，呼吸急促等症状，应考虑缺氧发作，立即给予膝胸卧位，吸氧，保持呼吸道通畅，并立即通知医生，准备急救药物，如普萘洛尔口服，静脉应用碳酸氢钠液纠正酸中毒，并给予吗啡皮下注射镇静。

3. 术前常规给予鼻导管低流量、间断吸氧。30分/次，2～3次/天。

4. 多巡视患者，及时发现心衰、咯血、低氧性脑病发作等，若发生病情变化及时报告医生处理。

## 七、吞咽困难

吞咽困难是指固体或液体食物从口、咽、食管推进至胃的过程中受到阻碍的一种病理状况。

（一）护理评估

1. 病因评估

吞咽困难多见于咽、食管及食管周围疾病如咽部脓肿、食管癌、胃食管反流病、贲门失弛缓症，结缔组织病如系统性硬化症累及食管，神经系统疾病如帕金森综合征，以及纵隔肿瘤、主动脉瘤等压迫食管。

2. 症状评估

(1) 程度：评估吞咽困难持续的时间、频度、加重和缓解的因素，目前的进食方式及食物类型。

(2) 营养状况：体重下降的程度，是否有水电解质失衡。

( 二 ) 护理措施

1. 摄食护理

(1) 环境整洁，协助患者完成排便、洗手等准备，进餐前先安排患者充分休息。嘱患者坐直进食，细嚼慢咽，不可催促患者。

(2) 能口服者，指导患者进食高热量、高蛋白、高维生素的流质或半流质食物，以温凉食物为宜，如果子冻、酸奶和蜂蜜等。观察进食反应，如患者感到食管黏膜刺痛时，可给予清淡无刺激的食物。保持口腔、食管清洁，每次饭后饮水冲洗食管。

(3) 中、晚期食管癌黏膜坏死易出现穿孔，中段食管癌有穿入主动脉并引起大出血的危险，需密切观察疼痛的性质，有无呛咳及脉搏的变化，及时报告医生，立即停止进食进水，并嘱患者勿将唾液咽下。

2. 管饲护理

若患者仅能进食流质或长期不能进食且营养状况较差，可行肠外营养或经皮内镜下胃造瘘术 (PEG) 或空肠造瘘术 (PEJ) 行肠内营养。

胃造瘘的护理：术后当天用生理盐水冲洗造瘘管，术后 24 小时开始经造瘘管内给予流质饮食，可使用：①间歇性注入法。4 ～ 6 次 / 天，400 ～ 500 mL/ 次，温度为 38 ～ 40 每次输注持续 30 ～ 60 分钟；②持续性注入法。利用重力或肠内营养输液泵连续 24 小时滴注，速度由 30 ～ 60 mL/h 开始逐渐增加，最高可达 120 mL/h；③循环间歇性注入法。介于以上两者之间，利用重力或肠内营养输液泵滴注，但每日仅持续十余小时。注食时或注食后 30 分钟应保持半坐位以防误吸，卧床者应抬高床头 30°。保持造瘘管的清洁通畅，每次注入食物前后均用 20 ～ 30 mL 温开水冲洗造瘘管，指导患者每次注完食物后不要平睡，应坐起 30 分钟，以免食物反流阻塞造瘘管。

3. 口腔护理

协助患者保持口腔清洁，口腔护理或刷牙 2 次 / 天，注意观察口腔黏膜的情况。

4. 预防并发症

如呛咳、误吸、吸入性肺炎、窒息、脱水及营养不良。

5. 健康教育

保持良好的心理状态，介绍疾病相关知识，指导患者及家属做好以下工作：选择食物的要求，摄食的注意事项，胃造瘘管的管理等。

6. 心理护理

患者往往对进行性加重的进食困难、日渐减轻的体重焦虑不安，护士应加强与患者和家属的沟通，根据具体情况，实施耐心的心理疏导。

# 第二节 常见疾病的护理

## 一、肺癌患者的护理

肺癌大多起源于支气管黏膜上皮，也称支气管肺癌。大量资料表明，长期大量吸烟是肺癌的重要致病因素。职业因素、人体免疫状态、代谢活动、遗传因素、肺部慢性感染等也对肺癌的发病有影响。发病年龄多在 40 岁以上，男性多于女性。

（一）临床表现

1. 早期肺癌，特别是周围型肺癌常无任何症状，多在胸部 X 线检查时发现。

2. 刺激性咳嗽为肺癌的首发症状，主要由于肿瘤及其分泌物刺激支气管黏膜引起，早期为干咳，随病情发展可有少量白痰，继发肺部感染时，可有脓痰，痰量增多。

3. 血性痰，通常为痰中带血点、血丝或间断的少量咯血，大量咯血较少见。

4. 部分肺癌患者由于肿瘤不同程度地阻塞支气管，出现胸闷、气促、呼吸困难、胸痛、发热症状。

5. 晚期肺癌压迫或侵犯喉返神经，可引起声带麻痹、声音嘶哑；压迫或侵犯膈神经引起同侧膈肌麻痹；压迫上腔静脉引起面部、颈部、上肢和上胸部静脉怒张、组织肿胀等表现；侵犯胸膜和胸壁可出现血性胸腔积液和持续性胸痛；肿瘤侵入纵隔，压迫食管，可引起吞咽困难；上叶顶部肺癌因侵入和压迫锁骨下动脉和静脉、臂丛神经及颈交感神经等胸廓上口的器官或组织，引起剧烈胸肩痛、上肢静脉怒张、水肿、臂痛和上肢运动障碍，同侧上眼睑下垂、瞳孔缩小、眼球内陷、面部无汗等颈交感神经综合征（Homer 征）。肺癌血行转移后，按侵入器官不同而出现不同的症状。

（二）护理评估

1. 一般情况

了解患者的年龄、吸烟史、家族史，有无糖尿病、高血压等并发症，评估患者的呼吸功能、心血管功能状态。了解患者及家属的心理状态。

2. 专科情况

(1) 了解患者有无发热、咳嗽、咳痰，痰液的性状和量，有无咯血，咯血的量和次数。

(2) 术后评估患者的生命体征是否平稳，疼痛的程度能否耐受；伤口敷料是否干燥，有无渗血、渗液；胸腔闭式引流是否通畅，引流液的性状、量、颜色及有无气泡溢出；气管是否居中，有无皮下气肿。了解患者对术后深呼吸、咳嗽排痰、早期活动的理解和配合程度。

3. 辅助检查

胸部 X 线检查、支气管镜检查、痰细胞学检查、CT 检查等。

（三）护理诊断

1. 气体交换受损

与肿瘤阻塞较大支气管、肺交换面积减少、手术切除肺组织、胸腔积液等有关。

**2. 清理呼吸道无效**

与误吸或呼吸道内分泌物增多、咳痰无力有关。

**3. 心输出量减少**

与心功能不全或出血有关。

**4. 疼痛**

与手术损伤有关。

**5. 知识缺乏**

缺乏疾病治疗、护理、康复知识。

**6. 焦虑**

与对手术安全性和疾病预后的担心有关。

**7. 潜在并发症**

活动性出血、心律失常、肺水肿、肺不张、支气管胸膜瘘。

**(四) 非手术治疗的护理要点**

**1. 一般护理**

(1) 环境：保持室内空气的流通与新鲜，并维持适宜的温度与湿度，避免花粉、螨虫导致的过敏，尤其在化疗期间。必要时用紫外线消毒，以避免感染的发生。

(2) 休息：由于患者疼痛、焦虑、害怕，无法获得足够的休息与睡眠，应为患者创造安静、舒适、清洁、整齐的良好休息和睡眠环境。必要时遵医嘱用镇静药。

(3) 饮食护理：向患者提供营养丰富、易消化的食物，鼓励进食。一般每天需要蛋白质100 ~ 150 g，总热量 20 920 ~ 25 104 kJ(5 000 ~ 6 000 kcal)，注意调整食物的色、香、味，配制患者喜爱的食物，以适口、清淡为原则，少量多餐。有恶心、呕吐者饭前给予口腔护理。若无法进食时，则应肠道外营养或鼻饲，补充足够热量和营养。

**2. 戒烟**

指导并劝告患者停止抽烟。因为吸烟会刺激肺、气管及支气管，使气管、支气管分泌物增加，妨碍纤毛的清洁功能，使支气管上皮活动减少或丧失活力而致肺部感染。

**3. 用药护理**

(1) 伴有慢性支气管炎、肺内感染、肺气肿的患者，结合痰液及咽部分泌物细菌培养，应用抗生素、支气管扩张药、祛痰药等药物。

(2) 化学治疗

1) 化疗指征：①辅助手术治疗，以消灭残存的或亚临床癌灶，防止复发和转移；②手术或放疗后出现局部复发或转移；③小细胞肺癌、暂时不能手术或放疗者，先用化疗使肿瘤缩小，症状缓解，为手术或放疗创造条件；④配合放疗以提高放疗敏感性，消灭亚临床病灶；⑤不宜手术或放疗的中晚期肺癌或伴有远处转移者；⑥具有肿瘤压迫症状或癌性心包炎、胸腔积液的晚期患者。

2) 常用药物：环磷酰胺、氮芥、表柔比星、长春新碱、卡铂、顺铂、氟尿嘧啶等。

3) 化疗的注意事项：详见化疗的专科护理。

4. 稳定情绪

随时观察患者的情绪变化，多与患者交流，给予发问的机会和心理上的支持，以减轻其焦虑情绪和对手术的担心。

5. 腹式呼吸与有效咳嗽训练

(1) 腹式呼吸是以膈肌运动为主的呼吸。患者采用鼻吸气，吸气时将腹部向外膨起，屏气1～2秒，以使肺泡张开，呼气时让气体从口中慢慢呼出。开始训练时，护理人员可协助同患者一起练习：将双手放在患者腹部肋弓之下，患者叹气时将双手顶起，呼气时双手轻轻施加压力，使膈肌尽量上升，以后让患者自行练习，并逐渐除去手的辅助作用，术前每天均应坚持训练数次。

(2) 咳嗽训练时，患者尽可能坐直，进行深而慢的腹式呼吸，咳嗽时口型呈半开状态，吸气后屏气3～5秒后用力从肺部深部咳嗽，不要从口腔后面或咽喉部咳嗽，用两次短而有力的咳嗽将痰咳出，对术后胸痛、呼吸肌疲劳的患者，可先轻轻地进行肺深部咳嗽，将痰引至大气管时，再用力咳出，咳嗽后要休息片刻以恢复体力。

6. 机械辅助的呼吸功能训练

吹气球或应用呼吸训练器。

(五) 术后护理要点

1. 观察生命体征

术后密切监测血压、心率、呼吸等变化，注意有无血容量不足和心功能不全的发生。

2. 安排合适体位麻醉清醒、血压平稳后改为半卧位。

(1) 肺叶切除患者可取侧卧位。

(2) 一侧全肺切除患者，避免完全侧卧，以防止纵隔移位压迫健侧肺，可采取25°侧卧位。

(3) 肺段切除术或楔形切除术者，健侧卧位，促进术侧肺组织扩张。

(4) 全肺切除术，避免过度侧卧，25°侧卧位，预防纵隔移位和压迫健侧肺。

(5) 若有血痰或支气管瘘管，取患侧卧位。

(6) 避免采用垂头仰卧式，以免横膈上升妨碍通气。

3. 呼吸道护理

(1) 术后带气管插管返回病房的患者，应严密观察导管的位置，防止滑出或移向一侧支气管，造成通气量不足。观察呼吸深度、频率、动脉血氧饱和度是否正常。

(2) 对于术前心肺功能差，术后动脉血氧饱和度过低者，术后早期可短时间使用呼吸机辅助呼吸，机械通气时，应及时清除呼吸道分泌物。吸痰操作宜轻柔敏捷，每次吸痰不超过15秒，吸痰前吸氧浓度调至70%以上。

(3) 鼓励并协助深呼吸及咳嗽，每1～2小时叩背排痰1次，实施方法如下。

1) 护士站在患者健侧，双手环抱住伤口部位以支托固定胸部伤口。固定胸部时，手掌张开，手指并拢。指导患者先慢慢轻咳，再用力将痰咳出。

2) 护士站在患者患侧，一手放在术侧肩膀上并向下压，另一手置于伤口下支托胸部协助。当患者咳嗽时，护士的头在患者身后，可保护自己避免被咳出的分泌物溅到。

4. 闭式胸腔引流护理 ( 八字原则：观察、密封、无菌、通畅 )

(1) 保持管道的密闭：定时观察胸腔引流是否通畅，术后早期特别注意观察引流量。当患者翻身时，注意保持引流管避免牵拉、受压或脱出。

1) 随时检查装置的密闭及引流管有无脱落。

2) 水封瓶长玻璃管没入水中 3 ～ 4 cm。

3) 引流管周围用油纱布包盖严密。

4) 搬动患者或更换引流瓶时，需双重夹闭。

5) 若引流管连接处脱落或引流瓶损坏，立即双钳夹闭并更换引流装置。

6) 若引流管从胸腔滑脱，立即用手捏闭伤口处皮肤，消毒处理后，用凡士林纱布封闭伤口。

(2) 严格无菌操作，防止逆行感染

1) 引流装置保持无菌。

2) 保持胸壁引流口处敷料清洁干燥。

3) 引流瓶应低于胸壁引流口平面 60 ～ 100 cm。

4) 每日更换引流瓶，严格遵守无菌操作规程。

(3) 保持引流管通畅

1) 患者取半坐卧位。

2) 定时挤压引流管，防止引流管阻塞、扭曲、受压。

3) 做咳嗽、深呼吸运动及变换体位，以利胸腔内液体、气体排出，促进肺扩张。

(4) 观察记录引流液的量及色。

5. 术后上肢功能康复训练

适时早期活动可促进呼吸运动，防止肺不张、肩关节僵硬及手臂挛缩。

6. 术后并发症预防及护理

(1) 肺不张与肺部感染：大多发生于手术后 48 小时内。预防的主要措施是术后早期协助患者深呼吸、咳痰及床上运动，避免限制呼吸的胸廓固定和绑扎。发生肺不张或感染后，协助患者排痰，雾化吸入，或用支气管镜吸痰。

(2) 急性肺水肿：肺切除术后特别是伴有心、肾功能不全的患者，避免补液过多、过快，以减少急性肺水肿的发生。一旦出现急性肺水肿，应立即减慢输液速度，迅速采取利尿、强心等治疗措施。

( 六 ) 应急措施

急性肺水肿：肺癌患者术后突然出现呼吸困难、发绀、烦躁不安、大汗淋漓、面色苍白、皮肤湿冷、咳嗽、咳出大量粉红色泡沫样痰等表现，提示急性肺水肿的可能，此时可以采取以下措施。

1. 立即减慢输液速度，通知医生。协助患者取头高足低位或半卧位，面罩吸氧，6 ～ 8 L/min，湿化瓶内加 20% ～ 30% 乙醇湿化氧气，酒精湿化吸氧时间不宜过长，一般应间歇应用。

2. 密切监测生命体征，观察病情变化。

3. 遵医嘱给予镇静剂，多陪伴患者以减轻其紧张焦虑的情绪。遵医嘱给予强心剂、利尿剂等，准确记录出入量，严格控制输液速度及输液量，维持水电解质平衡。

4.必要时用止血带或血压计袖带进行四肢轮扎，加压以阻断静脉血流但动脉血仍可通过为度，每 5 ~ 10 分钟轮流放松一个止血带或袖带。

(七)健康教育

1.告知患者吸烟的危害，鼓励其坚持戒烟。

2.40 岁以上的成年人，应定期行胸部 X 线检查，特别对久咳不愈、咳血痰者更应提高警惕，及早诊治。

3.术前向患者说明深呼吸和咳嗽排痰可促进肺膨胀、预防肺部并发症，并指导患者进行练习。

4.讲解术后早期活动的意义

(1) 有利于肺复张，减少肺部并发症。

(2) 避免关节强直和肌肉失用性萎缩。

(3) 促进胃肠蠕动恢复，减轻腹胀，增进食欲。

(4) 促进血液循环，防止静脉血栓形成。

(5) 预防压疮。

5.出院指导

注意防寒保暖，避免出入公共场所及接近上呼吸道感染者，远离呼吸道刺激物，预防呼吸道感染。加强营养，定期复查，继续治疗。

**二、纵隔肿瘤手术患者的护理**

原发性纵隔肿瘤多为良性肿瘤，恶性肿瘤只占 10% ~ 30%，以年幼者居多。纵隔肿瘤以神经源性肿瘤最常见，其次为畸胎瘤、胸腺肿瘤。除恶性淋巴源性肿瘤适于放射治疗外，绝大部分纵隔肿瘤应尽早手术治疗。

(一)临床表现

1.纵隔肿瘤的患者约 1/3 无症状，多因其他疾病或健康查体时 X 线检查发现。

2.纵隔肿瘤增大压迫或侵犯周围脏器引起相应的症状，早期常有胸痛、胸闷、咳嗽、气促及前胸部不适等，肿瘤压迫喉返神经可引起声音嘶哑，压迫食管引起吞咽困难，压迫肺和气管可引起呼吸困难甚至发绀等，神经源性肿瘤压迫交感神经干时出现 Homer 综合征，压迫脊髓可引起肢体麻木甚至截瘫。

3.特异性症状

胸腺瘤患者 10% ~ 30% 合并重症肌无力，畸胎瘤患者可咳出毛发或皮脂样物等。

(二)护理评估

1.一般情况

了解患者的病史、家族史，了解患者对疾病的认知程度及心理状态。

2.专科情况

询问患者有无胸痛、气促、咳嗽、声音嘶哑、吞咽困难等症状；神经源性肿瘤患者有无肢体麻木、截瘫等脊髓压迫症状；胸腺瘤患者有无眼睑下垂、咀嚼无力和吞咽困难、呼吸困难等重症肌无力的症状，并了解抗胆碱酯酶药物的用法及效果。

3. 辅助检查

胸部 X 线检查、CT 扫描、MRI 检查、B 超等。

（三）护理诊断

1. 知识缺乏

缺乏对疾病和治疗的相关知识。

2. 低效型呼吸形态

与肿瘤压迫肺和气管或呼吸肌无力有关。

3. 清理呼吸道无效

与呼吸道分泌物增多、咳痰无力有关。

4. 焦虑

与知识缺乏和对疾病预后担心有关。

（四）护理措施

1. 术前护理

(1) 心理护理：关心患者，多与患者交流沟通，消除其焦虑心理，以积极的态度接受手术，配合治疗及护理。

(2) 呼吸道准备：吸烟的患者劝其戒烟，指导患者练习腹式深呼吸和有效咳嗽排痰。

(3) 加强肢体麻木或截瘫患者的基础护理，预防压疮等并发症。

(4) 胸腺瘤伴重症肌无力的患者督促其按时服用抗胆碱酯酶药物，剂量要准确，术日晨剂量加倍，保证患者顺利度过麻醉诱导关。

2. 术后护理

(1) 密切观察病情变化：全麻未清醒前取去枕平卧位，每 15～20 分钟测血压、脉搏、呼吸、血氧饱和度 1 次。清醒后生命体征平稳者取半卧位，改为每 1～2 小时测生命体征 1 次，持续监测 48～72 小时。

(2) 呼吸道护理：吸氧，1～2 L/min。鼓励并协助患者深呼吸及咳嗽排痰，保持呼吸道通畅，预防肺部感染。

(3) 引流管的护理：保持纵隔引流管或胸腔闭式引流管通畅，观察并记录引流液的性状、量及颜色。

(4) 胸腺瘤伴重症肌无力的患者，手术后带气管插管回监护病房，呼吸机辅助呼吸至自主呼吸完全恢复。拔除气管插管后，密切观察患者的呼吸频率、幅度，有无呼吸困难等，床旁备好气管插管及气管切开的用物，备好新斯的明、阿托品等急救药物。术后继续使用抗胆碱酯酶药物，并注意用药后的病情变化，密切观察有无重症肌无力危象的表现。

（五）应急措施

肌无力危象或胆碱能危象。

1. 胸腺瘤患者手术后若出现肌无力加剧、瞳孔缩小、出汗、腹痛、肌束震颤等表现，及时报告医生，警惕危象的发生，并鉴别肌无力危象和胆碱能危象。

2. 对呼吸困难、痰多、已发生危象的患者，立即协助医师行气管切开或气管插管呼吸机辅助呼吸。

3. 减量甚至停用抗胆碱酯酶药物，观察并记录病情变化，为调整药物剂量提供准确的依据。

（六）健康教育

1. 向患者讲解疾病的发生、发展及预后，做到早发现、早治疗。

2. 胸腺瘤伴重症肌无力的患者，告知其重症肌无力的常见症状，如出现眼睑下垂、咀嚼或吞咽无力等症状，应立即告知医护人员及时处理。

3. 服用抗胆碱酯酶药物的患者，嘱其严格遵医嘱服药，出院后应继续服药，逐渐减量且严密随诊。

4. 对需放疗或化疗的患者，告知继续治疗的目的、意义及注意事项。

5. 出院后定期复查。

### 三、食管癌

食管癌是常见的消化道癌肿。全世界每年有 20 余万人死于食管癌，我国每年死亡达 15 万余人。食管癌的发病率有明显的地域差异，高发地区发病率可高达 150/10 万以上，低发地区则只在 3/10 万左右。国外以中亚、非洲、法国北部和中南美洲为高发区。我国以太行山地区、秦岭东部地区、大别山区、四川北部地区、闽南和广东潮汕地区、苏北地区为高发区。

（一）病因

病因至今尚未明确，可能与下列因素有关。

1. 亚硝胺及真菌

亚硝胺是公认的化学致癌物，在高发区的粮食和饮水中，其含量显著增高，且与当地食管癌和食管上皮重度增生的患病率呈正相关。各种霉变食物能产生致癌物质，一些真菌能将硝酸盐还原为亚硝酸盐，促进二级胺的形成，使二级胺比发霉前增高 50～100 倍。少数真菌还能合成亚硝胺。

2. 遗传因素和基因

食管癌的发病常表现家族聚集现象，河南林县食管癌有阳性家族史者占 60%。在食管癌高发家族中，染色体数目及结构异常者显著增多。

3. 营养不良及微量元素缺乏

饮食缺乏动物蛋白、新鲜蔬菜和水果，摄入的维生素 A、$B_1$、$B_2$、C 缺乏，是食管癌的危险因素。食物、饮水和土壤内的微量元素，如钼、铜、锰、铁、锌含量较低，亦与食管癌的发生相关。

4. 饮食习惯

嗜好吸烟、长期饮烈性酒者食管癌发生率明显升高。进食粗糙食物，进食过热、过快等因素易致食管上皮损伤，增加了对致癌物的敏感性。

5. 其他因素

食管慢性炎症、黏膜损伤及慢性刺激亦与食管癌发病有关，如食管腐蚀伤、食管慢性炎症、贲门失弛缓症及胃食管长期反流引起的 Barrett 食管（食管末端黏膜上皮柱状细胞化）等均有癌变的危险。

(二) 护理评估

1. 健康史

(1) 一般情况：评估患者的年龄、性别、婚姻、职业、居住地和饮食习惯等。

(2) 疾病史：评估患者在吞咽食物时，有无哽噎感，胸骨后烧灼样、针刺样或牵拉摩擦样疼痛；有无进行性吞咽困难等病史。

(3) 既往史：患者有无糖尿病、冠心病、高血压等病史。

(4) 家族史：家族中有无肿瘤患者等。

2. 身体状况

(1) 局部：了解患者有无吞咽困难、呕吐等；有无疼痛，疼痛的部位和性质，是否因疼痛而影响睡眠。

(2) 全身：评估患者的营养状况，有无消瘦、贫血、脱水或衰弱；了解患者有无锁骨上淋巴结肿大和肝肿块；有无腹水、胸水等。

(3) 辅助检查：了解食管吞钡造影、内镜及超声内镜检查、CT 等结果，以判断肿瘤的位置、有无扩散或转移。

3. 心理 – 社会状况

患者对该疾病的认知程度以及主要存在的心理问题；患者家属对患者的关心程度、支持力度、家庭经济承受能力如何等。

(三) 术前护理

1. 心理护理

食管癌患者往往对进行性加重的吞咽困难、日渐减轻的体重感到焦虑不安；对所患疾病有部分认识，求生的欲望十分强烈，迫切希望能早日手术，恢复进食；但对手术能否彻底切除病灶、今后的生活质量、麻醉和手术意外、术后伤口疼痛及可能出现的术后并发症等表现出日益紧张、恐惧，甚至明显的情绪低落、失眠和食欲下降。从以下几个方面进行心理护理。

(1) 加强与患者及家属的沟通，仔细了解患者及家属对疾病和手术的认知程度，了解患者的心理状况。根据患者的具体情况，实施耐心的心理疏导。讲解手术和各种治疗与护理的意义、方法、大致过程、配合与注意事项。

(2) 营造安静舒适的环境，以促进睡眠。必要时使用安眠、镇静、镇痛类药物，以保证患者充分休息。

(3) 争取亲属在心理上、经济上的积极支持和配合，解除患者的后顾之忧。

2. 营养支持和维持水电解质平衡

大多数食管癌患者因不同程度吞咽困难而出现摄入不足，营养不良，水电解质失衡，使机体对手术的耐受力下降。故术前应保证患者营养素的摄入。①能进食者，鼓励患者进食高热量、高蛋白、丰富维生素饮食；若患者进食时感食管黏膜有刺痛，可给予清淡无刺激的食物；告知患者不可进食较大、较硬的食物，宜进半流质或水分多的软食；②若患者仅能进食流质而营养状况较差，可遵医嘱补充液体、电解质或提供肠内、肠外营养。

3. 术前准备

(1) 呼吸道准备：吸烟者，术前 2 周劝其严格戒烟。指导并训练患者有效咳痰和腹式深呼吸，以减少术后呼吸道分泌物、有利排痰、增加肺部通气量、改善缺氧、预防术后肺炎和肺不张的发生。

(2) 胃肠道准备

1) 饮食：术前 3 日改流质饮食，术前 1 日禁食。

2) 预防感染：食管癌出现梗阻和炎症者，术前 1 周遵医嘱给予患者分次口服抗生素溶液，可起到局部抗感染作用。

3) 冲洗胃及食管：对进食后有滞留或反流者，术前 1 日晚遵医嘱予以生理盐水 100 mL 加抗生素经鼻胃管冲洗食管及胃，可减轻局部充血水肿、减少术中污染、防止吻合口漏。

4) 肠道准备：拟行结肠代食管手术者，术前 3 ~ 5 日口服肠道抗生素，如甲硝唑、庆大霉素或新霉素等；术前 2 日进食无渣流质，术前晚行清洁灌肠或全肠道灌洗后禁饮禁食。

5) 置胃管：胃管通过梗阻部位时不能强行进入，以免穿破食管，可置于梗阻部位上端，待手术中直视下再置于胃中。

(四) 术后护理

1. 监测并记录生命体征

术后 2 ~ 3 小时内，严密监测患者的心率、血压以及呼吸频率、节律等生命体征的变化；待生命体征平稳后改为每 30 分钟至 1 小时测量 1 次，维持生命体征平稳。

2. 饮食护理

(1) 术后早期吻合口处于充血水肿期，需禁饮禁食 3 ~ 4 日，禁食期间持续胃肠减压，注意经静脉补充营养。

(2) 停止胃肠减压 24 小时后，若无呼吸困难、胸内剧痛、患侧呼吸音减弱及高热等吻合口瘘的症状时，可开始进食。先试饮少量水，术后 5 ~ 6 日可进全清流质，每 2 小时给 100 mL，每日 6 次。术后 3 周患者若无特殊不适可进普食，但仍应注意少食多餐，细嚼慢咽，进食不宜过多、过快，避免进食生、冷、硬食物 (包括质硬的药片和带骨刺的鱼肉类、花生、豆类等)，以防后期吻合口漏。

(3) 食管癌、贲门癌切除术后，胃液可反流至食管，致反酸、呕吐等症状，平卧时加重，嘱患者进食后 2 小时内勿平卧，睡眠时将床头抬高。

(4) 食管 - 胃吻合术后患者，可由于胃拉入胸腔、肺受压而出现胸闷、进食后呼吸困难，建议患者少食多餐，1 ~ 2 个月后，症状多可缓解。

3. 呼吸道护理

食管癌术后患者易发生呼吸困难、缺氧，并发肺不张、肺炎，甚至呼吸衰竭，主要与下列因素有关：年老的食管癌患者常伴有慢性支气管炎、肺气肿、肺功能低下等；开胸手术破坏了胸廓的完整性；肋间肌和膈肌的切开，使肺的通气泵作用严重受损；术中对肺较长时间的挤压牵拉造成一定的损伤；术后迷走神经功能亢进，引起气管、支气管黏膜腺体分泌增多；食管 - 胃吻合术后，胃拉入胸腔，使肺受压，肺扩张受限；术后切口疼痛、虚弱致咳痰无力，尤其是颈、右胸、上腹三切口患者。

护理措施包括：①密切观察呼吸形态、频率和节律，听诊双肺呼吸音是否清晰，有无缺氧征兆；②气管插管者，及时吸痰，保持气道通畅；③术后第 1 日每 1 ~ 2 小时鼓励患者深呼吸、吹气球、使用深呼吸训练器，促使肺膨胀；④痰多、咳痰无力的患者若出现呼吸浅快、发绀、呼吸音减弱等痰阻塞现象时，立即行鼻导管深部吸痰，必要时行纤维支气管镜吸痰或气管切开吸痰。

4. 胃肠道护理

(1) 胃肠减压的护理：①术后 3～4 日内持续胃肠减压，妥善固定胃管，防止脱出。②严密观察引流液的量、性状及颜色并准确记录。术后 6～12 小时可从胃管内抽吸出少量血性液或咖啡色液，以后引流液颜色逐渐变浅。若引流出大量鲜血或血性液，患者出现烦躁、血压下降、脉搏增快、尿量减少等，应考虑吻合口出血，需立即通知医师并配合处理。③经常挤压胃管，避免管腔堵塞。胃管不通畅者，可用少量生理盐水冲洗并及时回抽，避免胃扩张使吻合口张力增加而并发吻合口漏。④胃管脱出后应严密观察病情，不应盲目再插入，以免戳穿吻合口，造成吻合口漏。待肛门排气、胃肠减压引流量减少后，拔除胃管。

(2) 结肠代食管 ( 食管重建 ) 术后护理：①保持置于结肠袢内的减压管通畅；②注意观察腹部体征，了解有无发生吻合口漏、腹腔内出血或感染等，发现异常及时通知医师；③若从减压管内吸出大量血性液或呕吐大量咖啡样液伴全身中毒症状，应考虑代食管的结肠袢坏死，需立即通知医师并配合抢救；④结肠代食管后，因结肠逆蠕动，患者常嗅到粪便气味，需向患者解释原因，并指导其注意口腔卫生，一般此情况于半年后可逐步缓解。

(3) 胃造瘘术后的护理：①观察造瘘管周围有无渗液或胃液漏出。由于胃液对皮肤刺激性较大，应及时更换渗湿的敷料，并在瘘口周围涂氧化锌软膏或置凡士林纱布保护皮肤，防止发生皮炎。②妥善固定用于管饲的暂时性或永久性胃造瘘管，防止脱出或阻塞。

5. 胸腔闭式引流的护理

参见第十八章第三节气胸中的相关护理内容。

6. 并发症的预防和护理

(1) 出血：观察并记录引流液的性状、量。若引流量持续 2 小时都超过 4 mL/(kg•h)，伴血压下降、脉搏增快、躁动、出冷汗等低血容量表现，应考虑有活动性出血，及时报告医师，并做好再次开胸的准备。

(2) 吻合口漏：吻合口漏是食管癌手术后极为严重的并发症，多发生在术后 5～10 日，病死率高达 50%。发生吻合口漏的原因有：①食管的解剖特点，如无浆膜覆盖、肌纤维呈纵形走向，易发生撕裂；②食管血液供应呈节段性，易造成吻合口缺血；③吻合口张力太大；④感染、营养不良、贫血、低蛋白血症等。应积极预防。

术后应密切观察患者有无呼吸困难、胸腔积液和全身中毒症状，如高热、寒战，甚至休克等吻合口漏的临床表现。一旦出现上述症状，立即通知医师并配合处理。包括：①嘱患者立即禁食；②协助行胸腔闭式引流并常规护理；③遵医嘱予以抗感染治疗及营养支持；④严密观察生命体征，若出现休克症状，积极抗休克治疗；⑤需再次手术者，积极配合医师完善术前准备。

(3) 乳糜胸：食管、贲门癌术后并发乳糜胸是比较严重的并发症，多因伤及胸导管所致，多发生在术后 2～10 日，少数患者可在 2～3 周后出现。术后早期由于禁食，乳糜液含脂肪甚少，胸腔闭式引流可为淡血性或淡黄色液，但量较多；恢复进食后，乳糜液漏出量增多，大量积聚在胸腔内，可压迫肺及纵隔并使之向健侧移位。由于乳糜液中 95% 以上是水，并含有大量脂肪、蛋白质、胆固醇、酶、抗体和电解质，若未及时治疗，可在短时期内造成全身消耗、衰竭而死亡，故须积极预防和及时处理。其主要护理措施包括：①加强观察：注意患者有无胸闷、气急、心悸，甚至血压下降。②协助处理：若诊断成立，迅速处理，即置胸腔闭式引流，及时引流胸腔内乳糜液，使肺膨胀。可用负压持续吸引，以利胸膜形成粘连。③给予肠外营养支持。

（五）健康教育

1. 疾病预防

避免接触引起癌变的因素，如减少饮用水中亚硝胺及其他有害物质、防霉去毒；应用维 A 酸类化合物及维生素等预防药物；积极治疗食管上皮增生；避免过烫、过硬饮食等；加大防癌宣传教育，在高发区人群中做普查和筛检。

2. 饮食指导

根据不同术式，向患者讲解术后进食时间，指导选择合理的饮食及注意事项，预防并发症的发生。

3. 活动与休息

保证充足睡眠，劳逸结合，逐渐增加活动量。术后早期不宜下蹲大小便，以免引起体位性低血压或发生意外。

4. 加强自我观察

若术后 3、4 周再次出现吞咽困难，可能为吻合口狭窄，应及时就诊。

5. 定期复查，坚持后续治疗。

**四、脓胸患者的护理**

胸膜腔内积脓称为脓胸，多数脓胸继发于肺部化脓性感染。根据病程的长短分为急性和慢性脓胸，急性脓胸治疗不及时或处理不当，可逐渐发展成为慢性脓胸。按感染波及范围可分为弥散性（全脓胸）脓胸和局限性（包裹性）脓胸。

（一）临床表现

1. 急性脓胸

常表现为高热、脉快、气促、咳嗽、胸痛、胸闷、全身乏力、白细胞增高等急性炎症表现和呼吸困难症状。叩诊呈浊音，听诊呼吸音减弱或消失。严重者可出现发绀和感染性休克。

2. 慢性脓胸

常有长期低热、食欲减退、消瘦、乏力、贫血、低蛋白血症等慢性全身中毒症状，可伴有气促、咳嗽、咳脓痰等症状。叩诊呈实音，听诊呼吸音减弱或消失。部分患者有杆状指（趾）。

（二）护理评估

1. 健康史

(1) 一般情况：了解患者的年龄、性别、婚姻和职业等；成年女性患者月经史、生育史等。

(2) 疾病史：有无肺炎久治不愈或其他反复发作的感染性疾病史、发病经过及诊治过程。

2. 身体状况

(1) 局部：患者有无胸痛、呼吸急促；有无咳嗽、并评估咳痰，痰量、颜色及性状；胸部有无塌陷、畸形；肋间隙是饱满还是变窄；气管位置是否居中；纵隔有无移位；呼吸音是否减弱或消失；患侧胸部叩诊有无浊音；是否有杆状指（趾）等。

(2) 全身：患者有无发热、发绀；有无水电解质失衡；有无全身乏力、食欲减退、消瘦、贫血、低蛋白血症等慢性全身中毒症状等。

(3) 辅助检查：①血常规是否示白细胞计数升高，中性粒细胞比例增高；或红细胞计数和血细胞比容降低；②有无低蛋白血症；③脓液细菌培养结果；④胸部 X 线检查有无异常发现。

3. 心理 – 社会状况

患者和家属对本疾病的认知、心理承受程度、有无异常情绪和心理反应等。

( 三 ) 护理诊断

1. 知识缺乏

缺乏对疾病和治疗的相关知识。

2. 营养失调 ( 低于机体需要量 )

与长期感染使消耗增加、营养摄入不足有关。

3. 气体交换受损

与肺扩张受限有关。

4. 体温过高

与感染有关。

( 四 ) 护理措施

1. 心理护理

耐心解释疾病的发生、发展及早期治疗的重要性，鼓励患者树立治愈的信心，取得患者的积极配合。

2. 改善全身状况

指导患者进食高热量、高蛋白、高维生素饮食，并注意补充电解质。必要时给予静脉营养、输血浆、白蛋白或红细胞以纠正低蛋白血症和贫血，增加机体抵抗力。鼓励患者适当活动和锻炼，增强体质，提高手术耐受力。

3. 对症处理

体温超过 39℃的患者给予物理或药物降温，嘱患者多饮水。呼吸困难的患者取半卧位，吸氧，1 ～ 2 L/min。

4. 控制感染

遵医嘱使用有效的抗生素。

5. 协助医生进行胸腔穿刺及胸腔灌洗，操作过程中观察并询问患者有无不适。

6. 保持引流管通畅

胸腔闭式引流术或开胸手术后，观察并记录引流液的性状、量、颜色及水柱波动范围。引流瓶可接负压为 -3.92 ～ -1.96 kPa(-29 ～ -15 mmHg) 的吸引装置，并保持负压吸引持续有效。

7. 开放引流的患者固定好引流管，防止其脱出或滑入胸膜腔。

8. 开窗引流的患者注意观察局部渗出情况，及时更换敷料，保持伤口周围清洁干燥，防止继发感染。

9. 鼓励患者早下床活动、深呼吸和用力咳嗽，促进肺膨胀，尽早消除残腔。

10. 胸廓成形术后应防止发生反常呼吸，胸带固定松紧度以伸入一指为宜，过松达不到治疗效果，过紧限制呼吸运动。

（五）健康教育

1. 鼓励患者加强营养，参加体育锻炼，增强机体抵抗力。

2. 积极治疗呼吸道及其他胸腹腔脏器的感染，预防发展成脓胸。

3. 让患者了解胸腔穿刺及胸腔灌洗等治疗的意义和作用，取得积极配合。

4. 胸廓成形术后指导患者做上肢侧屈、抬高、上举、肘部弯曲及回转等运动，加强上肢功能锻炼，并矫正身体姿势防止脊柱侧弯。

**五、先天性心脏病的护理**

先天性心脏病是胎儿时期心脏血管发育异常而致的畸形，是小儿时期最常见的心脏病。临床以房间隔缺损、室间隔缺损、动脉导管未闭及法洛四联症为多见。大多数患儿需手术治疗可使心脏恢复正常结构和功能。

（一）房间隔缺损

房间隔缺损是指原始心房间隔在发生、吸收和融合时出现的异常，左右心房之间仍残留未闭的房间孔。绝大多数患儿无症状，活动量不减少，仅表现为生长较慢，易患呼吸道感染。长时间的大量左向右分流，形成肺动脉高压，出现活动后心慌气短、易疲劳、咳嗽等症状。由于肺动脉压力的升高，当右心房压力高于左心房时，出现右向左分流，引起发绀、右心衰竭的表现，发生艾森曼格综合征。

（二）室间隔缺损

系胚胎期室间隔发育不全而形成的单个或多个缺损，由此产生左、右两心室的异常交通。

1. 轻型患者

常无明显的自觉症状，活动量无明显减小，有些患者易患上呼吸道感染，不影响发育，胸壁正常。听诊时胸骨左缘第3、第4肋间可闻及全收缩期响亮的杂音。缺损越小，杂音的范围也越小。收缩期可触及细微震颤。肺动脉瓣第2音正常。

2. 中型患者

幼时反复呼吸道感染，体质较弱。有些患者胸廓畸形，活动后心慌、气短。胸骨左缘第3、第4肋间有响亮、粗糙的收缩期杂音，杂音的范围较大，胸骨右缘也可闻及。肺动脉瓣第2音较亢进。心尖冲动范围大，心前区有较粗大的震颤。

3. 重型患者

幼儿常有反复发作的肺炎及心衰史，体力极差。活动量较小、心慌、气短明显，哭闹或劳累时出现口唇苍白或发绀，胸廓可有明显畸形。收缩期杂音不响亮，甚至听不到收缩期杂音。而肺动脉瓣第2音响亮亢进，且有急迫感。收缩期震颤很轻或消失。此时左向右分流量明显减少，有些为双向分流，甚至仅为右向左分流。

（三）动脉导管未闭

动脉导管是胎儿时期连接肺动脉与主动脉的生理性血流通道。由于出生后小儿循环血中前列腺素 $E_2$ 及前列腺素 $I_2$ 减少，通过导管血流中的氧分压增加等作用，多于出生后 24 小时内导管的功能丧失，一般出生后 4 周内形成组织学闭塞，成为动脉韧带。各种原因造成婴儿时期的动脉导管未能正常闭塞，称为动脉导管未闭。

临床症状的轻重因导管的粗细、分流量的大小及肺循环阻力而不同。分流量小，症状轻微或根本无自觉症状。分流量大者，有心悸、气短、乏力、反复呼吸道感染以及心力衰竭。合并严重肺动脉高压者，有发绀、咯血及腹胀、下肢水肿等心功能不全表现。听诊肺动脉瓣第二音增强或亢进，胸骨左缘第 2～3 肋间可听到双期连续的机器样杂音，杂音特点是收缩期渐强而舒张期渐弱。此外还有其他体征，如舒张压低、脉压增宽、枪击音（股动脉）、水冲脉（桡动脉）以及毛细血管搏动征等周围血管征。重度者上下肢出现差异性发绀。

（四）法洛四联症

法洛四联症属于圆锥动脉干畸形，病理基础为四种畸形：肺动脉狭窄、室间隔缺损、主动脉骑跨和右室肥厚。

1. 发绀

是法洛四联症的主要症状。发绀程度和出现早晚与流出道狭窄程度和主动脉骑跨程度有关。患儿多在出生后 6 个月以后出现发绀，有些患儿在儿童期或成人时期才出现发绀。发绀在哭闹与运动时加重，平静休息时减轻，随年龄增长，发绀有加重的趋向。

2. 呼吸困难和乏力

因缺氧，患儿多无力，不吵闹，不善活动，好安静。出现缺氧发作时出现呼吸困难，发绀加重，昏厥，甚至昏迷、抽搐、死亡。

3. 蹲踞

是法洛四联症的特征性姿势。蹲踞时发绀和呼吸困难减轻，发绀重者蹲踞较频繁，成人四联症少有蹲踞。其机制可能与蹲踞时体循环阻力增加，减少了右向左分流有关。

（五）护理评估

1. 一般情况

评估呼吸、心率、体温、血压情况，有无呼吸道感染及全身各部位是否有感染灶。

2. 专科情况

(1) 是否有体格发育落后。

(2) 是否有皮肤发绀、眼结膜充血、杵状指（趾）。

(3) 有无脉搏增快、呼吸急促、鼻翼翕动和三凹征。

（六）护理诊断

1. 低效型呼吸形态

与手术、麻醉及机械通气有关。

2. 清理呼吸道无效

与使用呼吸机有关。

3. 心输出量减少

与心功能不全有关。

4. 活动无耐力

与氧的供需失调有关。

5. 感染

与机体免疫力低下有关。

6. 知识缺乏

不了解先天性心脏病，缺乏有关手术过程和术后恢复方面的知识。

7. 恐惧

与疾病的威胁及陌生环境有关。

(七) 护理措施

1. 术前准备

(1) 帮助患者适应病区环境，降低恐惧和焦虑情绪。

(2) 以高蛋白、高纤维素、易消化的饮食为主。

(3) 预防缺氧发作：缺氧发作是发绀型心脏病的重要表现之一，发作的主要表现为烦躁不安、呼吸困难、发绀加重、哭声微弱、昏厥、肌张力低下，偶有意识丧失，甚至猝死。哭闹、排便、感染、贫血、寒冷及创伤等均可诱发，对患儿应做到限制活动，如遇高热、呕吐、腹泻等情况，及时补液，抗感染，伴有贫血者，补充铁剂，严重贫血者可以输血。缺氧发作时，立即将患儿下肢屈起，置胸膝卧位，按医嘱用药。

(4) 预防便秘：便秘、排便用力可诱发心律失常 ( 有时甚至猝死 )、心源性休克、心衰。应养成定时排便习惯，不要人为抑制排便。多吃含纤维素较多的食物、水果、蔬菜，如粗粮、梨、香蕉、芹菜、韭菜、萝卜等，经常饮些蜂蜜水。一旦发生便秘，不要紧张，更不要用力大便、屏气，应立即与医生护士联系，使用开塞露或口服缓泻剂，若效果不好，可采用灌肠法。

(5) 指导患者练习

1) 呼吸技术：目的是促进肺部膨胀，增加肺活量。

2) 有效咳痰：目的是术后排除痰液，防止肺部感染和肺不张。方法：吸气后屏住呼吸 3 ～ 5 秒，然后经口慢慢呼气，尽可能呼尽；第 2 次吸气后，屏住呼吸，然后用力从胸部深处咳出 ( 不要从口腔后面或咽喉部咳出 )，再进行两次短促有力的咳嗽。

3) 床上排尿：目的是预防术后尿潴留。

4) 介绍监护病房环境、配相关仪器和抢救设备，各种仪器会发出不同的声音，降低患者术后紧张情绪。

2. 术后护理

(1) 血流动力学监测及容量补充：观察神志、皮肤、四肢的色泽及温度，脉搏，静脉充盈度及尿量。四肢厥冷、发绀，表示组织灌注不足；皮肤、黏膜颜色苍白，静脉萎陷，中心静脉压低，提示血容量不足；尿量充沛反映肾脏灌注良好，通常提示循环系统稳定。

(2) 呼吸道护理：拔除气管插管后，定时翻身，叩背，雾化吸入。鼓励患者咳嗽，深呼吸，可用手轻轻按压伤口以减轻咳嗽时引起的不适。

(3) 保持心包内外引流管通畅，切勿将引流管扭曲、受压及滑脱，翻身和下床活动要防止引流瓶倾倒，引流管松脱，以免气体进入胸腔内而致气胸。也不要将引流瓶举起超过引流平面，以免引起逆行感染。

(4) 保持尿管通畅，密切观察尿量、颜色、性质，并做好准确的记录。

(5) 早期活动：术后长期卧床，易并发下肢深静脉栓塞。一般在术后第 3 天，若循环系统已稳定、胸部引流管已经拔除，应起床活动，或坐在靠背椅上。

（八）应急措施

1. 心律失常

手术创伤，缺氧，水电解质失衡，酸碱失衡，术前心脏器质性病变等，都是术后心律失常的原因，严重的心律失常未及时处理或处理不当，可诱发室颤，以至心搏骤停。术后应持续心电监测，及时发现心律失常，报告医生并进行及时处理。

2. 低心排血量综合征

术前心功能差，术中心肌保护欠佳，术后血容量不足，心功能不全，严重的心律失常等均可导致低心排出量综合征。患者表现为血压低，中心静脉压升高，呼吸急促，动脉血氧分压下降，心率快，尿少，面色苍白，四肢湿冷等。应根据不同原因引起的低心排出量综合征给予相应的处理。有效血容量不足的给予补充血容量；心功能不全，排除心脏压塞后可应用多巴胺、肾上腺素等药物，同时应用血管扩张剂，如硝普钠等，以克服血管阻力降低后负荷，增强心功能。

（九）健康教育

1. 注意休息，适量活动，循序渐进地增加活动量，若运动中出现心率明显加快，心前区不适，应立即停止活动，需药物处理时，及时与医院联系。

2. 注意保暖，预防感冒，及时发现和控制感染。

3. 先心病患儿出院后家长应鼓励患儿走路时姿势要端正，以免造成驼背。

4. 出院后按医嘱服用药物，在服用地高辛时要防中毒。

5. 合理膳食，多食高蛋白、高维生素、营养价值高的食物，如瘦肉、鸡蛋、鱼类等食物，以增加机体营养、提高机体抵抗力，不要暴饮暴食。

6. 预防便秘。

7. 遵医嘱定时复查。

## 六、冠心病

冠状动脉性心脏病是指各种原因造成冠状动脉管腔狭窄，甚至完全闭塞，使冠状动脉血流不同程度的减少，心肌血氧供需失去平衡而导致的心脏病。最常见的病因是冠状动脉粥样硬化。在我国本病的发病率低于西方，但近年呈上升趋势，为老年人主要死因之一。

临床实践证明，冠状动脉旁路移植（搭桥）术（CABG）能有效地缓解或解除患者心绞痛症状，改善心肌供血，避免心肌梗死的发生，提高患者生活质量和延长生命，已经是公认的治疗冠心病心肌缺血最有效的方法。

（一）护理评估

1. 健康史

本病病因至今尚未完全清楚，但认为与高血压、高脂血症、糖尿病、内分泌功能低下、吸烟及年龄等因素有关。

2. 身体状况

(1) 症状

1) 心绞痛：表现为胸骨后的压榨感，闷胀感，伴随明显的焦虑，持续 3～5 分钟，常放射到左侧臂部、肩部、下颌、咽喉部、背部，也可放射到右臂，有时可累及这些部位而不影响胸骨后区。用力、情绪激动、受寒、饱餐等增加心肌耗氧情况下发作的心绞痛称为劳力性心绞痛，休息和含化硝酸甘油缓解。有时候心绞痛不典型，可表现为气紧、晕厥、虚弱、嗳气，尤其在老年人表现更为明显。

2) 心肌梗死：发生前一周左右常有前驱症状，如静息和轻微体力活动时发作的心绞痛，伴有明显的不适和疲惫。心肌梗死时表现为持续性剧烈的压迫感、闷塞感，甚至刀割样疼痛，位于胸骨后，常波及整个前胸，以左侧为重。部分患者可有放射痛，疼痛部位与以前心绞痛部位一致，但持续更久，疼痛更重，休息和含服硝酸甘油不能缓解。有时候表现为上腹部疼痛，容易与腹部疾病混淆。伴有低热、烦躁不安、多汗或冷汗、恶心、呕吐、心悸、头晕、极度乏力、呼吸困难、濒死感，持续 30 分钟以上，甚至数小时。

(2) 体征：一般早期无明确的阳性体征，较重者可有心界向左下扩大，第一心音减弱，有心律失常时可闻及早搏、心房纤颤等。合并心衰时双下肺可闻及湿啰音，心尖部可闻及奔马律等。

3. 心理状况

患者一般比较紧张，但是对冠心病有所了解，所以比较配合治疗和护理。

4. 辅助检查

(1) 心电图：是冠心病诊断中最早、最常用和最基本的诊断方法。无论是心绞痛或心肌梗死，都有其典型的心电图变化。特别是对心律失常的诊断更有其临床价值，当然也存在着一定的局限性。

(2) 冠状动脉造影：是目前冠心病诊断的"金标准"。可以明确冠状动脉有无狭窄、狭窄的部位、程度、范围等，并可据此指导进一步治疗所应采取的措施。同时，进行左心室造影，可以对心功能进行评价。

(3) 心电图负荷试验：主要包括运动负荷试验和药物试验 ( 如双嘧达莫、异丙肾上腺素试验等 )。对于有些冠心病患者，发病时心电图可以完全正常。所以该检查通过诱发心肌缺血，进而证实心绞痛的存在。对于缺血性心律失常及心肌梗死后的心功能评价也是必不可少的。

(4) 动态心电图：是一种可以长时间连续记录并编集分析心脏在活动和安静状态下心电图变化的方法。

(5) 心肌酶学检查：包括 CPK( 血清肌酸激酶 )、CPK-MR( 血清肌酸激酶同工酶 )、LDH( 乳酸脱氢酶 ) 等，是急性心肌梗死的诊断和鉴别诊断的重要手段之一。

( 二 ) 治疗原则

冠状动脉旁路移植 ( 搭桥 ) 术 (CABG)。

( 三 ) 护理措施

1. 严密监测心电图

心电监测选择一个 R 波向上的导联，每日定时做标准的十二导联心电图 1 次。观察有无 ST-T 弓背上抬、T 波改变和心肌缺血情况有助于及早发现围术期心梗、动脉痉挛及血运重建不完全等情况。怀疑 ECG( 心电图 ) 有问题时应急查血心肌酶。

2. 预防心律失常

通过监测心律的快慢，维持满意的心律，从而减低心肌耗氧量，防止恶性心律失常。

3. 监测血流动力学

(1) 持续有创动脉血压检测、定时记录。

(2) 应用持续心排血量监测仪和肺动脉漂浮导管持续监测肺动脉压 (PAP)、肺毛细血管楔压 (PCWP)、心排血量 (CO)、右房压 (CVP) 等，并详细记录。

4. 保持血压平稳

患者术前如伴有高血压，术后血压应控制在不低于术前血压的 20 ~ 30 mmHg。术后早期应充分镇静，合理应用血管扩张剂或钙通道阻滞剂，保持良好的心、脑、肾灌注同时减少出血。

5. 观察胸腔及心包腔出血情况

(1) 保持引流管通畅。

(2) 仔细计量引流液并观察其性质。

(3) 怀疑有出血情况，参阅床旁 X 线胸片及床旁超声结果，发现出血并确诊后及早二次开胸止血。

6. 呼吸功能的维护

(1) 充分供氧，保持呼吸道畅通，加强胸部体疗。

(2) 避免低氧血症的发生，如 $PaO_2$ 低，可采用鼻导管和面罩同时供氧；重者可采用呼吸机间断加压给氧。

(3) 持续监测血氧饱和度，定时查动脉血气，仔细记录结果。

7. 体温

术后早期积极复温，注意末梢循环保暖，体温升至38.5℃时采取降温措施，可采用冰袋降温、温水擦浴或药物降温。

8. 药物抗凝

术后应根据患者情况及时应用抗凝、抗血小板聚集类药物，如肝素、阿司匹林、双嘧达莫等，注意观察用药后反应，如出血、胃肠道不适等。

9. 肾功能的维护

(1) 观察尿量及尿色有无异常。

(2) 定时监测肾功能，如血钾、BUN、Cr、尿比重等。

10. 并发症的护理

(1) 合并糖尿病：术前患有糖尿病，加之手术造成的应激性血糖升高，直接影响患者水电解质、酸碱代谢平衡，而且血糖过高影响患者伤口的愈合。所以需定时监测餐前餐后血糖，发现血糖异常及时处理。

(2) 脑部并发症：由于高龄、脑动脉硬化、颈动脉狭窄、体外循环脑灌注时相对于术前高血压而造成的脑供血不足、血液稀释导致的脑组织水肿，低氧血症后造成大脑皮层损伤等原因出现，术后要求保证脑灌注，充分供氧、保持安静、减少搬动，遵医嘱及时应用脱水及脑细胞代谢药物。

11. 伤口的护理

(1) 早期观察伤口有无出血、渗血迹象、遵医嘱给予抗生素预防感染。

(2) 用弹力绷带包扎患肢，抬高 15° ~ 30°，与对侧比较，观察患肢颜色、温度、张力等情况。术后 24 小时可拆除弹力绷带。

(3) 间断被动或主动活动患肢，预防血栓形成。

12. 饮食

(1) 拔除气管插管后 6 小时可进食。应遵循流食 - 半流食 - 普食，提供富含维生素和纤维素、易消化的食物，有利于排便通畅。

(2) 进食前严格评估患者吞咽功能，防止误吸。

(3) 不能脱离呼吸机的患者，可鼻饲胃肠营养液，并同时给予静脉高营养。

13. 心理护理

(1) 疼痛的护理：疼痛直接影响患者的康复，针对患者特点，进行全面有效的护理评估，及早应用镇痛泵或其他镇痛药物。

(2) 对于产生精神症状的患者，医护人员要给予更多的关心和爱护，各种操作尽量集中，动作轻柔并适当给予镇静药物。

(3) 对于思想负担较重的患者，护士要注意观察患者情绪变化，积极开导鼓励患者，增强战胜疾病的信心，使其尽快康复。

(四) 健康教育

1. 日常生活

(1) 休养环境应舒适安静，室内保持温湿度适宜和空气新鲜，并根据气候及时增减衣服，避免受凉感冒。

(2) 要保持心情愉快，避免情绪过于激动。

(3) 在日常生活中要注意饮食搭配，科学进餐。肥胖患者应减少总热量摄入，保持体重在正常范围；高血脂患者应以低脂饮食为主，多进食水果蔬菜；高血压患者应坚持低盐饮食；养成良好的进食习惯，定时定量进餐，不要暴饮暴食，禁忌烟酒、咖啡以及辛辣等刺激性食物。

(4) 保持大便通畅，应保持 1 ～ 2 天排便 1 次，避免过度用力排便，必要时可服缓泻剂。

(5) 术后需要一段时间恢复，应在医师指导下逐渐恢复体力活动及工作。如果工作负担过重，应调换工作，注意劳逸结合。

2. 用药指导

(1) 术后患者应终身服用抗凝药，如阿司匹林、双嘧达莫。

(2) 服用血管扩张剂，硝酸酯类，如单硝酸异山梨酯片；钙通道阻滞剂，如合贝爽；β受体阻滞剂，如阿替洛尔、美托洛尔。

(3) 强心利尿剂一般不服用，必要时在医师指导下服药，应定时、定量服用，不可随意中途停药、换药或增减药量。

(4) 用药时应进行自我观察，注意药物的副作用：服用阿司匹林可见皮下出血点或便血；服用阿替洛尔时如出现心率减慢应减量或逐渐停药。

(5) 外出时务必随身携带硝酸甘油类药物，以防心绞痛发作。如疼痛持续时间大于 30 分钟，疼痛程度加重，且含药效果不佳，应考虑心肌梗死的发生，应迅速就近就医，以免延误治疗抢救时机。

3. 复查

出院后一般每半个月复查 1 次，以后根据病情可逐渐减为 1 ～ 2 个月复查 1 次。

# 第三节　临床护理实践

## 一、病例分析

患者，女，35岁，因"活动后心悸，胸闷半年"，于2008年5月29日门诊入院。患者诉一年前劳动后突发胸闷、气促，伴随乏力、咳嗽，休息后有所缓解。近半年来，轻微活动后即出现以上症状，并有所加重。入院后完善术前检查及改善心功能，于6月8日在低温体外循环下行二尖瓣置换术＋三尖瓣成形术，术程顺利。

辅助检查：

(1) 心脏彩超示：前、后叶二尖瓣呈同向运动，图像示前后叶增厚，开放受限，二尖瓣开放面积缩小。

(2) X线检查：前后位心脏肺动脉段膨出及左心房扩大呈梨形心，右前斜位可见食管向后移位（系左房扩大所致），左前斜位可见左主支气管上抬，右心缘可见双房影像，可见肺门阴影加深（肺瘀血时）。

(3) 心电图：左房扩大可见二尖瓣型P波，右心室肥厚图形。

术后诊断：风湿性心脏病，二尖瓣狭窄伴三尖瓣关闭不全，心功能Ⅲ级。

## 二、护理评估

（一）现病史及既往史

患者于6月8日7:30在全麻体外循环下行二尖瓣置换术＋三尖瓣成形术，术程顺利，于14:30返回病房ICU。

术后治疗方案：返回ICU 6小时内，机械通气支持，心电监护，抗感染，止血，运用血管活性药物维护心功能，保温治疗，必要时输血治疗。

患者术后转入心脏外科监护病房，神志清醒，6小时后停机械通气，拔除气管插管顺利。胸部正中切口敷料干燥固定，留置心包、胸骨后负压引流管引出暗红色液体，尿管引出淡黄色尿液，留置右颈内中心静脉穿刺管，输液通畅；持续"多巴胺""硝酸甘油"注射泵泵入。监测中心静脉压准确；留置左桡动脉测压管固定，测压波形准确。患者无呼吸困难，暂未诉伤口疼痛。

既往无外伤史、手术史。血压、血糖正常。

无过敏史。

（二）生命体征

T 35.5℃、HR 96次/分、R 18次/分、BP 125/75 mmHg。

（三）营养与排泄

营养一般，身高158 cm，术前体重48 kg。术前普通饮食，术前晚行灌肠一次，术后无排便，无腹胀，腹痛。留置尿管，术后第一天拔除尿管后可自解小便。

（四）皮肤黏膜

1. 全身皮肤情况，慢性病容，皮肤完整。患者诺顿评分：15分，压疮发生危险较小。

2. 口腔黏膜

完整，湿润，舌苔厚，黑。

3. 会阴部、肛周皮肤黏膜

干燥，无红肿，皮疹，无破损。

（五）活动与精神

持续骼动脉置管监测，致使左上肢活动受限，其余肢体活动自如，半床上可适当活动，生活需人协助，活动后有气促，易疲劳，精神差。Barthel 指数得分：20 分，生活很需要照顾。跌倒危险因子评估，得分：25 分，为高风险。

（六）疾病功能体位

半坐卧位。

（七）疼痛与舒适

留置心包胸骨后引流管影响患者活动，疼痛，留置监测管道影响患者活动，患者感觉不适。

（八）认知与感知

神志清楚，视觉，听力正常，定向正确，对答切题，记忆力正常，讲话清楚，常用语言四川话，理解普通话。

（九）睡眠

睡眠质量差，难以入睡，与术后疼痛及留置多条管道不适有关，也与医护人员的日常治疗和处置及同室病友的影响有关。

（十）生活方式

四川籍外来务工人员，饮食营养缺乏，喜辣，无不良嗜好，无药物依赖。

（十一）心理与社会

1. 患者及其丈夫为农民工，经济状况差，女儿幼小，在老家。家庭成员感情和睦。

2. 患者情绪焦虑，无医保，考虑住院费用。住家远，饮食依靠医院食堂，对饮食不习惯。

3. 患者具有初中文化，无宗教信仰。对风湿性心脏病无认识，对置换瓣膜后的相关知识理解困难，但能遵医嘱或健康指导。

### 三、护理问题

1. 有心律失常的危险。

2. 有发生电解质紊乱的危险。

3. 呼吸功能下降。

4. 感染的危险。

5. 营养缺乏。

6. 有跌倒的危险

跌倒危险因子评分 25 分。

7. 缺乏疾病的相关知识。

### 四、护理措施

（一）并发症观察及护理

患者术后病情比较平稳，无术后并发症的发生，但应做好预防性的护理观察及措施。

1. 电解质紊乱

术中, 术后利尿易导致钾, 钠离子丢失过多, 造成患者低血钾, 低血钠, 观察患者心电图是否出现病理性 U 波, 心律失常, 食欲缺乏, 恶心, 呕吐等, 及时给予相应的处理及治疗。

2. 术后早期心功能不全或低心排综合征

换瓣患者术前多数心功能较差, 加之术中心脏的创伤和缺血、缺氧、麻醉药物的影响, 术后易发生心功能不全或低心排。根据持续监测的各项生命体征, 维持右房压 ( 即 CVP) 在 $8 \sim 12 \, cmH_2O$, 根据血流动力学指标, 通过监测 CO、CVP、PAP, 有创动脉压等决定血容量的补充, 严格控制入量, 补液速度也不能太快, 严格控制输液速度, 一般 $20 \sim 30$ 滴 / 分, 以免加重心脏负担。准确记录出入量, 术后早期维持负平衡。遵医嘱使用注射泵微量持续给予正性肌力药和血管扩张药, 进行强心治疗。

( 二 ) 心包, 胸骨后负压引流管的护理

1. 每小时测量引流量并记录。观察引流液的颜色及性状。

2. 保持管道的通畅, 避免受压、扭曲、脱落; 间断挤压引流管, 避免血块阻塞引流管影响引流效果。

3. 如果发现下列异常情况应立即通知医生: 术后血性胸液超过 200 mL, 连续 3 小时以上, 应高度怀疑有活动性出血; 胸腔引流突然停止, 伴有中心静脉压增高, 血压下降, 心音遥远, 少尿, 呼吸困难, 应怀疑有心包填塞。

4. 如患者出血偏多, 是由于肝素中和不完全, 血小板减少凝血因子不足或纤溶亢进引起, 则应尽快查找原因, 对症处理。

( 三 ) 呼吸道的护理

患者实施体外循环下的心脏手术, 对心肺功能有较大的影响。术后呼吸机辅助呼吸时间较长, 也会造成肺部分泌物在肺内的堆积, 而且患者术后对疼痛不耐受, 翻身少, 起床活动的时间短, 也造成患者术后呼吸道内分泌物多, 排痰不畅。拔管后观察到患者的呼吸较浅, 血氧饱和度与吸氧浓度关联大, 高流量吸氧 $6 \sim 8 \, L/min$, $SpO_2$ 在 $97\% \sim 98\%$, 动脉血氧分压 67 mmHg。

1. 胸部的体疗

(1) 拔出气管插管后的 2 小时后, 患者生命体征平稳, 协助患者体疗。一般每班进行 $2 \sim 3$ 次, 每次不少于 10 分钟, 除特殊情况外, 选择在患者进餐前 $30 \sim 60$ 分钟。患者夜间睡眠差, 夜间应减少体疗的次数, 尽量安排在白班进行。

(2) 术后第一天, 患者不能长时间座位, 协助患者半卧位, 嘱患者做深呼吸, 增加肺活量, 使肺泡膨隆, 防止肺不张。鼓励患者吹气球, 以能吹到的最大体积为佳, 作用和深呼吸的目的一样, 患者比较合作。

(3) 协助患者定时翻身, 左右交替, 叩击及震颤胸背部, 每侧不少于 10 分钟。一般叩击为背部肺的投影区域, 由下至上, 由外及里, 避免拍击脊柱以及双肾区。

(4) 鼓励患者自行咳嗽: 虽然术前有指导患者正确咳嗽的方法, 但术后患者胸部伤口疼痛, 导致咳嗽力度弱, 效果差。那么在鼓励患者咳嗽时, 护士可用手按住胸部的伤口, 也可以双手放置在患者胸部两侧, 适度向前向内挤压固定患者的胸廓, 减少咳嗽时对胸部伤口的震荡, 从

而使患者的咳嗽更加的有力且有效。

(5) 患者痰液黏稠，咳出困难时，也可协助或指导患者以示指按压胸骨上凹刺激气管，引发咳嗽发射，从而促进痰液咳出。

(6) 随着患者体力的恢复，鼓励患者由床上座位时间的延长－早期离床活动－床旁适当活动，从而减少呼吸道并发症。

2. 雾化治疗

雾化治疗是防止喉头水肿和支气管痉挛的有效方法。因为它能消除黏膜充血、水肿和支气管痉挛；降低分泌物的黏稠度；湿化气道。常用的药物是生理盐水、氨溴索、地塞米松、庆大霉素的混合药液。指导患者在治疗时深呼吸，并尽量在吸入雾气后憋气数秒，使雾化的药物尽量到达肺部的小支气管。

3. 加强房间的通风，以预防呼吸道疾病的发生。

(四) 生活护理，饮食，活动指导

1. 生活护理

协助患者床上擦浴，保持皮肤的清洁，使患者感到舒适。

2. 饮食

由于手术不涉及肠道，术后患者拔出气管插管后1～2小时就可以开始进食，一般术后当晚建议患者少量进食温水，以减轻口渴，但避免大量饮水造成心衰及肺水肿的发生。术后第一天依据患者的胃口开始由流质饮食－半流质饮食－普通饮食，但仍然是少量多次，避免过饱，加重心脏负担。饮食中也要多摄入蔬菜，水果，保持大便通畅，避免便秘。术后第三天，患者的饮食基本恢复正常，进食无恶心，进食品种多样。已排成形褐色软便一次，少量。

3. 活动

卧床时，床边加床栏，将生活用品及呼叫铃放在患者容易获取的位置。随着患者体力的恢复，鼓励患者由床上座位时间的延长－早期离床活动－床旁适当活动，从而减少呼吸道并发症；也可以促进肠道活动，使排便通畅。术后早期活动时，由于患者携带引流管道及使用血管活性药物，应有人在旁，床边应挂预防跌倒标识，注意防跌倒。

(五) 皮肤护理

1. 每班常规全身皮肤检查，特别是躯体受压部位，如骶尾、足跟等。

2. 患者在尿管拔除后心功能差，使用注射泵多，留置管道多，不宜下床排便，须在床上完成排便。多数女患者术后常提前月经来潮，所以加强对患者会阴部的清洁，避免各种体液对会阴部及骶尾部皮肤的刺激，也预防感染。

3. 术后早期翻身，使用软枕保持患者舒适体位，动作轻柔，避免拖拉造成皮肤的损伤。

4. 患者术后拔除心包，胸骨后引流管后，服用抗凝药物，易造成患者皮下出血、瘀斑等，加强患处皮肤的观察和护理，避免抓挠，破损。

(六) 药物相关知识指导 (出院指导)

行人工机械瓣膜置换的患者需终身服用抗凝药物，抗凝不足时有发生机械瓣膜血栓形成造成动脉栓塞的危险，抗凝过量又有出血的危险，所以抗凝是关系到生命安全的大事，患者术后拔除引流管后开始服药，患者及亲近的同住家属一定要掌握好药物 (华法林) 的作用及服用注意事项。

1. 在服药期间必须仔细观察有无出血征象，如有黑便、血尿、较大范围不明原因的瘀肿、呕吐出咖啡样物、出鼻血或牙龈出血、月经过多等现象，应及时报告值班医生，在医生指导下调整抗凝药用量。在日常生活中注意避免外伤和其他引起出血的因素。

2. 要求每天固定在同一时间服药，剂量准确。护士发药时须"发药到手，看服到口"。

3. 向患者解释抽血的目的，了解定期检查凝血时间的意义。

# 第六章 神经系统

## 第一节 常见症状及问题的护理

人类神经系统具有极复杂、精细的结构和功能。脑、脊髓组成的中枢神经系统与脑神经、脊髓神经组成的周围神经系统，形成了完美、和谐的神经网络。前者主管分析内外环境传来的信息并做出反应，后者主管传导神经冲动。两者相互配合，完成机体的统一协调活动，以保持内环境的稳定并与外环境相适应。

神经系统疾病是指因感染、血管病变、外伤、肿瘤、中毒、免疫失调、变性、遗传、营养障碍和先天发育异常等所致的疾病。其常见症状有头痛、感觉障碍、运动障碍、意识障碍等。

### 一、头痛

头痛是指局限于头颅上半部，包括眉弓、耳轮上缘和枕外隆突连线以上部位的疼痛。是因颅内血管、神经和脑膜以及颅外的骨膜、肌肉、头皮韧带等疼痛敏感结构受到挤压、牵拉、移位、炎症、血管扩张与痉挛或肌肉的紧张性收缩等所致。

(一) 护理评估

1. 致病因素

常见病因有：①颅内因素：颅内感染、脑血管病变、颅内占位性病变、颅脑外伤、低颅内压等；②颅外因素：包括头颅附近器官、组织病变(眼、耳、鼻、颈部疾病)或全身性疾病(发热、高血压、缺氧、中毒、尿毒症、神经症)等。

2. 身体状况

(1) 头痛的部位：一般颅外病变所致的头痛多位于病灶的附近，较为局限且无神经定位体征；颅内病变所致的头痛较弥散，同时有相应的神经受损定位体征。

(2) 头痛的规律：动脉瘤破裂引起的头痛可突然发生并立即达到高峰，而颅内肿瘤所致的头痛呈缓慢进展。偏头痛呈周期性反复发作，持续数小时或数天；三叉神经痛呈发作性；高血压头痛、颅内占位性头痛晨起加重；眼源性头痛常午后加重；丛集性头痛多在夜间睡眠后发作。

(3) 头痛的性质：引起头痛的原因不同，其性质也不同。如血管性头痛常呈搏动样跳痛；三叉神经痛呈闪电刀割样疼痛；蛛网膜下隙出血多为爆裂样痛；颅内占位多为钝痛或胀痛；神经衰弱症候群头痛性质不一、部位不定，并与情绪波动有关。

(4) 头痛的程度：疼痛的轻重程度与患者对痛觉的敏感性有关，与病情轻重通常无平行关系。以三叉神经痛、偏头痛及脑膜刺激所致的疼痛最为剧烈。脑肿瘤的头痛在早期较轻，而出现颅内高压时疼痛较为剧烈。

(5) 伴随症状：如颅内高压所致的头痛可伴喷射性呕吐，颅内感染所致的头痛可伴发热，小脑肿瘤所致的头痛可伴眩晕，脑膜炎、蛛网膜下隙出血所致的头痛可伴脑膜刺激征，脑肿瘤、脑寄生虫囊肿头痛可伴癫痫发作。

3. 心理 - 社会状况

头痛发作时患者常有情绪紧张或焦虑、注意力不集中、失眠等表现。

4. 实验室及其他检查

血常规、脑电图、经颅多普勒、CT、MRI检查有助于疾病的定性及定位诊断，并指导治疗。

（二）护理措施

1. 卧床休息，注意卧位的合理调整，避免过度劳累和精神紧张。

2. 去除诱发和加重头痛的因素，如创造安静环境，保持大小便通畅，减少和避免咳嗽、打喷嚏，弯腰、低头、大幅度转头、突然的体位改变等。

3. 重视患者主诉，严密观察意识、瞳孔、生命体征的变化。

4. 适时向患者解释头痛主要是由于局部损伤使硬脑膜、血管及神经受到牵拉、刺激所致，理解并同情患者的痛苦，关心、安慰患者。适当应用止痛剂，但禁用吗啡、哌替啶，以免抑制呼吸中枢。

## 二、呕吐

呕吐是颅内压增高的主要症状之一。因颅内疾病而致的呕吐不同于消化系统疾病，掌握呕吐的特点对鉴别诊断有意义。呕吐多发生在头痛剧烈时，可伴有恶心，与饮食无关，呈喷射状，易发生于饭后，有时可导致水电解质紊乱和体重减轻。脑干肿瘤者，呕吐是早期唯一的症状。

（一）护理评估

1. 病因评估

(1) 反射性呕吐。

(2) 中枢性呕吐。

2. 相关因素

评估是否由于不愉快的环境或心理紧张而发生。呈反复不自主的呕吐发作，一般发生在进食完毕后，突然出现喷射状呕吐，无明显恶心及其他不适，不影响食欲，呕吐后可进食，多体重不减轻，无内分泌紊乱现象，常具有癔症性性格。

（二）护理措施

1. 观察并记录呕吐的次数、性质及伴随的症状，呕吐物的性质、量、色，为治疗提供依据。如颅内压增高引起的呕吐应予脱水降颅压处理，中枢性呕吐可肌内注射甲氧氯普胺、氯丙嗪等。

2. 及时安慰患者，解除其紧张情绪。

3. 协助患者侧卧，头偏向一侧，及时清理呕吐物，保持呼吸道通畅，防止窒息。

4. 及时更换污染的床单被服，清洁口腔及周围皮肤，使患者舒适。

5. 频繁呕吐者应暂禁食，以防发生吸入性肺炎，呕吐缓解后，应及时补充水分和营养。

6. 正确记录24小时出入量，定时检测电解质，为补液提供依据，维持水电解质平衡。

## 三、躁动

躁动是颅脑损伤及合并伤的常见症状，既是病情加重的信号，也可以是病情好转的标志，因此仔细观察躁动并找出引起躁动的原因，采取恰当的护理措施，对颅脑损伤的转归有重要意义。

(一)护理评估

1. 病因评估

(1) 颅内因素：继续出血、血肿增大、脑组织缺氧、脑水肿等高颅压表现。

(2) 非颅内因素：有缺氧、气道阻塞、休克、尿潴留、尿失禁、大便干结等。

2. 症状评估分析

引起躁动的因素，包括额叶脑挫裂伤合并颅内血肿、脑水肿和脑肿胀所致的颅内高压状态，呼吸道不畅所致的缺氧，尿潴留引起的膀胱过度充盈，大便干结引起的强烈排便反射，呕吐物或大小便浸透衣服，瘫痪肢体受压以及冷、热、痛、痒、饥饿等因素。

(二)护理措施

躁动不安是颅脑损伤急性期的常见表现之一，应注意：

1. 观察患者神志、精神状态、呼吸深浅度、频率、节律及口唇、甲床、面色、皮肤黏膜的颜色，有效地给予吸氧，休克者应加快补液速度。

2. 对尿潴留者，检查膀胱充盈度，采取诱导排尿、热敷按摩腹部膀胱区等间接引起排尿的措施。尿便失禁者，保持床铺清洁干燥；选择适宜的导尿管，注意保持尿管通畅，防止其扭曲、脱落。

3. 当患者突然由安静转入躁动，或由躁动转为安静嗜睡状态时，都应提高警惕，观察是否由病情恶化引起，特别应考虑是否存在颅内高压或呼吸道梗阻。

4. 勿轻率给予镇静剂，以防混淆病情观察，对确诊为额叶挫裂伤所致的躁动，可给予适量镇静剂。

5. 对于躁动患者不能强加约束、捆绑四肢，以免造成患者过度挣扎使颅内压进一步增高及加重能量消耗。

6. 防止意外受伤，可加床栏以防坠床，必要时由专人守护。

7. 注射时需有人相助以防断针。

8. 勤剪指甲以防抓伤。

**四、感觉障碍**

感觉障碍是指机体对各种形式的刺激(如痛、温度、触、压、位置、震动等)无感知、感知减退或异常的一组综合征。

(一)护理评估

1. 致病因素

主要由感染、血管病变、药物及毒物、脑肿瘤、外伤、尿毒症、糖尿病等引起。

2. 身体状况

(1) 感觉障碍的性质

1) 抑制性症状：感觉径路被破坏或功能受抑制时出现感觉(痛觉、温度觉、触觉和深感觉)减退或缺失，分为完全性感觉缺失和分离性感觉障碍。

2) 刺激性症状：感觉传导路径受到刺激或兴奋性增高时出现的症状，包括感觉过敏、感觉过度、感觉倒错、感觉异常、疼痛等。

(2) 感觉障碍的类型

末梢型感觉障碍：表现为对称性四肢远端呈手套袜套型感觉障碍，多见于多发性神经病。

后根型感觉障碍：表现为单侧节段性感觉障碍，感觉障碍范围与神经根的分布一致。常伴有剧烈的放射性疼痛，见于 $C_3 \sim C_6$ 后根损害。

髓内型感觉障碍：①前联合型：表现为受损部位双侧节段性分布的对称性分离性感觉障碍，见于脊髓空洞症和髓内肿瘤早期；②脊髓半离断型：又称脊髓半切综合征，病变侧损伤平面以下深感觉障碍及上运动神经元性瘫痪，对侧损伤平面以下痛、温觉缺失。常见于髓外占位性病变、脊髓外伤等；③横贯性脊髓损伤：病变平面以下所有感觉均缺失或减退。常见于脊髓炎、脊髓肿瘤。

脑干型感觉障碍：延髓外侧病变引起病侧面部浅感觉障碍和对侧肢体的痛、温觉障碍，称为交叉性感觉障碍，见于脑炎、脑血管病、脑肿瘤等。

内囊型感觉障碍：表现为偏身感觉障碍，常伴有偏瘫及偏盲，称为"三偏综合征"。常见于脑血管病变。

(3) 伴随症状：感觉障碍相应区域可出现皮肤颜色、毛发分布异常、皮疹及出汗等。脑干损伤者常伴有构音障碍、眩晕、共济失调。大脑半球病变者可出现意识、瞳孔、生命体征改变及运动、反射、肌营养障碍和大小便障碍。

3. 心理–社会状况

患者常因感觉异常而出现烦闷、忧虑、精神紧张、恐惧不安及睡眠障碍。因意外损伤的危险性增加，加重了患者及家属的心理负担。

4. 实验室及其他检查

肌电图、诱发电位及 MRI 检查有助于病因诊断。

(二) 常见护理诊断及医护合作性问题

1. 感知改变

与感觉传导通路受损有关。

2. 有皮肤完整性受损的危险

与神经病变导致感觉缺失有关。

3. 焦虑

与感觉障碍及担忧预后有关。

(三) 护理措施

1. 病情观察

重点观察患者感觉障碍部位、性质、伴随症状和心理状态。

2. 生活护理

指导患者进食高蛋白、高热量、高维生素易消化饮食，防止便秘或腹泻。保持床单整洁、干燥，指导患者用健肢为患肢擦浴、按摩、处理日常生活，防止感觉障碍的身体部位受压或受机械性刺激而发生压疮。

3. 对症护理

对感觉过敏的患者尽量避免高温或过冷刺激，慎用热水袋或冰袋，肢体确需用热水袋保暖时，水温不宜超过 50%，防止烫伤。深感觉障碍者外出行走时要有人陪伴或搀扶。

4. 感觉康复训练

(1) 知觉训练：用砂纸、绵丝刺激触觉；用温水擦洗刺激温度觉；用针刺刺激痛觉。也可进行肢体的被动运动、按摩、理疗及针灸。

(2) 建立感觉运动一体化概念：每天用温水擦洗感觉障碍的身体部位，以促进血液循环和感觉恢复；被动活动关节，反复适度地挤压关节、牵拉肌肉、韧带，让患者注视患肢，并认真体会其位置、方向及运动感觉，再让患者闭目寻找停滞在患肢不同部位的具体位置。

5. 心理护理

关心患者，加强与患者的沟通，减少焦虑情绪。

**五、颅内压增高**

颅内压增高是许多颅脑疾病所共有的综合征。当颅腔内容物体积增加或颅腔容积减少超过颅腔可代偿的容量，导致颅内压持续高于 1.96 kPa(200 mmH$_2$O)，并出现头痛、呕吐和视神经盘水肿三大病征时，称为颅内压增高。

( 一 ) 护理评估

1. 病因评估

(1) 颅腔内容物体积增加：如脑体积增加主要是由于各种原因引起的脑水肿；脑脊液的分泌和吸收失调引起的脑积水；脑血液量或静脉压的持续增加，较常见的是颅内动静脉畸形、恶性高血压等。

(2) 颅内占位性病变：常见于颅内血肿、脑肿瘤、脑脓肿等。

(3) 颅腔容积缩减：狭颅畸形、颅底陷入症、颅骨异常增生症等。

2. 相关因素

评估询问患者有无颅内感染、脑缺氧等引起脑水肿的因素；了解患者是否有颅内占位性病变，如颅内血肿、脑肿瘤、脑脓肿等；了解患者有无颅脑损伤及颅骨畸形的改变；注意患者是否有高血压、动脉粥样硬化等病史。

3. 症状评估

(1) 头痛：是颅内压增高最常见最主要症状之一，以早晨或晚间较重，部位多在额部及颞部，从颈枕部向前放射至眼眶。头痛性质以胀痛和撕裂痛为主。头痛程度随颅内压的增高而进行性加重，用力、咳嗽、大便、弯腰或低头时，常使头痛加重。

(2) 呕吐：当头痛剧烈时，常伴有恶心和呕吐。呕吐呈喷射性，与进食无直接关系，但易发生在饭后，导致水电解质紊乱和体重减轻。呕吐后头痛可稍缓解。

(3) 视盘水肿：是颅内压增高的重要客观体征之一。眼底检查可见视盘充血水肿，边缘模糊不清，中央凹陷消失，视盘隆起，静脉怒张。若视盘水肿长期存在，可出现视神经继发性萎缩，严重时发生失明。

头痛、呕吐和视盘水肿是颅内压增高的典型表现，称之为颅内压增高"三主征"。在临床上三者出现的时间可先可后或可能出现不全。

(4) 意识障碍：急性颅内压增高时，常有明显的进行性意识障碍，患者由嗜睡逐渐发展至昏迷。慢性颅内压增高的患者，往往出现神志淡漠、反应迟钝，意识障碍程度时轻时重。

(5) 生命体征：随着颅内压不断升高，出现血压升高，脉搏缓慢有力和呼吸加深变慢，是早期的代偿反应。当颅内压增高得不到控制而持续加重时，则代偿失调，出现血压下降、脉搏加快变细和呼吸浅快而不规则。

(6) 其他表现：颅内压增加可引起一侧或双侧外展神经的不全麻痹、复视、阵发性黑矇、头晕等。小儿有头颅增大、颅缝增宽、囟门饱满等表现。

(7) 脑疝：当颅内某一分区有占位性病变时，该分区的压力大于邻近分腔的压力，脑组织从高压力区向低压力区移位，导致脑组织、血管及颅神经等重要结构受压和移位，有时被挤入硬脑膜的间隙或孔道中，从而出现一系列严重临床症状和体征，称为脑疝。临床上常见的有小脑幕切迹疝和枕骨大孔疝。

1) 小脑幕切迹疝：又称颞叶钩回疝，是颞叶的海马回、钩回通过小脑幕裂孔向幕下移位所致。表现为剧烈头痛、频繁呕吐、伴有烦躁不安，意识障碍进行性加重，出现嗜睡、浅昏迷至深昏迷，病侧瞳孔逐渐散大，光反应迟钝或消失（散大前常先略有缩小），病变对侧肢体的肌力减弱或麻痹，病理征阳性。严重时出现去大脑强直，是脑干严重受损的特征性表现。生命体征紊乱，表现为心率减慢或不规则，血压忽高忽低，呼吸不规则等。

2) 枕骨大孔疝：又称小脑扁桃体疝，是小脑扁桃体及延髓经枕骨大孔向椎管方向移位所形成。表现为剧烈头痛、反复呕吐、颈项强直，生命体征紊乱出现较早，意识障碍出现较晚，呼吸骤停发生较早。

(二) 护理措施

颅内压增高是神经外科常见临床病理综合征，尤其是颅内占位性病变的患者，往往会出现颅内压增高症状和体征。颅内压增高会引发脑疝危象，可使患者因呼吸循环衰竭而死亡，因此对颅内压增高及时诊断和正确处理，十分重要。

1. 严密观察并记录患者的意识、瞳孔、生命体征及头痛、呕吐情况。

2. 抬高床头 15°～30°，以利颅内静脉回流，从而减轻脑水肿；氧气吸入改善脑缺氧的状况，从而降低脑血流量。

3. 控制液体摄入量，成人每日补液量不超过 2000 mL，液体应在 24 小时内均匀输入，不可在短时间内过快或大量输入，以免加重脑水肿。

4. 避免一切引起颅内压增高的因素，如呼吸道梗阻、高热、剧痛、便秘、癫痫发作及情绪波动等。

5. 遵医嘱适当应用镇静、镇痛剂，但禁用吗啡、哌替啶，以免抑制呼吸中枢。

6. 较长时间使用甘露醇应观察尿量及肾功能，以防发生急性肾衰竭。静脉输入脱水药物降低颅内压时，应保证脱水药物顺利快速输入，避免药物外渗引起组织坏死，一旦发现液体外渗应立即更换静脉穿刺部位，局部外涂达氢锌霜或予 0.5% 普鲁卡因局部封闭。

### 六、高热

在安静状态下的体温（口腔温度）超过 37.4℃时称为发热，口腔温度在 37.4℃～38℃时称为低热，38.1℃～39℃称为中热，而体温在 39.1℃～41℃称为高热。

(一) 护理评估

密切观察患者体温变化、热型和伴随表现，为治疗提供临床资料，明确发热原因。

（二）护理措施

1. 一般性高热

(1) 卧床休息，密切观察病情变化。体温在39℃以上每4小时测体温一次，39℃以下4次/天。

(2) 根据病情选择适合的降温方法，如药物降温、乙醇擦浴、冰敷、冰液体快速输入、冰盐水保留灌肠、降温越降温或冬眠低温疗法等。体温超过39℃，给予物理降温或给药。大量出汗、退热时应预防虚脱。

(3) 正确采集血细菌培养标本，及时送检。

(4) 嘱多饮水，鼓励咳嗽排痰，保持呼吸道通畅，痰液黏稠时予雾化吸入。

(5) 记录24小时出入水量，定时检测电解质，遵医嘱静脉补充丢失的水电解质。

(6) 选择清淡、易消化的高热量、高蛋白和高维生素的流食或半流食。

(7) 加强口腔护理，2次/天，饮食前后漱口。

(8) 加强皮肤护理，及时更换衣服，保持皮肤清洁、干燥，定时翻身叩背。

(9) 保持室内空气新鲜，定时开窗通风，但避免使患者着凉。

(10) 做好心理护理。

2. 中枢神经性高热

(1) 降低体温：可减轻脑的耗氧量、代谢率和脑水肿，降温时间越早越好，使脑干处于低温环境，减轻对脑组织的损害。降温的过程中，时间要充足，不可间断，即使体温将降至正常水平，也不应马上停止降温，以免体温再度升高影响降温效果。

降温的方法有：①去掉患者身上的厚被，盖以薄单；②头带冰帽，颈动脉处放置冰囊使局部降温；③躯干及四肢以酒精或温水擦浴，每次10～15分钟；④必要时用冰水200 mL加阿司匹林1 g保留灌肠，保留15～20分钟后排出，反复2～3次；⑤冬眠药物疗法：可用氯丙嗪、异丙嗪和乙酰普吗嗪等药，其中以氯丙嗪的降温效果较好。

(2) 严密观察生命体征的变化：每4小时监测体温1次，体温正常3天后，可改为每6小时测一次。以便了解患者发热的时间和热型。降温后，注意观察患者体温有无骤然下降引起虚脱和急性循环障碍，如发现患者脉搏快而细弱，血压下降、面色苍白、四肢发凉，应给予吸氧、保暖等措施。

(3) 补充营养和水分：高热使机体代谢率增高，热量消耗大，水分排泄多，必须供给充足水分及营养物质，高热使患者消化吸收功能减退，食欲不振，故应给予容易消化的高热量、高维生素、高蛋白质的低脂饮食。

(4) 做好口腔护理：持续高热使患者口腔黏膜干燥、口臭易引起口腔炎和黏膜糜烂，因此，必须做好口腔清洁，晨起、饭后帮助患者漱口或进行口腔护理，口唇干裂者，应涂植物油或甘油。

(5) 保证患者舒适：室内环境应安静，空气新鲜，温湿度适宜，保持被褥清洁干燥，及时更换衣裤，各种护理应集中，避免干扰患者的休息。

**七、意识障碍**

意识障碍是人体高级神经活动异常的一种临床表现。

(一)护理评估

1. 病因评估

(1) 中枢神经系统感染疾病，如脑膜炎、脑炎、脑脓肿等。

(2) 脑血管疾病，如脑出血、脑梗死、蛛网膜下隙出血等。

(3) 颅脑外伤，如脑震荡、脑挫裂伤、硬膜外血肿、硬膜下血肿等。

(4) 颅内肿瘤，如垂体腺瘤、颅咽管瘤等。

(5) 中毒，如乙醇、一氧化碳中毒。

(6) 重要脏器系统疾病，如肝性脑病、肺性脑病、尿毒症、心肌梗死、休克、重症感染等。

(7) 其他，如癫痫、昏厥、中暑等。

2. 相关因素评估

评估有无意识障碍、相关疾病病史或诱发因素，密切观察患者对呼唤、疼痛等各种刺激的反应，以判断意识障碍的程度及脑病变水平和病情转归，同时密切观察患者瞳孔大小、对光反射、角膜反射及生命体征变化等。

(二)护理措施

1. 保持呼吸道通畅，预防肺部并发症。

2. 加强泌尿系统的护理，防止尿路感染。

3. 加强营养支持护理，防治胃肠系统并发症。

4. 定时翻身、按摩，便后及时处理，保持皮肤清洁干燥，预防压疮及皮肤破损。

5. 加强口腔及眼的护理，口腔护理 2 次 / 天；常规予以氯霉素眼药水滴眼，眼睑闭合不全者涂眼药膏，防止口腔炎、角膜炎等并发症。

6. 注意保持肢体功能位，并进行早期功能锻炼，防止肢体失用性萎缩及关节挛缩、变形。

## 八、昏迷

昏迷是意识障碍最严重的类型，预示病情危重，常表现为意识丧失，不能被唤醒，无自主运动。

(一)护理评估

1. 致病因素

常见病因有颅内病变(中枢神经系统炎症、颅内占位性病变、脑血管疾病)、全身感染性疾病(败血症、中毒性肺炎)、心血管疾病(阿一斯综合征)、代谢性疾病(糖尿病酮症酸中毒、肝性脑病、尿毒症)、中毒性疾病(一氧化碳中毒、有机磷农药中毒、巴比妥类药物中毒)等。

2. 身体状况

(1) 昏迷程度：通过检查痛觉、瞳孔对光反射、角膜反射、语言反应、运动反应和生命体征等进行综合判断。

浅昏迷：意识部分丧失，但仍有较少的无意识的自发动作，对周围事物及声、光等刺激全无反应，对强烈的疼痛刺激可有回避动作及痛苦表情，但不能觉醒。吞咽、咳嗽、角膜反射以及瞳孔对光反射仍然存在，生命体征无明显改变。

中昏迷：对外界的正常刺激均无反应，自发动作很少，对强刺激的防御反射、角膜反射以及瞳孔对光反射减弱，大小便失禁，生命体征有一定改变。

深昏迷：对外界任何刺激均无反应，全身肌肉松弛，无任何自主运动，眼球固定，瞳孔散大，各种反射消失，大小便失禁，生命体征出现明显改变，如呼吸不规则、血压下降等。

临床上对昏迷程度的准确判断很难，可以结合 Glasgow 昏迷评定量表进行判断。

(2) 昏迷过程：注意昏迷起病的缓急及疾病发展、演变过程。发病前是否有外伤、感染、中毒及代谢性疾病。

(3) 伴随状况：昏迷前有头痛、呕吐，常见于颅内病变；昏迷伴有呼吸深快，常见于糖尿病或尿毒症所致的代谢性酸中毒；瞳孔不等大，对光反射迟钝或消失伴喷射状呕吐者常提示脑疝。

3. 心理–社会状况

患者突然昏迷常给家属带来恐惧与不安，昏迷时间过长给家属增添精神及经济负担会产生厌烦心理。

4. 实验室及其他检查

EEG 检查明确有无脑功能受损，血常规及生化检查可明确病因，头颅 CT、MRI 检查可作为定性、定位诊断的依据。

(二) 常见护理诊断及医护合作性问题

1. 意识障碍

与各种原因导致脑组织受损、功能障碍有关。

2. 有皮肤完整性受损的危险

与昏迷患者不能自动变换体位、营养不良有关。

3. 潜在并发症

呼吸道感染、肺炎、泌尿系感染等。

(三) 护理措施

1. 病情观察

严密监测患者生命体征、意识、瞳孔大小及对光反射，有无呕吐、抽搐、肢体瘫痪等，及时发现有无并发症。

2. 生活护理

(1) 遵医嘱鼻饲高热量、高维生素流质，并补充足够的水分。鼻饲前后应抬高床头防止食物反流。每天做口腔护理 2～3 次，防止口腔感染。

(2) 卧气垫床，保持床单干燥、整洁，减少皮肤的机械性刺激。定时翻身、拍背、按摩骨突出部位，预防压疮。

(3) 做好大、小便的护理，保持外阴部皮肤清洁，预防尿路感染。

3. 安全护理

躁动者加床栏，必要时做适当约束，防止坠床、自伤。慎用热水袋，防止烫伤。

4. 保持呼吸道通畅

患者应取平卧位、肩下垫高、头偏向一侧；取下活动义齿、舌根后坠时应用舌钳将舌拉出，及时清除口、鼻分泌物；呼吸道分泌物黏稠时，遵医嘱给予雾化吸入或给予抗生素及祛痰药。必要时吸痰，吸痰时间每次不超过 15 秒。

**九、抽搐**

(一)护理评估

1.抽搐发作时间、持续时间、间歇时间、发作频数。

2.发作时意识是否丧失。

3.抽搐是从身体何部位开始，是局灶性还是全身性，是大发作还是小发作，是持续状态还是阵发性。

4.伴随症状有无呕吐，大、小便失禁，头痛，高热等。

(二)护理措施

1.发作时的护理

(1)防止继续性创伤，除去患者身边的危险物品，解开衣领、衣扣，头偏一侧保持呼吸道通畅，及时给氧。尽快地将外裹纱布的压舌板或筷子、毛巾、小布卷等置于患者口腔的一侧上、下齿之间，以防咬伤舌和颊部。对抽搐肢体不能用暴力按压，以免骨折、脱臼等。

(2)如有呼吸困难，及时给低流量给氧，无自主呼吸者应做人工呼吸，必要时行气管切开术。

(3)应有专人陪伴。

(4)遵医嘱给予镇静药并观察用药后的反应。

2.间歇期的护理

(1)设床栏护架，床边留有一定的空间，忌放危险物品。

(2)抗癫痫药物应持续定时服用，不能擅自停药。

# 第二节　常见疾病的护理

**一、颅内压增高患者的护理**

颅内压增高是神经外科常见临床病理综合征，是颅脑损伤、脑肿瘤、脑出血、脑积水和颅内炎症等所共有的征象，由于上述疾病使颅腔内容物体积增加，导致颅内压持续在 2.0 kPa(15 mmHg) 以上，从而引起的相应的综合征，称为颅内压增高。

(一)临床表现

1.头痛

是颅内压增高的最常见的症状之一，以早晨或夜间较重，部位多在额部及两颞部，可从颈枕部向前方放射至眼眶。头痛程度随颅内压的增高而进行性加重。用力、咳嗽、弯腰或低头活动时常使头痛加重。头痛性质以胀痛和撕裂痛为多见。

2.呕吐

当头痛剧烈时，可伴有恶心和呕吐。呕吐呈喷射性，易发生于饭后。

3.视神经盘水肿

是颅内压增高的重要客观体征之一。表现为视盘充血，边缘模糊不清，中央凹陷消失，视盘隆起，静脉怒张，动脉曲张扭曲。

以上三者是颅内压增高的典型表现，称之为颅内压增高的"三主征"。

4. 意识障碍及生命体征的变化

疾病初期意识障碍可出现嗜睡，反应迟钝。严重病例，可出现昏睡、昏迷，伴有瞳孔散大、对光反射消失，发生脑疝，去脑强直。生命体征变化为血压升高、脉搏徐缓、呼吸不规则、体温升高等病危状态，甚至呼吸停止，终因呼吸循环衰竭而死亡。

5. 其他症状和体征

头晕、猝倒、头皮静脉怒张。小儿患者可有头颅增大、颅缝增宽或分裂、前囟饱满隆起，头颅叩诊时呈"破罐声"及头皮和额眶部浅静脉扩张。

（二）护理评估

1. 一般情况

观察生命体征有无异常，了解有无头部外伤、颅内感染、高血压、便秘、剧烈咳嗽、全身性严重疾病。有无过敏史、家族史。

2. 专科情况

(1) 头痛：了解疼痛的性质、部位，有无搏动性头痛，是否尤以夜间、清晨为重。头痛部是否常在前额、两颞等部位。

(2) 呕吐：了解呕吐性质、时间，是否喷射性呕吐，是否与剧烈头痛相伴发，与进食有无关系。

(3) 视神经盘水肿：患者是否常有一过性的视力模糊，严重者失明。

(4) 观察有无意识障碍的变化：是否由嗜睡、淡漠逐渐发展成昏迷。

3. 辅助检查

头颅 X 线片可显示颅缝增宽、蝶鞍扩大、蛛网膜颗粒压迹增大加深、鞍背及前后床突的吸收或破坏等颅内压增高征象。

（三）护理诊断

1. 疼痛

与脑内压增高有关。

2. 组织灌注量改变

与脑内压增高导致脑血流量下降有关。

3. 组织灌注不足

与频繁呕吐、控制摄入量及应用脱水剂有关。

4. 潜在并发症

脑疝。

（四）护理措施

1. 一般护理

(1) 体位：床头抬高 15°～30°的斜坡位，有利于颅内静脉回流，减轻脑水肿。

(2) 饮食与补液：不能进食者，成人每人每天静脉输液量在 1500～2000 mL。神志清醒者给予普通饮食，但要限制钠盐摄入量。

(3) 吸氧：通过持续或间断吸氧，有助于降低颅内压。

(4) 加强生活护理：避免约束患者，以免患者挣扎而致颅压增高。

2. 病情观察

每 30 分钟至 1 小时观察意识、生命体征、瞳孔和肢体活动的变化，急性颅内压增高的患者的生命体征常有"二慢一高"等现象。即：脉搏缓慢，呼吸减慢，血压升高。

3. 防止颅内压骤然升高的护理

(1) 休息：立即让患者卧床休息，稳定患者情绪，保持病室安静。

(2) 保持呼吸道通畅：抬高下颌，头向后仰，配合医生及早行气管切开术。

(3) 避免剧烈性咳嗽和用力排便。

(4) 控制癫痫发作：注意观察有无癫痫症状出现。

4. 用药的护理

(1) 脱水剂：常用 20% 甘露醇 250 mL，应在 30 分钟内快速静脉滴注。

(2) 糖皮质激素：在治疗中应注意防止并发高血糖感染和应激性溃疡。监测血糖，并注意患者有无便血及胃肠减压引流血性胃液。

5. 降低体温

2 小时测量体温 1 次，在表浅的大血管处，如腋下及腹股沟，直接使用冰袋可加速降温，或使用低温毯并减少盖被。

（五）应急措施

表现为剧烈头痛，与进食无关的频繁的喷射性呕吐，瞳孔和意识的改变等。首先保持呼吸道通畅，吸氧，立即使用 20% 甘露醇 200 ～ 400 mL 加地塞米松 10 mg 静脉快速滴入，呋塞米 40 mg 静脉注射，同时做好术前准备。

（六）健康教育

1. 对疑有颅脑外伤等疾病者，如患者原因不明的头痛症状进行性加重，经一般治疗无效；或头部外伤后有剧烈头痛并伴有呕吐者，应及时到医院做检查以明确诊治。

2. 颅内压增高的患者要预防剧烈咳嗽、便秘、提重物等使颅内压骤然升高的因素，以免诱发脑疝。

3. 对有神经系统后遗症的患者，要针对不同的心理状态进行心理护理，调动他们的心理和躯体的潜在代偿能力，鼓励其积极参与各项治疗和功能训练，如肌力训练、步态平衡训练、膀胱功能训练等，最大限度地恢复其生活能力。

## 二、高血压脑出血

高血压脑出血是老年人常见的危急症状，是高血压病中最严重的并发症之一。其发病与血压升高的程度有关，多发生于 50 ～ 60 岁的患者，但年轻人患高血压者也可并发脑出血。脑出血患者多数伴有高血压性微动脉瘤或动脉粥样硬化，因此在血压突然升高的情况下，可导致血管破裂，造成脑实质内出血。基底节区出血较为常见，出血的血管多为豆纹动脉，血液通常侵入丘脑或尾状核延伸至内囊至侧脑室。

（一）护理评估

1. 根据出血部位评估

(1) 壳核出血：累及内囊而出现偏瘫、双眼向患侧凝视和说话不清或失语等症状，重者出现意识障碍，生命体征改变。

(2) 脑叶皮层下白质出血：出现头痛、恶心、呕吐、神志混乱、烦躁不安、全身抽搐等症状。

(3) 丘脑出血：出现双眼内凝，双侧瞳孔缩小或大小不等，还可以出现偏瘫及偏身感觉障碍。

(4) 脑桥出血：患者有深昏迷，四肢瘫痪，眼球固定，瞳孔针尖大小，高热等症状。

(5) 小脑出血：一侧枕部剧痛、呕吐、眩晕、昏迷、压迫脑干有去大脑强直发作、生命体征不平稳、出现脑疝。

2. 意识、瞳孔、生命体征的评估

评估患者的意识状态，高血压脑出血的患者由于出血对中枢神经系统的损伤，造成患者的意识障碍。观察双侧瞳孔是否等大等圆，对光反应是否灵敏。血液进入蛛网膜下隙会造成患者高热，延髓受累造成呼吸循环逐渐衰竭，血压增高是导致疾病的主要原因，要特别注意对生命体征的监测。同时应了解意识障碍的程度，以判断病情轻重，因意识状态直接反映脑实质受累的程度。

3. 神经系统功能的评估

患者常见有意识障碍、偏瘫、失语、头痛、呕吐、抽搐、尿失禁等神经功能障碍的表现。高血压脑出血造成的神经功能的损伤与出血部位、出血量及出血的发展速度密切相关。

4. 详细了解患者既往史

有无原发性高血压，病程及具体的血压数值，使用哪些降压药物，服药后的效果等，血压增高是造成该病的主要原因，是否有手术、外伤及住院史，有无药物、食物过敏史。了解患者家庭中是否有同类疾病的人员。

5. 心理－社会评估

患者家庭生活是否和谐，亲戚间是否亲密，发病有无明显诱因。患者或家属对疾病与健康知识是否了解，是否期望了解。患者支付医疗费用方式，是否存在因经济上的拮据造成心理负担。

(二) 治疗原则

1. 非手术治疗

控制血压，降低颅内压，止血治疗。

2. 手术治疗

(1) 开颅血肿清除术：主要用于出血部位不深、出血量多、中线移位严重、意识状态分级Ⅲ级以上、已形成脑疝但时间短者，也可用于小脑出血患者。

(2) 穿刺吸除血肿：适用于各个部位，特别是丘脑出血、脑实质伴脑室出血等深部出血。但患者有活动性出血时不宜穿刺。

(三) 护理措施

1. 术前护理

(1) 开颅手术术前常规准备，脑疝患者给予20%甘露醇等脱水剂快速静脉滴入。

(2) 绝对卧床，抬高头部15°，松解衣服，注意保暖。

(3) 急性期勿搬动患者，躁动患者注意约束，防止坠床。

2. 术后护理

(1) 密切观察意识：意识是判断病情变化发展的重要标志。患者术后意识障碍加重，由清醒转为嗜睡或昏迷，多由于手术野点出血而形成血肿，压迫脑组织引起脑组织缺血性损害所致，需 CT 检查确诊后立即行血肿清除术，因而对患者神志观察必须严密细致，及时发现，及时报告并处理，以最大限度地降低病死率。

(2) 严密观察生命体征：术后 24 小时内严密监视病情变化，记录生命体征和神经功能状态。脉搏和呼吸的变化较为敏感，先于血压和意识的变化。颅压增高时脉搏缓慢、呼吸慢、血压高，视病情给予脱水药以及类固醇来防止或减轻脑水肿；而脉搏快、呼吸增快、血压偏低则提示血容量不足，颅压偏低，要适当调整输液速度，保持血压稳定，以维持正常脑血流量。

(3) 导管护理：高血压脑出血患者术后头部均留置引流管，保持引流管通畅，防止阻塞和扭曲，密切观察引流液的颜色及性状，准确记录。引流管上端一定要高于引流口开口处，以保持正常颅内压，以免造成低颅压症；对于头痛、呕吐的患者应结合引流液性质和量，适当调整高度。引流不畅应判断是否颅压降低或血块堵塞，如为堵塞通知医生处理。

(4) 基础护理：做好皮肤护理，口腔、呼吸道护理、尿管护理，保持营养均衡，是防止并发症发生、打破危及生命恶性循环的重要环节。患者长期卧床，痰液坠积在肺部不易咳出，以及昏迷者各种反射减弱或消失，排痰功能低下，口鼻、咽腔分泌物增多，所以临床以肺部感染最常见，可给予雾化吸入稀释痰液，必要时予吸痰，以保持呼吸道通畅。

(5) 康复护理：患者术后大多遗留不同程度的肢体及语言功能障碍，在康复期间向患者及家属解释康复原理，使患者树立康复信心，为其回归社会创造条件。康复训练应尽早开始，可先协助患者简单训练，然后循序渐进让患者做些既有趣又力所能及的事情，使其感到生活乐趣，充满信心。脑出血术后患者多有语言功能障碍，进行语言训练时，应从单音字开始，再结合手势、图片、音乐等，提高交流能力，减轻患者痛苦。有的患者因病程长而焦虑、急躁，在护理上应做到耐心、细致。

( 四 ) 健康教育

避免一切可引起颅内压增高的因素，同时注意监测血压，使其维持在正常值范围。引起颅内压增高因素包括排便用力、喷嚏、情绪激动等。便秘者多饮水，清晨空腹饮温开水 200 mL，以刺激肠蠕动，帮助排便，也可应用开塞露、液状石蜡小剂量灌肠。

### 三、硬膜外血肿

( 一 ) 定义

硬膜外血肿是因为骨折或颅骨的短暂变形撕破位于骨沟内的硬脑膜动脉或静脉窦引起出血，或骨折的板障出血。由于颅盖部的硬脑膜与颅骨附着较松，易于分离，颅底部硬脑膜与颅骨附着较紧，因此，硬脑膜外血肿一般多见于颅盖部。引起颅内压增高与脑疝所需的出血量，可因出血速度、代偿功能、原发性脑损伤的轻重等而异，一般成年人幕上达 20 mL 以上，幕下达 10 mL 时，即可引起脑疝。

( 二 ) 术前护理

1. 严密观察病情变化

协助做好 CT 等各项检查，注意有无中间清醒期的出现，如伤后头痛、呕吐加重，意识障碍逐渐加深，一侧瞳孔逐渐散大，对光反射迟钝或消失，对侧肢体瘫痪，应考虑有血肿形成，应立即通知医师并做好术前准备。

2. 安全护理

防患者坠床等意外发生。

（三）术前健康指导

1. 饮食

立即禁食、禁水，饱胃患者可行胃肠减压，防止麻醉后食物反流引起窒息。

2. 体位

一般患者取平卧位且头偏向一侧；颅内压增高时取头高位，以利于颅内静脉回流，降低颅内压；脑脊液鼻漏、耳漏时，取头高位或患侧卧位，以防逆流感染。

（四）术后护理

1. 体位

患者术后去枕平卧，头偏向一侧，6 小时后抬高床头 15°～ 30°，头颈部枕冰枕或戴冰帽，以减轻脑水肿，降低脑细胞的耗氧量，减少头部伤口渗血。要保持头部敷料干燥，预防伤口感染。

2. 病情观察

严密观察神志、瞳孔、血压、呼吸、心率、肢体运动、呕吐等情况并记录，全麻未清醒者应每 15 ～ 30 分钟观察 1 次。清醒后按医嘱每 1 ～ 2 小时观察 1 次。当患者神志清醒后又逐渐出现意识障碍并进行性加重，一侧瞳孔散大，对光反射迟钝或消失，对侧肢体偏瘫，血压代偿性升高，脉搏、呼吸变慢，呕吐逐渐加重，说明有继发性颅内出血或脑水肿的危险，应立即通知医师并积极配合抢救。

3. 呼吸道护理

吸氧 2 L/min，保持呼吸道通畅，及时吸出呼吸道分泌物。必要时需行气管切开。

4. 引流管护理

保持引流管周围敷料干燥，注意引流装置妥善固定，防止脱落。保持引流管通畅如有外渗或切口处皮下肿胀，及时通知医师。注意引流液颜色及量的变化。

5. 饮食护理

清醒患者给予高热量、高蛋白、高维生素、高纤维素、易消化饮食，意识障碍者伤后24 小时给予鼻饲流质。

6. 功能锻炼

术后有肢体偏瘫或活动障碍者，要保持肢体于功能位置，尽早行康复训练。

7. 皮肤护理

保持皮肤清洁卫生，定时翻身预防压疮的发生。

8. 口腔护理

保持口腔清洁，口腔护理每日 6 次。

9. 心理护理

关心、安慰、帮助患者，解除患者忧虑，增强治疗信心。

（五）术后健康指导

1. 饮食给予高蛋白、高维生素、低脂肪、易消化的食物，如鸡、鱼、瘦肉、鸡蛋、蔬菜、水果等。

2. 注意劳逸结合，保证睡眠，可适当进行户外活动。

3. 颅骨缺损者注意保护骨窗局部，外出要戴好防护帽子，并有家属陪护，防止发生意外，颅骨缺损的修补，一般需在脑外伤手术 6 个月后。

4. 按医嘱服药，不得擅自停药，出院后 1 个月门诊随访。

5. 加强功能锻炼，必要时可行一些辅助治疗，如高压氧等。

6. 外伤性癫痫患者按癫痫护理指南。

### 四、硬膜下血肿的护理

(一) 定义

硬膜下血肿位于颅骨内板与硬脑膜之间，常因颅骨骨折线跨越脑膜中动脉沟引起脑膜中动脉出血所致。是常见的颅内血肿之一，可分为急性、亚急性及慢性 3 种。硬膜下血肿与颅脑外伤有密切的关系，特别是急性和亚急性硬膜下血肿，多在伤后数小时或数日出现临床症状。慢性硬膜下血肿常在伤后 2 周以上出现症状。部分患者无明显外伤史，部分病例可因剧烈咳嗽，血管本身缺陷，凝血过程障碍引起。

(二) 术前护理

1. 急性期的患者的护理

保持呼吸道通畅，昏迷的患者头偏向一侧，便于口腔分泌物及呕吐物自然流出。及时吸痰，必要时应尽早行气管切开术。维持有效循环血量，急性颅脑损伤发生休克的主要原因是失血，应立即开放静脉通路，输血或血浆代用品以维持血液循环。如有开放性损伤，可采取加压包扎，临时关闭正在出血的血管。注意观察意识、瞳孔。生命体征的变化，发现异常及时报告，以预防脑疝的发生。昏迷患者加强口腔护理、皮肤护理、翻身叩背，预防肺炎及压疮的发生，对于躁动不安的患者，应注意安全防护，如约束患者，安置床档。急诊入院患者做好术前准备工作。

2. 亚急性期的患者的护理

严密观察患者的意识、瞳孔、生命体征，及早发现异常，防止病情恶化。观察患者头痛的程度，如果头痛加剧、呕吐频繁、意识障碍进行性加重，提示病情有恶化。

3. 慢性期的患者的护理

注意观察患者的神志、瞳孔、生命体征的改变。注意观察头痛的程度。

(三) 术前健康指导

参见"硬膜外血肿术前健康指导"。

(四) 术后护理

1. 体位

全身麻醉未清醒时取平卧位，头偏向一侧，清醒后血压平稳者可抬高床头 (15° ～ 30° )，以利颅内静脉回流，降低颅内压。钻孔引流术后，为促使脑组织复位和血肿腔闭合，常采用头低足高卧位 (15° ～ 30° )。

2. 病情观察

定时观察神志、瞳孔、血压、呼吸、心率等体征及呕吐情况并记录，全麻未清醒者应每 15 ～ 30 分钟观察 1 次，清醒后按医嘱每 1 ～ 2 小时观察 1 次。如出现生命体征的突然变化、意识障碍或意识障碍进行性加重、头痛、呕吐、躁动不安等颅内压增高表现，应及时报告医师处理。

**3. 保持呼吸道通畅**

准备好吸痰用具，随时准备做好气管切开的配合与护理。吸氧流量 2 L/min，保证脑组织血氧供应。多饮水，不用脱水利尿药，每天输液量不少于 3 000 mL，以利于脑膨胀促进引流液排空。

**4. 伤口及引流管的护理**

保持引流管周围敷料干燥，引流袋低于创腔 30 cm，以较快引流出创腔内液体。避免导管受压、扭曲脱出，保持引流管畅通，注意观察引流液的性状、颜色、量并记录，如引流液呈鲜红不凝的血性液体，提示有再出血的可能，应及时通知医师处理。引流时间一般 2 ～ 3 天。复查 CT 和拔管前要先夹闭引流管，防止管内液体逆流引起颅内感染。拔管前后应观察生命体征、意识及全身情况，有无头痛、呕吐等颅内压增高表现。

**5. 躁动患者应加保护性约束。**

**6. 饮食护理**

清醒患者给予高热量、高蛋白、高维生素、高纤维素、易消化的饮食，意识障碍者伤后 48 小时给予鼻饲流质。

**7. 皮肤护理**

保持皮肤清洁卫生，定时翻身，预防压疮的发生。

**8. 口腔护理**

保持口腔清洁，口腔护理每日 6 次。

**9. 心理护理**

关心、安慰、帮助患者、解除患者忧虑，增强治疗信心。

**（五）术后健康指导**

1. 饮食给予高蛋白、高维生素、低脂肪、易消化的食物，如鸡、鱼、瘦肉、鸡蛋、蔬菜、水果等。

2. 注意劳逸结合，保证睡眠，可适当地进行户外活动。

3. 颅骨缺损者注意保护骨窗局部，要戴好防护帽子外出，并有家属陪护，防止发生意外，颅骨缺损的修补，一般需在脑外伤手术 6 个月后。

4. 外伤性癫痫患者按癫痫护理指南。

5. 加强功能锻炼，必要时可行一些辅助治疗，如高压氧等。

6. 按医嘱服药，不得擅自停药，出院后 1 个月门诊随访。

**五、脑脓肿的护理**

化脓性细菌侵入脑组织引起化脓性炎症，并形成局限性脓肿称为脑脓肿，属脑实质内的感染性占位病变。

**（一）临床表现**

**1. 全身感染症状**

在细菌侵入颅内阶段大多数患者有全身不适、皮疹、发热、头痛、呕吐等急性脑炎或脑膜炎表现。当脓肿包膜形成以后，患者体温大多正常或低热，而颅内压增高或脑压迫症状逐渐加重。脑脓肿进入局限阶段，临床上可有潜伏期，在潜伏期内患者可有头痛、消瘦、疲倦、记忆力减退，表情淡漠或反应迟钝等症状。

**2. 颅内压增高症状**

随着脑脓肿包膜的形成和增大，出现颅内压增高，患者再度伴有不同程度的头痛，可出现呕吐及不同程度的精神和意识障碍。

**3. 脑局灶定位症状**

常在外伤所致的脑机能障碍的基础上，使已有的症状逐渐加重或出现新的症状和体征。

**4. 脑疝或脓肿破溃**

是脑脓肿患者的两大严重危象。前者与其他颅内占位性病变所致的脑疝相似；后者为脓肿接近脑表面或脑室时，由于脓肿内压力骤然改变而致脓肿突然破溃，脓液流入蛛网膜下隙或脑室内引起急性化脓性脑膜炎，患者突然出现高热、昏迷、抽搐。

（二）护理评估

**1. 一般情况**

了解患者有无化脓性中耳炎、脓毒血症病史，头部近期有无外伤史等。

**2. 专科情况**

(1) 有无急性全身感染中毒症状。体检时是否可发现颈项强直和脑膜刺激征，化验检查白细胞及中性粒细胞是否升高。

(2) 有无颅内压增高症状。

(3) 有无脑局灶性症状，根据脑脓肿部位不同，局灶性症状亦不同，多在晚期明显。

**3. 辅助检查**

外周血液中白细胞总数剧增，脑脊液常呈脓性。头颅 CT、MRI 及脑血管造影等检查。

（三）护理诊断

**1. 清理呼吸道无效**

与意识障碍有关。

**2. 体温过高**

与脑脓肿导致全身感染中毒有关。

**3. 疼痛**

与颅内压增高有关。

**4. 语言沟通障碍**

与脑脓肿导致的感觉性失语及运动性失语有关。

**5. 组织灌注不足**

与高热、呕吐等有关。

**6. 营养失调，低于机体需要量**

与进食困难、呕吐有关。

**7. 有外伤的危险。**

**8. 感染**

与颅内存在化脓性感染和免疫力低下有关。

9. 焦虑

与对疾病知识缺乏、存在适应危机有关。

10. 潜在的并发症

脑疝。

(四) 护理措施

1. 术前护理

(1) 心理护理：向患者进行疾病有关问题的解释和说明，降低其恐惧程度，给予心理、情绪支持，并给予恰当的护理以解除患者的适应危机。

(2) 给予头高脚低位，防止颅内压力增高，特别在癫痫病发作时颅内压增高致呕吐及小脑半球脓肿而出现饮水呛咳时。

(3) 协助患者做好各项检查，同时做好必要的术前准备。

(4) 癫痫发作：癫痫大发作时突然意识丧失，四肢痉挛抽搐，容易因跌倒或碰撞导致损伤，因此对有癫痫病史者应限制活动范围，发作频繁者需卧床并加用床档，防止癫痫发作时窒息。

2. 术后护理

(1) 保持呼吸道通畅，密切观察病情变化，1～2 小时测量生命体征 1 次。

(2) 防止剧烈咳嗽，用力喷嚏和用力大便，避免颅内压进一步增高。

(3) 注意营养和维生素的补充，保持水电解质及酸碱平衡，必要时输血、血浆、蛋白等，以改善全身状况，增强抵抗力。

(4) 脓腔引流管的护理：①引流管置于低位，距脓腔至少 30 cm，引流管的位置应保留在脓腔的中心；②患者卧位须符合体位引流的要求；③术后 24 小时方可进行脓腔冲洗，冲洗液用庆大霉素生理盐水缓慢注入腔内，再轻轻抽出，不可过分加压。

(五) 应急措施

1. 脑疝

表现为剧烈头痛，与进食无关的频繁的喷射性呕吐，瞳孔和意识的改变等。首先保持呼吸道通畅，并吸氧，立即使用 20% 甘露醇 200～400 mL 加地塞米松 10 mg 快速静脉滴入，呋塞米 40 mg 静脉注射，同时做好术前准备。

2. 癫痫大发作

突然意识丧失，四肢痉挛抽搐容易因跌倒或碰撞导致损伤，应卧床并加用床档，防止癫痫发作时窒息，及时通知医生进行相应处理。

3. 感染性休克

表现为高热、头痛、呕吐、颈项强直等，脉搏细速，脉压小于 4.0 kPa(30 mmHg)，应立即吸氧、保持呼吸道通畅，建立静脉通路并及时通知医生。

(六) 健康教育

1. 对于各种严重感染要及时治疗，防止病变的再次发生。

2. 出院后进行病情跟踪观察，特别是出现颅内压增高症状时，应引起高度重视。

3. 加强营养，增强抵抗力，改善全身状况。

### 六、颅内肿瘤的护理

颅内肿瘤是神经系统中常见的疾病之一，对人类神经系统的功能有很大的危害。一般分为原发和继发两大类。原发性颅内肿瘤可发生于脑组织、脑膜、颅神经、垂体、血管残余胚胎组织等。继发性肿瘤指身体其他部位的恶性肿瘤转移或侵入颅内形成的转移瘤。常见的有胶质细胞瘤、脑膜瘤、垂体腺瘤、神经纤维瘤、颅咽管瘤、松果体瘤、室管膜瘤、髓母细胞瘤、血管网状细胞瘤等。表现为颅内压增高及定位症状和体征。以手术切除肿瘤达到解除压迫、减轻症状体征的目的。

（一）临床表现

1. 颅内压增高的症状

头痛、恶心、呕吐等。

2. 局灶性症状

包括刺激性症状和压迫性症状。刺激性症状包括癫痫、肌肉抽搐等。压迫性症状为正常神经组织受到挤压和破坏而导致的功能丧失，如偏瘫、失语、感觉障碍等。

3. 颅内肿瘤的体征复杂多样，主要和肿瘤的部位、大小以及瘤周水肿情况有关。

（二）护理评估

1. 一般情况

了解既往病史，询问发病以来的病情演变过程，所做检查，用药的情况等。

2. 专科情况

(1) 有无颅内压增高症状：颅内压增高的症状表现为头痛，以清晨或晚间出现较多；常有喷射性呕吐；视神经水肿为颅内压增高的客观体征；晚期患者视力减退，视野缩小，最终失明。

(2) 有无局灶症状与体征：评估不同部位的肿瘤对脑组织刺激、压迫和浸润破坏引起的表现。临床上根据局灶症状与体征的表现判断病变部位。

3. 辅助检查

颅骨 X 线片、脑超声波探测、脑组织造影以及 CT 和 MRI 检查有异常表现。

（三）护理诊断

1. 组织灌注不足

与呕吐、进食少、应用脱水剂等有关。

2. 有受伤的危险。

3. 知识缺乏

缺乏疾病康复的知识。

4. 焦虑

与担心疾病预后或手术预后有关。

5. 潜在并发症

颅内压增高及脑疝、颅内出血、感染、中枢性高热、癫痫发作等。

（四）护理措施

护理上需严密观察神志、瞳孔、生命体征变化，积极完善术前准备，及时发现和处理脑危象，加强术后病情监护，使患者早日康复。

1. 加强对患者的巡视，每 15 ～ 20 分钟 1 次，密切观察神志、瞳孔、生命体征，出现脑危象征象之一者，立即报告医师。遵医嘱快速静脉滴入 20% 甘露醇 100 ～ 125 mL( 小儿 50 ～ 100 mL)，并观察用药效果；高流量输氧，保持呼吸道通畅，必要时配合做好脑室穿刺脑脊液引流，以解除局部脑组织受压，抢救患者生命；配合做好急诊开颅术前准备：备头皮，交叉配血、备血、禁食，禁饮，必要时遵医嘱使用镇静剂。

2. 患者绝对卧床休息，抬高床头 15°～ 30°，并保持病室安静；患者呕吐时，头偏向一侧，随时清除呕吐物，以防窒息。

3. 避免引起颅内压升高的诱因

翻身时动作轻稳，避免颈部屈曲、扭转；吸痰时，避免反复强烈刺激患者而导致剧烈咳嗽；便秘时，用润滑剂通便或低压灌肠；控制或减少癫痫发作。

4. 尽量避免各种不良刺激，以免影响患者情绪和睡眠，如患者因头痛难以入睡，可采取降低颅内压、止痛措施；必要时给予镇痛催眠药，并观察用药效果。

( 五 ) 应急措施

1. 颅内出血

多发生于术后 24 ～ 48 小时内。患者表现为意识清楚后有逐渐嗜睡甚至昏迷或意识障碍进行性加重，并有颅内压增高或脑疝症状。术后应严密观察意识、瞳孔、生命体征、肢体活动及引流情况，避免增高颅内压的因素。一旦发现患者有颅内出血征象，应及时报告医师，并做好再次手术止血的准备。

2. 应激性溃疡

患者表现为呕吐大量血性或咖啡色胃内容物，并伴有呃逆、腹胀及黑便等症状。应立即放置胃管，抽净胃内容物后用少量冰盐水洗胃，经胃管或全身应用止血药物，并静脉输液、输血预防休克。

( 六 ) 健康教育

1. 功能锻炼

康复训练应在病情稳定后早期开始，瘫痪的肢体坚持被动及主动的功能锻炼；对失语、智力减退的患者，进行耐心的语言和智力训练；教会家属家庭护理方法，以恢复生活自理及工作能力，尽早回归社会。

2. 颅内肿瘤手术后出现癫痫的患者，预防性服用抗癫痫药物。指导患者遵医嘱坚持长期服用，并定期进行血液和肝功能检查。

3. 出院后继续鼻饲者，要教会家属鼻饲饮食的方法和注意事项。

4. 观察有无肿瘤复发及放射治疗后出现放射性脑坏死的情况，如出现颅内压增高和神经定位症状，应及时到医院检查。

5. 去骨板减压的患者，外出时需戴安全帽，以防意外事故挤压减压窗。

**七、脑血管病变外科治疗的护理**

脑血管病是指供应脑部血液的血管疾患所致的一种神经系统疾病，主要指脑卒中。临床主要表现为突然发生的局灶性神经功能缺失，如偏瘫、失语、意识障碍等。

(一)临床表现

1. 短暂性脑缺血发作

临床特点是突然发病，神经功能障碍持续数分钟至数小时，并在 24 小时内恢复，可以反复发作。

2. 可逆性缺血性神经功能障碍

临床表现似短暂性脑缺血发作，但持续时间超过 24 小时，可达数天，也可完全恢复。

3. 完全性脑卒中

症状较上述两种类型严重，有不同程度的昏迷，神经功能障碍长期不能恢复。

4. 出血性脑卒中

是指高血压病引起的脑实质内出血。多见于 50 岁以上，长期有高血压及动脉粥样硬化的患者，因脑内硬化的细小动脉变性和破裂，导致脑实质内的自发性出血，血肿压迫脑组织，同时可发生颅内压增高甚至脑疝，是高血压病患者的主要死亡原因。

(二)护理评估

1. 一般情况

了解患者的意识障碍程度、病史等。

2. 专科情况

(1) 询问患者有无眩晕、恶心、呕吐、半身麻木等。

(2) 观察患者有无言语不清、一侧肢体无力、失语以及排便排尿失禁。

(3) 观察有无呼吸深而有鼾声、脉搏慢而有力、血压升高。

(4) 了解患者对疼痛的刺激、瞳孔对光反射、角膜反射等情况。并了解是否有特殊类型的昏迷，如去皮质综合征等。

3. 辅助检查

(1) 腰椎穿刺：脑动脉瘤和颅内动静脉畸形腰椎穿刺抽出脑脊液呈血性，是诊断蛛网膜下隙出血的最直接证据。

(2)CT 扫描

1) 颅内动脉瘤可见到中央呈高密度的圆形或椭圆形靶标状影块，但 CT 阴性并不能排除动脉瘤的存在。

2) 颅内动脉畸形可显示急性期的出血，脑局部萎缩，及增强扫描中的高密度畸形血管团，部分供应动脉及引流静脉，可为病变的定位提供明确的信息。

3) 高血压脑出血表现为高密度影区，可确定出血部位。

(3)MRI 检查：颅内动静脉畸形可显示畸形血管团的流空现象。

(4) 脑血管造影：颅内动脉瘤要求做双侧脑血管造影，有时需做全脑血管造影，可显示出动脉瘤的部位、大小、形状及数目。颅内动静脉畸形显示病变位置、受累范围，还能显示供血动脉及回流静脉，确定其颅内动静脉畸形的级别。

(三)护理诊断

1. 清理呼吸道无效

与意识障碍有关。

2. 意识障碍

与脑血管病变有关。

3. 疼痛

与颅内出血及手术切口有关。

4. 有受伤的危险。

5. 排尿异常、排便失禁

与中枢神经系统自主控制发生障碍或意识不清有关。

6. 营养失调

与不能正常进食、呕吐有关。

7. 语言沟通障碍

与神经功能障碍有关。

8. 焦虑

与生命受到威胁及肢体伤残有关。

9. 潜在并发症

脑疝。

(四) 护理措施

1. 心理护理

建立良好的护患关系，护士应耐心介绍脑卒中的病因和治疗方法，有计划地指导患者配合治疗、合理用药、平衡饮食、改进不良生活习惯和训练康复技能，满足患者的心理需要。

2. 术前护理

术前要继续进行内科治疗护理，并做好术前常规护理，按规定备皮，严密观察病情，遵医嘱使用脱水剂等药物，预防脑疝发生。

3. 术后护理

术后患者置 ICU 病房进行监测，具体护理措施参照脑损伤患者的护理。

4. 康复护理

脑卒中康复的目标是心理康复、恢复或重建功能、防治并发症、减少后遗症、学习使用移动工具 (如轮椅) 和辅助器具，达到独立生活和工作的能力以提高生活质量。恢复功能的护理措施包括：运动功能锻炼、感觉功能康复、口面部功能康复、智能康复训练、高压氧治疗及护理、中医治疗法的护理。

(五) 健康教育

1. 积极治疗高血压、心脏病、糖尿病等疾病，纠正酗酒、吸烟等不良生活习惯，可以降低脑卒中的发病和复发。避免情绪激动、便秘、慢性咳嗽等脑卒中的诱发因素。

2. 病情稳定后应及早开始康复锻炼，有利于防止肌肉萎缩，防止直立性低血压，有效预防骨质疏松、压疮、肺部感染和泌尿系统感染等并发症。指导患者和家属掌握被动运动方法和注意事项。

3. 调整患者心理状态

对情绪抑郁者，开展及时的心理治疗和药物治疗。有的偏瘫患者在恢复期仍会采取自杀行为，在护理中应引起注意，床旁不要放置安眠药及锐利物品。

4. 告知患者及家属有再次脑出血、脑栓塞的危险，一旦发现异常应及时就诊。

### 八、帕金森病

帕金森病又称震颤麻痹，多在 60 岁以后发病，是中老年常见的神经系统变性疾病，以静止性震颤、运动减少、肌强直和体位不稳为临床特征，主要病理改变是黑质多巴胺 (DA) 能神经元变性和路易小体形成，最早系统描述该病的是英国的内科医生詹姆斯·帕金森。

#### (一) 临床表现

帕金森病起病隐袭，进展缓慢。首发症状通常是一侧肢体的震颤或活动笨拙，进而累及对侧肢体。临床上主要表现为静止性震颤、运动迟缓、肌强直和姿势步态障碍。近年来人们越来越多的注意到抑郁、便秘和睡眠障碍等非运动症状也是帕金森病患者常见的主诉，它们对患者生活质量的影响甚至超过运动症状。

**1. 静止性震颤 (static tremor)**

约 70% 的患者以震颤为首发症状，多始于一侧上肢远端，静止时出现或明显，随意运动时减轻或停止，精神紧张时加剧，入睡后消失。手部静止性震颤在行走时加重。典型的表现是频率为 4～6 Hz 的"搓丸样"震颤。部分患者可合并姿势性震颤。患者典型的主诉为："我的一只手经常抖动，越是放着不动越抖得厉害，干活拿东西的时候反倒不抖了。遇到生人或激动的时候也抖得厉害，睡着了就不抖了。"

**2. 肌强直 (rigidity)**

检查者活动患者的肢体、颈部或躯干时可觉察到有明显的阻力，这种阻力的增加呈现各方向均匀一致的特点，类似弯曲软铅管的感觉，故称为"铅管样强直" (lead-pipe rigidity)。患者合并有肢体震颤时，可在均匀阻力中出现断续停顿，如转动齿轮，故称"齿轮样强直" (cogwheel rigidity)。患者典型的主诉为"我的肢体发僵发硬。"在疾病的早期，有时肌强直不易察觉到，此时可让患者主动活动一侧肢体，被动活动的患侧肢体肌张力会增加。

**3. 运动迟缓 (bradykinesia)**

运动迟缓指动作变慢，始动困难，主动运动丧失。患者的运动幅度会减少，尤其是重复运动时。根据受累部位的不同运动迟缓可表现在多个方面。面部表情动作减少，瞬目减少称为面具脸 (masked face)。说话声音单调低沉、吐字欠清。写字可变慢变小，称为"小写征"。洗漱、穿衣和其他精细动作可变的笨拙、不灵活。行走的速度变慢，常曳行，手臂摆动幅度会逐渐减少甚至消失。步距变小。因不能主动吞咽至唾液不能咽下而出现流涎。夜间可出现翻身困难。在疾病的早期，患者常常将运动迟缓误认为是无力，且常因一侧肢体的酸胀无力而误诊为脑血管疾病或颈椎病。因此，当患者缓慢出现一侧肢体的无力，且伴有肌张力的增高时应警惕帕金森病的可能。早期患者的典型主诉为："我最近发现自己的右手(或左手)不得劲，不如以前利落，写字不像以前那么漂亮了，打鸡蛋的时候觉得右手不听使唤，不如另一只手灵活。走路的时候觉得右腿 (或左腿) 发沉，似乎有点拖拉。"

**4. 姿势步态障碍**

姿势反射消失往往在疾病的中晚期出现，患者不易维持身体的平衡，稍不平整的路面即有可能跌倒。患者典型的主诉为"我很怕自己一个人走路，别人稍一碰我或路上有个小石子都能把我绊倒，最近我摔了好几次了，以至于我现在走路很小心。"姿势反射可通过后拉试验来检测。检查者站在患者的背后，嘱患者做好准备后牵拉其双肩。正常人能在后退一步之内恢复正常直立。而姿势反射消失的患者往往要后退三步以上或是需人搀扶才能直立。PD 患者行走时常常会越走越快，不易至步，称为慌张步态 (festinating gait)。患者典型的主诉为："我经常越走越快，止不住步。"晚期帕金森病患者可出现冻结现象，表现为行走时突然出现短暂的不能迈步，双足似乎粘在地上，须停顿数秒钟后才能再继续前行或无法再次启动。冻结现象常见于开始行走时 ( 始动困难 )，转身，接近目标时，或担心不能越过已知的障碍物时，如穿过旋转门。患者典型的主诉为："起身刚要走路时常要停顿几秒才能走得起来，有时候走着走着突然就迈不开步了，尤其是在转弯或是看见前面有东西挡着路的时候。"

5. 非运动症状

帕金森病患者除了震颤和行动迟缓等运动症状外，还可出现情绪低落、焦虑、睡眠障碍、认知障碍等非运动症状。疲劳感也是帕金森病常见的非运动症状。患者典型的主诉为："我感觉身体很疲乏，无力；睡眠差，经常睡不着；大便费劲，好几天一次；情绪不好，总是高兴不起来；记性差，脑子反应慢。"

( 二 ) 护理评估

1. 一般评估

生命体征，皮肤情况，心理状况，既往史，用药史，生活方式，饮食习惯，排便情况。

2. 专科评估

躯体活动，语言沟通。

( 三 ) 非手术治疗护理要点

1. 生活护理

(1) 帕金森病患者由于神经肌肉受损肌肉震颤致肌张力增高，指头、手不自主摆动和抖动，平衡障碍引起躯体移动不便，衣食住行困难，护理人员要移开环境中的障碍物，路面、厕所要防滑，患者穿着平跟软底的合适布鞋，外出走路要由家人陪同，防跌倒和摔伤。

(2) 有饮水困难的患者，药物和食物应研碎，以利于吞咽，进食后给予半卧位或坐位。

(3) 对语言不清、构音障碍的患者，应尽量满足患者需求，教会患者用手势、字、画等与人交流，以表达自己的需求。

2. 饮食护理

给予低盐、低胆固醇、适量优质蛋白的清淡饮食，多食蔬菜、水果、粗纤维食物，多饮水，避免刺激性食物，戒烟、酒、槟榔等。因为槟榔为拟胆碱能食物，可降低抗胆碱能药物的疗效，而高蛋白饮食摄入也可降低左旋多巴的疗效。

3. 心理护理

护理人员应多与患者交流，分散其注意力，给予心理疏导，讲解疾病知识，指导家属关心体贴患者，减轻心理压力，增强战胜疾病的信心，以良好的心态配合治疗，提高生活质量。

4. 排便护理

因年老体弱长期卧床，肠蠕动减慢易发生便秘，应每天双手顺时针按摩腹部，促进肠蠕动，保持大小便通常，便秘可口服缓泻药，如空腹喝蜂蜜水早晚各一次，番泻叶、开塞露塞肛，必要时肥皂水灌肠，排尿困难者给予诱导排尿，无效者给予导尿。

5. 用药护理

指导患者掌握正确服药方法，观察药物疗效和副作用。督促按时按量服药。常用药物有左旋多巴、金刚烷胺及抗胆碱药物，一般从小剂量开始，逐渐增加剂量直至有效维持量，宜饭后服用，以免降低药物疗效。减轻恶心、呕吐等胃肠道症状。在服用左旋多巴胺类药物期间尽量避免使用维生素 $B_6$。

6. 康复护理

鼓励患者维持和培养良好兴趣爱好，适当运动体育锻炼，坚持自主运动如散步、打太极拳、做力所能及的家务活动，卧床患者协助被动活动关节和按摩肢体，预防关节僵硬和肢体挛缩。鼓励患者进行面肌锻炼，如鼓腮，�’嘴、龇牙、伸舌、吹吸等训练，改变面肌表情和吞咽困难现象，协调发音，保持呼吸平稳顺畅。

(四) 手术治疗护理要点

1. 术前护理

帕金森病的治疗是世界性的难题，目前没有任何一种方法可以治愈此病，脑深部电刺激(DBS) 是目前最为先进的方法，它可以减轻症状、改善生活质量、减少口服药的剂量，术后需要定期调节刺激参数及药物剂量。

(1) 心理护理

1) 帕金森病患者由于病程长，严重影响了患者的活动能力，降低了生活质量，因此护理人员应给予患者耐心、细致的关怀照顾。

2) 耐心介绍手术的目的、方法及注意事项，消除其紧张、恐惧、焦虑的心理。

3) 由于术中需要患者的密切配合，手术前一天应停用左旋多巴药物，并告知患者术中需要配合医师的动作，以便调节参数达到最佳效果。

4) 了解患者的既往病史，有无其他基础疾病，如糖尿病、高血压等。做好术前指导，稳定患者情绪，保证各项生命体征平稳，达到接受手术治疗的最佳状态。

(2) 生活护理：增加卧床时间，保证充足睡眠及有充足体力承担手术应激。加强术前防护，防止发生跌倒、坠床等意外事故。根据症状合理安排活动，尽可能在家属陪护下在室内活动，必要时限制其活动，进行定时的被动活动，防止关节固定。

(3) 常规术前准备

1) 术前 1 天预约核磁共振，头部、胸部皮肤准备，沐浴并更换清洁衣裤。

2) 术前 12 小时禁食，8 小时禁水，停服左旋多巴等药物，以利于术中监测及调控效果。

3) 术前晚保证充足睡眠，必要时给予艾司唑仑片或氯硝西泮片等辅助睡眠药物。

4) 术前半小时肌内注射苯巴比妥 0.1 g、阿托品 0.5 mg。

5) 术日晨配合医师放置立体定向头架，去除患者身上的所有金属物质，以利于术前在磁共振下进行立体定向。

2. 术后护理

(1) 病情观察

1) 密切观察术后患者的意识状态、生命体征、血氧饱和度及瞳孔的变化，必要时行 24 小时心电监护，出现意识状态下降应立即通知医师。

2) 密切观察患者的呼吸情况，若出现面色青紫、喘憋、呼吸困难等症状应及时通知医生。

(2) 体位

1) 术后患者神志清醒，回病房后即可给予抬高床头 15°～30°，以利于颅内静脉回流，减轻脑水肿。

2) 嘱患者取平卧位或健侧卧位，避免置入侧卧位及局部受压，避免在置入侧肢体测量血压。

(3) 伤口观察

1) 密切观察胸部置入脉冲发生器处局部皮肤是否有出血、红肿，如有疼痛、发红等炎症表现应及时汇报医生。

2) 术侧上肢制动 6 小时，避免大幅度扭动颈部，以免电极移位局部皮下血肿的形成。

3) 胸部伤口由于置入脉冲发生器禁忌热疗。因为脉冲发生器内装电池，热量可以通过其传递到头部电极置入部位而造成严重的组织损伤，甚至可能危及生命。

(4) 功能锻炼

1) 术后卧床时即可开始肌肉收缩练习，踝关节可以进行主动的背伸和跖屈练习。按摩各关节肌肉，从小关节到大关节逐渐被动活动。

2) 术后 24 小时后鼓励患者在护士或家属陪同下下床活动，方法是先在床上坐起，如无头晕可坐床沿再适应，然后在陪护下锻炼行走，防止跌倒。

3) 术后 72 小时开始练习床上体操，如翻身体操、仰卧起坐、爬行体操等。

翻身体操：头转向左侧，左小腿放在右小腿上，双臂上举，摆动双臂左右几次后，顺势向左侧用力摆动，带动躯干转动，再复至仰卧位，按上述方法向右侧翻身，每次各做 5 次。

仰卧起坐：仰卧，双臂放在体侧，头和上身抬起，可借助双手推床帮助坐起，重复 4 次。

爬行体操：双膝跪位，双肘屈曲，双臂向前爬行，再向后爬，复至原位，来回 10 次。

(5) 饮食护理

1) 术后 4 小时如无恶心、呕吐即可给予少量饮水。

2) 术后 12 小时给予流质饮食；24 小时可逐渐恢复低蛋白易消化的饮食，如小米、菠菜、冬瓜、紫菜等。

3) 增加富含粗纤维的食物如韭菜、芹菜、白菜等防止便秘。

4) 含铁较丰富的食物如黑木耳、海带、蘑菇及猪肝等不宜过多食用 ( 因铁剂会干扰多巴制剂的作用 )。

(6) 用药指导

1) 脑起搏器置入后仍需口服左旋多巴药物促进治疗效果，发挥左旋多巴与脑起搏器的协同作用。

2) 要向患者及家属说明终身服用左旋多巴的必要性，应按时按剂量服药，间断性服药有加速病情进展的可能，应根据病情调整剂量，以最小剂量达到最佳效果。

(7) 并发症的观察与护理

1) 颅内出血，是最常见的并发症：若患者出现血压升高、心率减慢、呼吸不规则、一侧瞳孔散大、意识障碍进行性加重等颅内出血的先兆应及时通知医师。术后应该密切观察患者的意识、瞳孔和生命体征的变化。观察手术局部有无血肿、渗液、渗血等。

2) 感觉运动系统并发症及护理：术后刺激电流向周围扩布或电极位置不准确，可引起短暂的感觉异常、构音障碍、复视、肌肉收缩等。应注意患者的主诉、言语，以及肌肉震颤的情况，其症状随刺激参数的改变而减轻或消失。

3)脑起搏器装置的并发症及护理：包括电极折断、电极移位，以及装置植入部位的皮肤破溃、感染等。嘱患者注意起居的安全，切忌暴力或碰撞电极埋置部位，不宜用力揉搓植入脉冲发生器的胸前皮肤。观察局部皮肤有无红肿、渗血；伤口敷料是否清洁、干净，如发生异常及时通知医生。

（五）健康教育

1. 术后数周内避免扭曲身体，以确保电极安全、可靠。

2. 在医师的指导下逐渐恢复正常生活，如散步、洗澡、游泳等，防止肌肉萎缩及关节僵硬，提高生活质量，但不宜从事重体力劳动。

3. 指导患者正确使用遥控磁铁开关，使用时把磁铁放在胸前脉冲发生器位置上，脑起搏器就会开始或停止工作。

4. 使用遥控磁铁开关时，应远离冰箱、音响等有磁场的地方，以免影响脑起搏器的正常工作。

5. 如患者要接受核磁共振等特殊检查应咨询手术医生。

6. 脑内起搏器中的脉冲发生器会引起机场安全门和商场防盗门报警，建议患者随身携带植入识别卡以获得帮助。

7. 患者每年要随访 1 ～ 3 次，进行相应的检测和程控。

# 第三节　临床护理实践

## 一、病例介绍

患者，男性，45 岁，已婚。因"突发剧烈头痛 4 小时"于 2008 年 03 月 06 日 10:00 急诊平车入院。患者 4 小时前无明显诱因突发头痛，无昏迷，无恶心呕吐，无抽搐，四肢活动无异常。休息后症状无法缓解，来我院就诊，头颅 CT 示自发性蛛网膜下隙出血，CTA 示前交通动脉瘤引起蛛网膜下隙出血。以动脉瘤收治脑外科，起病后患者精神、食欲差，大便未解，小便正常。嗜睡，回答问题尚准确，精神差，反应迟钝，生命体征平稳，检查欠合作，两瞳孔等大等圆，直径 3.0 mm，对光反射灵敏；双颈项强直，克氏征 (+)，布氏征 (+)，胸廓无畸形，腹平软，全腹无压痛。四肢活动可，生理反射存在，病理反射未引出。

辅助检查：CT 检查。

术前诊断：①自发性蛛网膜下隙出血；②前交通动脉瘤。

## 二、护理评估

1. 现病史及既往史

患者 3 月 6 日 15:30 在全麻下行动脉瘤夹闭术 + 颅内血肿清除术 + 去骨瓣减压术，术程顺利，于 23:00 返回病房。

术后治疗方案：监测生命体征及意识和瞳孔、氧疗、降低颅内压、止血、消炎、预防血管痉挛、健脑等。

术后患者昏迷，头部敷料清洁干燥，留置头皮及脑室内引流管固定通畅，引流出少量血性液体，留置尿管固定通畅，引流出淡黄色尿液。患者躁动不安，遵医嘱予约束带约束，末梢血运好。3 月 9 日 9:00 拔除患者头皮下引流管，9 日 15:00 患者意识蒙眬；11 日神志清醒，但不能言语；3 月 16 日拔除脑室内引流管；19 日患者可言语，对答切题。

既往史：既往身体健康，否认肝炎、肺结核、高血压、寄生虫病史，否认家族遗传病史，无药物过敏史。

2. 生命体征

HR 86 次 / 分，R 20 次 / 分，BP 135/75 mmHg，T 36.6℃。

3. 营养与排泄

营养良好，身高 171 cm，术前体重 72 kg。术后当天禁食，昏迷期间留置胃管给予鼻饲流食，清醒后予半流质饮食；留置尿管固定通畅，引流出淡黄色尿液。

4. 皮肤黏膜全身皮肤情况：面色正常，皮肤完整。该患者得分：7 分，为高度危险。

5. 活动与精神

四肢活动受限，绝对卧床休息，生活不能自理，精神差。

### 三、护理问题

1. 潜在并发症：颅内出血 ( 再出血 )。

2. 疼痛：与手术创伤及颅内压增高有关。

3. 有压疮发生的危险：高等风险 ( 诺顿评分为 7 分 )。

4. 有发生泌尿系感染的危险：与留置尿管有关。

5. 缺乏疾病相关知识。

### 四、护理措施

1. 并发症观察

(1) 继发性出血：①观察意识、瞳孔、血压、呼吸、脉搏 1 次 /15 ～ 30 分钟并及时记录，尤其要注意血压的变化；②观察视、听、运动等功能及头痛的情况，有逐渐地下降趋势，提示有脑水肿或再出血；③避免一切导致出血的诱发因素，防止出血或再出血的发生；④遵医嘱正确使用药物控制血压及镇痛；⑤限制探视人员，保持病房安静。告诫家属不要刺激患者，以免造成患者情绪波动。

(2) 泌尿系感染的预防：严格执行留置尿管护理常规及无菌技术原则，尿道口护理 2 次 / 天，每天评估拔出尿管的可能性，尽可能嘱患者多饮水。

2. 管道护理脑室引流管的护理：

(1) 保持脑室外引流管固定、通畅。当患者意识不清、躁动不安时，遵医嘱约束其肢体，防止引流管脱管。意识清醒时可抬高床头 30°。

(2) 引流管开口需高于侧脑室平面 10 ～ 15 cm，防止颅内压力下降过快或过多，而造成颅内压过低、颅内出血等严重并发症。

(3) 保持头部敷料清洁干燥。

(4) 每天要记录引流液的色、质、量。

(5) 密切观察引流管是否通畅、引流速度的快慢、颅内高压症状是否得到改善，如发现堵塞，应及时查找原因并及时处理。

(6) 在拔管前一日，可试行抬高引流装置或夹闭引流管，以便了解脑脊液循环是否通畅。颅内压是否有再次升高的情况。夹闭引流管后初期应密切观察，如患者出现头痛、呕吐等颅内压增高症状，应及时通知医生，立即开放夹闭的引流管。拔管后要观察伤口处是否有脑脊液漏出、敷料是否潮湿，潮湿的敷料应及时更换，防止颅内感染。

3. 疼痛护理

(1) 卧床休息，注意卧位的合理调整，患者烦躁，嘱家属加强看护。

(2) 去除诱发和加重头痛的因素，如创造安静环境，保持大小便通畅，减少和避免咳嗽、进气、大幅度转头、突然的体位改变等。

(3) 严密观察意识、瞳孔、生命体征的变化。

(4) 适时向患者解释头痛主要是因局部损伤使硬脑膜、血管及神经受到牵拉、刺激所致，理解、同情患者的痛苦，关心、安慰患者。适当应用止痛剂，但禁用吗啡、哌替啶，以免抑制呼吸中枢；避免头痛加重的因素，如咳嗽、打喷嚏等。

4. 生活护理、饮食、活动指导

(1) 生活护理：床上浴，帮助洗脸，口腔护理，会阴护理，协助翻身及更衣。

(2) 饮食：术后当日禁食，患者昏迷次日给予鼻饲流食，清醒后给予半流饮食。

(3) 活动：术后绝对卧床休息，保持大便通畅。避免用力，防止术后继发出血。将日常生活用品及呼叫铃放在患者容易获取的位置，加床栏保护。

5. 皮肤护理

(1) 每班常规全身皮肤检查，特别是骶尾部、尿道口及会阴部。

(2) 每天常规会阴消毒两次，保持会阴部清洁干燥，避免频繁热水擦洗和使用有刺激性的洗液，避免大小便对周围皮肤的浸渍。

(3) 使用软枕保持患者舒适体位，定时翻身，避免摩擦力、剪切力、压力引起的皮肤损伤。

6. 疾病相关知识指导

目前用药、治疗方案及护理措施：向患者家属解释各种管道留置的意义和目的，心电监护及吸氧的目的意义；向患者解释目前所使用药物的用法及用途。在进行各项护理操作前，向患者解释该操作的意义和目的。

# 第七章 泌尿生殖系统

## 第一节 常见症状及问题的护理

泌尿系统疾病常见症状有肾性水肿、肾性高血压、尿量异常、蛋白尿、血尿、尿路刺激征、肾区 疼痛和肾绞痛。

### 一、尿频、尿急、尿痛

尿频指排尿次数增多。正常成人每天日间平均排尿 3～5 次，夜间就寝后 0～1 次，每次尿量 200～400 mL。尿急指患者突然有强烈尿意，不能控制需立即排尿。尿痛指患者排尿时膀胱区及尿道疼痛。尿频、尿急、尿痛合称膀胱刺激征。

（一）护理评估

1. 病因评估

(1) 膀胱或尿道受刺激：尿路炎症、膀胱结核或结石、膀胱肿瘤。

(2) 膀胱容量减少：膀胱内占位性病变、结核性挛缩膀胱或妊娠子宫、子宫肌瘤、子宫脱垂压迫膀胱。

(3) 下尿路梗阻：前列腺增生、尿道狭窄。

(4) 神经源性膀胱：由于神经系统疾病导致膀胱功能异常。

(5) 精神紧张、焦虑或恐惧。

2. 相关因素评估

留置导尿管拔除后、行尿道手术后。

3. 症状评估

(1) 排尿日记（表 7-1）

(2) 伴随症状：发热、会阴部坠胀感、疼痛、血尿、脓尿、排尿困难。

表 7-1 排尿日记

| 排尿时间<br>（钟点） | 实际排完时间<br>（分钟） | 尿量<br>(mL) | 伴随尿急 尿痛血尿症状 | 尿失禁时间 | 饮水量 (mL)<br>包括餐饮 |
|---|---|---|---|---|---|
| 0 | | | | | |
| 1 | | | | | |
| 2 | | | | | |
| 3 | | | | | |
| 4 | | | | | |

（续表）

| 排尿时间<br>（钟点） | 实际排完时间<br>（分钟） | 尿量<br>(mL) | 伴随尿急 尿痛血尿症状 | 尿失禁时间 | 饮水量 (mL)<br>包括餐饮 |
|---|---|---|---|---|---|
| 5 | | | | | |
| 6 | | | | | |
| 7 | | | | | |
| 8 | | | | | |
| 9 | | | | | |
| 10 | | | | | |
| 11 | | | | | |
| 12 | | | | | |
| 13 | | | | | |
| 14 | | | | | |
| 15 | | | | | |
| 16 | | | | | |
| 17 | | | | | |
| 18 | | | | | |
| 19 | | | | | |
| 20 | | | | | |
| 21 | | | | | |
| 22 | | | | | |
| 23 | | | | | |
| 24 | | | | | |

（二）护理措施

1. 患者排尿情况的连续性观察，指导患者填写排尿日记。

2. 泌尿系感染和结石者，尿道手术后，留置尿管拔除后指导患者大量饮水，日饮水量达到 3 000 mL 以上，睡前应饮水 250 mL，以增加尿量，达到内冲洗的目的。

3. 膀胱容量减少在占位因素解除前，指导适量饮水，预防泌尿系感染和结石发生。

4. 神经源性膀胱者积极进行药物和手术治疗，指导患者定时排空膀胱，嘱患者无论有无尿急，每 3～4 小时排尿一次；指导患者进行盆底肌肉训练；必要时持续或间断导尿。

5. 尿路梗阻伴有尿路感染者鼓励多饮水，及时评估尿潴留情况，必要时留置导尿管。

6. 消除精神紧张因素，转移患者注意力。

## 二、肾性水肿

肾性水肿是指由于肾脏疾病所引发液体过多积聚在组织间隙而产生的组织肿胀，为泌尿系统最常见的症状。临床上分为两种：①肾炎性水肿：其与肾炎患者"球－管功能失衡"有关，患者的临床特点为水肿首先出现在颜面部；②肾病性水肿：其与肾病综合征患者大量蛋白尿、低蛋白血症有关，患者的临床特点水肿为首先出现在身体低垂的部位。

（一）护理评估

1. 健康史

询问患者既往有无急、慢性肾小球肾炎病史，有无肾病综合征病史，有无肾衰竭病史。有无内分泌、心脏、肝脏疾病史。有无各种促使肾性水肿发生的诱发因素存在。

2. 身体状况

重点评估患者水肿首先出现的部位、水肿的程度及范围。

(1) 水肿的特点：肾炎性水肿的特点为水肿首先出现在颜面部；肾病性水肿的特点为水肿首 先出现在身体低垂的部位。

(2) 伴随症状：患者水肿发生时有无血尿、蛋白尿、高血压，有无心包腔、胸膜腔及腹膜腔积液 征象，有无皮肤渗液、溃破现象，心肺检查有无异常。

3. 心理－社会状况

患者可因水肿导致身体不适，以及需要较长时间的饮食限制，易使其产生焦虑情绪。

4. 辅助检查

可进行尿常规检查、肾功能检查及血液生化检查，必要时，可选择有关影像学检查，协助诊断。

（二）护理诊断

1. 体液过多

与肾单位"球－管功能失衡"以及大量蛋白尿、低蛋白血症有关。

2. 有皮肤完整性受损的危险

与皮肤水肿、局部血液循环不良以及局部长时间受压有关。

（三）预期目标

水肿减轻；无皮肤压疮发生。

（四）护理措施

1. 一般护理

(1) 休息：对于严重水肿的患者应强调卧床休息，而对于水肿不显著的患者，应增加休息时间，避免劳累。

(2) 体位：患者应采取平卧位，双下肢略抬高，并定时变换体位，以免局部长时间受压而发生压疮。

(3) 饮食护理：应限制钠盐和水分的摄入，并给予足够热量和适量优质蛋白质的食物。钠盐摄入每天低于 3 g，每天进液量为前一天尿量加 500 mL。

2. 心理护理

(1) 应与患者建立良好的护患关系，通过与患者沟通、交流，了解患者的心理状况，并给予心理安慰和支持。

(2) 向患者解释水肿发生的原因，告知患者水肿与肾脏疾病的严重程度并不成正比，以减轻患者的心理压力，有助稳定患者情绪。

3. 病情观察

应准确记录患者 24 小时液体出入量，监测患者体重，观察水肿消长情况，以及皮肤有无破损或压疮的发生。

4. 对症护理

长期卧床的患者应注意保持床铺清洁、平整和个人皮肤的清洁卫生，对易受压的部位应加软垫或气垫，定时变换体位和定时按摩受压皮肤，以免发生压疮。

5. 用药护理

遵医嘱正确使用利尿药和提高血浆胶体渗透压的药物，以减轻水肿，并注意观察有无药物副作用。

（五）健康教育

(1) 向患者及家属解释有关肾性水肿发生发展的原因和过程，以及肾性水肿的治疗和护理措施。

(2) 指导患者能够根据水肿程度，合理安排休息和活动。

(3) 指导患者制订符合治疗要求而又能被接受的饮食计划，并向患者解释限制钠、水摄入对水肿消退的重要性。

(4) 指导患者如何观察水肿病情的变化。

(5) 指导患者加强水肿部位皮肤的保护，避免一些能引起皮肤破损的因素，如用力擦浴、长时间受压、热水袋水温过高、磕碰等。

### 三、肾性高血压

肾性高血压是指由于各种肾小球疾病、肾小管疾病和肾血管病变所引起的高血压。其与患者病程中发生的肾小球滤过率降低、肾素－血管紧张素－醛固酮分泌增多等因素有关。按发生机制可分为容量依赖型和肾素依赖型两种。前者主要与水钠潴留有关；后者主要与肾素－血管紧张素－醛固酮系统被激活有关。

（一）护理评估

1. 健康史

了解患者平时饮食习惯，询问患者有无原发性高血压病史，有无各种可以导致肾性高血压发生的肾脏疾病史。

2. 身体状况

通过询问病史和监测患者血压，了解患者血压增高的程度及持续的时间长短，同时判断有无心、脑及眼底动脉受累的表现。

3. 心理 - 社会状况

患者可因高血压导致机体不适以及病情控制不佳而产生焦虑或抑郁情绪。

4. 辅助检查

尿常规检查、肾功能检查以及影像学检查，有助于病因的判断。

（二）护理诊断

有受伤的危险这与血压明显增高所产生头晕有关。

（三）预期目标

血压得到控制；无损伤发生。

（四）护理措施

1. 一般护理

(1) 休息：血压显著增高患者，应卧床休息，提供给患者合适的休息场所和休息环境，应保证患者有足够的睡眠时间。

(2) 体位：血压显著增高患者应平卧休息，变换体位时，动作应缓慢，以免因头晕跌倒而发生意外。

(3) 饮食护理：肾性高血压患者饮食宜清淡，限制钠盐的摄入量。每天钠盐摄入量低于6 g。对容量依赖型的肾性高血压者，应限制每天液体摄入量。

2. 心理护理

(1) 加强与患者的沟通交流，了解患者的心理状况。

(2) 避免不良的精神刺激，指导患者家属对患者情绪波动时，给予理解、支持和宽容，

(3) 指导患者学会自我心理调节，掌握心理放松技术，以便减轻心理压力。

3. 病情观察

注意观察患者的精神状态，了解患者的睡眠状况，有无明显的头晕、头痛症状，定时监测患者的血压变化。

4. 对症护理

加强安全保护，对血压显著增高患者尤其是有明显头晕症状者，应嘱咐其起床或活动时动作要缓慢，外出要有人陪同和照顾。

5. 用药护理

遵医嘱正确选择应用对肾血流量无影响的降压药，控制患者的血压在一个合适的水平 [ 血压控制目标值为低于 17.3/10.7 kPa(130/80 mmHg)]。用药期间，注意观察药物副作用。若出现副作用，应及时报告医师，并协助处理。

（五）健康教育

(1) 向患者介绍肾性高血压的有关知识，以及高血压对肾脏疾病病情的影响。

(2) 指导患者根据血压水平合理安排休息与活动。

(3) 指导患者制订合理膳食计划，限制钠盐和水分的摄入。

(4) 加强对患者的心理指导，减轻心理压力，保持良好的心理状态。

(5) 指导患者及其家属掌握正确的血压测量方法，加强对血压的监测。

### 四、血尿 (hematuria)

正常人尿液中无红细胞或偶见个别红细胞。如离心沉淀后的尿液，光镜下每高倍视野有红细胞 3 个以上，可称为血尿。血尿轻症者尿色正常，须经显微镜检查方能确定，称为显微镜血尿，重症者尿呈洗肉水色或血色，称肉眼血尿。

(一) 护理评估

1. 病因评估

(1) 泌尿系统疾病：是最常见的血尿原因，如泌尿系统结石、肿瘤、结核或其他细菌感染、肾炎、血管异常、畸形、损伤等。

(2) 全身性疾病：血液病、感染性疾病、风湿病、心血管疾病、内分泌代谢疾病等。

(3) 尿路邻近器官疾病：如前列腺炎、急性阑尾炎、胰炎、输卵管炎、结肠癌、宫颈癌等。

(4) 药物或化学因素：如磺胺类、汞剂、甘露醇、抗凝剂、环磷酰胺等的不良反应或毒性。

(5) 其他：如运动后血尿，不明原因的"特发性血尿"等。

2. 相关因素

评估泌尿系统手术后，前列腺手术后留置三腔导尿管持续膀胱冲洗，留置导尿管及留置导尿管拔管后。

3. 症状评估尿液颜色判断。

(1) 血尿的颜色因尿中含血量不同而异，1000 mL 尿液中含 1 mL 血液即可见肉眼血尿。

(2) 血尿的颜色因尿酸碱的不同而异，尿液酸时，颜色深，呈棕或和暗黑色；尿碱性时呈红色。鉴别：血尿要注意排除假性血尿，如阴道或者直肠的血污染，某些药物、染料、试剂或食物所致的红色尿。血尿还要与血红蛋白尿相鉴别，后者由溶血引起，尿色呈暗红色或酱油色，无沉淀，显微镜下无红细胞或偶有红细胞。

(3) 尿三杯试验：洗净外尿道口，一次排尿于准备好的三个杯中，不要间断，第一和第三杯各 10 ~ 20 mL，大部分排于第二杯。前段血尿提示病变在前尿道；终末血尿提示病变在膀胱颈和三角区或后尿道等，全程血尿则病变在上尿路或膀胱。

(4) 伴随症状：肾绞痛、膀胱刺激征、发热。

(二) 护理措施

1. 患者血尿情况的连续性观察，观察内容包括尿液颜色 (深黄色、淡黄色、淡红色、暗红色、浓茶色等)，有无沉淀或血块，伴随症状，尿量，次数等。

2. 为预防和减轻泌尿系感染，应指导患者大量饮水，每日饮水量达到 3000 mL，起到内冲洗的目的。

3. 前列腺术后留置三腔尿管持续膀胱冲洗时，应密切观察尿色变化及冲洗和引流速度的变化，防止冲洗液流入速度过快潴留膀胱，注意有无血块堵塞引流，必要时用注射器冲吸血块。冲洗速度以引流液呈淡红色为宜，血尿加重时可加快冲洗速度，必要时加用冰盐水或止血药物冲洗。出现膀胱痉挛疼痛时，指导患者深呼吸，必要时进行镇静止痛治疗。

### 五、蛋白尿

蛋白尿是指由于各种原因引起每天尿蛋白含量持续超过 150 mg 或尿蛋白质定性试验呈阳性结果。临床上多因肾小球病变、肾小管病变、肾外病变以及功能性因素所产生。每天尿蛋白持续超过 3.5 g 者，为大量蛋白尿。

（一）护理评估

1. 健康史

询问患者有无各种引起尿蛋白增多的泌尿系统疾病病史存在；有无累及肾脏的其他系统疾病史存在。

2. 身体状况

了解患者有无高血压、水肿存在，有无尿量异常，有无尿路刺激症状，有无肾功能减退的临床表现。

3. 心理－社会状况

可因大量蛋白尿导致低蛋白血症，引发水肿和营养失调而出现焦虑情绪。

4. 辅助检查

可进行尿常规检查、肾功能检查和血液生化检查，协助判断。

（二）护理诊断

营养失调，低于机体需要量：与蛋白尿造成蛋白质丢失过多有关。

（三）预期目标

尿蛋白减少或消失；血浆蛋白含量恢复。

（四）护理措施

1. 一般护理

(1) 休息：通常主张蛋白尿患者要注意休息，严重者应卧床休息。

(2) 饮食护理应给予适量的蛋白质饮食，以富含人体必需氨基酸的优质蛋白为主，如鸡、鱼、瘦肉、蛋、奶等，其摄入量应占饮食中蛋白质总量的 60% 以上。

2. 心理护理

(1) 加强与患者的沟通交流，向患者解释蛋白尿的发生原因。

(2) 给予患者心理疏导和心理支持，使患者保持良好的心态。

(3) 帮助患者树立起战胜疾病的信心，积极配合完成治疗和护理。

3. 病情观察

观察患者的尿液性状有无变化，定期监测患者尿蛋白或血浆蛋白有无改变，有无因低蛋白血症产生的组织水肿。

4. 对症护理

对因大量蛋白尿、低蛋白血症所导致水肿发生者，应注意加强皮肤的护理，以免发生褥疮。

5. 用药护理

遵医嘱正确选择使用能够减少尿蛋白，改善病情的药物如糖皮质激素或免疫抑制剂，并注意观察药物疗效和有无药物副作用发生。

（五）健康教育

(1) 向患者解释蛋白尿发生的原因及处理措施。

(2) 对大量蛋白尿的患者，应告知注意休息的重要性，以免不当活动而加重病情。

(3) 指导患者制订合理的饮食和根据肾功能状态调整每天蛋白质的摄入量。

(4) 指导患者定期到医院复查尿蛋白。

## 六、排尿困难（尿潴留）

排尿不畅、排尿费力统称排尿困难。排尿困难的程度与疾病的情况有关，轻度排尿困难表现为排尿延迟、射程短；重度排尿困难表现为尿线变细、尿流滴沥且不成线，排尿时甚至需要屏气用力，乃至需要用手压迫下腹部才能把尿排出。严重的排尿困难可发展为尿潴留。

（一）护理评估

1. 病因评估

(1) 机械性梗阻：膀胱颈部和尿道的梗阻性病变，如前列腺增生，尿道损伤和狭窄，膀胱尿道的结石、肿瘤、异物等。

(2) 动力性梗阻：排尿功能障碍，尿道膀胱无器质性病变，如麻醉手术后，神经系统损伤、炎症、肿瘤。

2. 相关因素评估

尿道手术后、腹部会阴部手术后疼痛、不习惯卧床排尿等。

（二）护理措施

1. 指导前列腺增生症患者填写 IPSS 表，指导排尿困难患者配合尿动力检查，及时评估患者膀胱尿液潴留情况，包括患者出入水量、主诉、叩诊膀胱区及使用膀胱容量测量仪测定膀胱容量，必要时留置导尿。

2. 尿道手术后，腹部会阴部手术后疼痛，不习惯卧床排尿等。

(1) 术前进行卧床排尿训练。

(2) 术后进行有效的镇痛治疗。

(3) 术后鼓励患者尽早排尿，避免膀胱容量过大引起膀胱尿道肌群功能紊乱而引起排尿困难；病情允许可适当抬高床头取坐位排尿，男性患者可坐床沿取立位排尿。改换体位时注意保护伤口和固定引流管，排尿时嘱患者放松，可让患者听流水声。

3. 长期的排尿困难

容易引起肾功能损害和泌尿系感染，指导饮水量应根据肾功能情况和权衡患者生活质量和预防泌尿系统感染间进行。

## 七、尿失禁

尿失禁是由于膀胱括约肌损伤或神经功能障碍而丧失排尿自控能力，使尿液不由自主流出。

（一）护理评估

1. 病因评估

(1) 真性尿失禁：由于膀胱的神经功能障碍或受损，使膀胱尿道括约肌失去功能，尿液不自觉地流出，膀胱中无尿液存留。见于中枢神经系统疾患所致神经源性膀胱，前列腺增生摘除术后等。

(2) 充溢性尿失禁（假性尿失禁）：由于膀胱颈部以下有梗阻，如前列腺增生症、尿道狭窄的后期膀胱代偿功能丧失，膀胱内潴留大量尿液，从尿道不断溢出。

(3) 压力性尿失禁：由于膀胱尿道括约肌张力减低，盆底肌肉和韧带松弛，在咳嗽、打喷嚏、大笑、跑跳、举重等使腹压骤然增高时，少量尿液不自主流出，常见于中年经产妇。

(4) 急迫性尿失禁：患者突然感到强烈的尿意，并迫不及待的排出尿液，见于急性膀胱炎、近期行前列腺增生摘除术、神经源性膀胱及精神紧张焦虑。

2. 相关因素

评估肥胖、吸烟、饮酒、服药、绝经、盆腔损伤和手术史。

3. 症状评估

(1) 尿动力检查：尿流率测定，侵入性尿动力学检查尿道压力描记、压力 - 流率测定、腹压漏尿点压测定、影像尿动力学检查。

(2) 排尿日记 ( 见尿频、尿急、尿痛章节 )。

(3) 伴随症状：排尿困难、膀胱刺激征，会阴部皮肤湿疹。

( 二 ) 护理措施

1. 指导患者配合完成各项检查，包括正确记录排尿日记、进行尿垫试验、尿失禁调查表以及配合进行尿动力学检查等。

2. 指导患者进行盆底肌肉训练：持续收缩盆底肌 ( 提肛运动 )2 ～ 6 秒，松弛休息 2 ～ 6 秒，如此反复 10 ～ 15 次，每天训练 3 ～ 8 次，持续 8 周以上或更长。盆底肌肉训练早期效果不明显，需要护士定时督促，鼓励患者持之以恒才能收到效果。

3. 尽可能保持会阴部皮肤干燥，维持局部皮肤完整，出现皮肤湿疹可行温水冲洗，2 次 / 天，严重者使用皮炎平软膏涂患处，3 次 / 天。

4. 避免增加腹压，如进行重体力活动、便秘、体重过重等。

5. 根据情况适量增加饮水，预防泌尿系感染。

**八、肾区疼痛与肾绞痛**

肾区疼痛多是指因泌尿系统疾病或肾周围疾病所引发的。肾区持续性钝痛及胀痛，常伴有肾区叩击痛。

肾绞痛是指因各种原因使肾盂、输尿管平滑肌痉挛或管腔的部分急性梗阻所造成的突然发作性剧烈疼痛。发作时，常向下腹、外阴及大腿内侧等部位放射，并常伴有恶心呕吐、大汗淋漓、面色苍白、辗转不安等休克症状。

( 一 ) 护理评估

1. 健康史

询问患者有无各种引起肾区疼痛及肾绞痛发生的泌尿系统疾病病史存在，有无累及肾脏的其他系统疾病病史存在。

2. 身体状况

了解患者疼痛的部位、性质、程度和持续的时间长短；是否伴有发热、血尿或尿量的异常；有无恶心呕吐、大汗淋漓及辗转不安等表现；有无肾区叩击痛及输尿管压痛点压痛阳性表现。

3. 心理一社会状况

由于肾区疼痛或肾绞痛，导致患者易产生紧张，焦虑情绪。

4. 辅助检查

尿常规检查、肾功能检查及泌尿系统影像学检查，有助于对患者病情的判断。

（二）护理诊断

1. 疼痛

与泌尿系统疾病或肾周围疾病对肾和尿路产生刺激或导致尿路梗阻等有关。

2. 焦虑

与疼痛发作引起情绪变化有关。

（三）预期目标

患者疼痛症状减轻或消失，情绪稳定。

（四）护理措施

1. 一般护理

(1) 休息：对疼痛症状明显者，应协助患者采取舒适的体位和卧床休息。

(2) 饮食护理：对尿路感染所致疼痛者，或尿路结石伴有血尿但疼痛缓解者，应嘱其多饮水，以增加尿量，促进炎性分泌物和血尿的排出，有利于缓解症状。

2. 心理护理

对患者情绪紧张或焦虑者，应注意与患者多交流沟通，了解患者所处的心理状态，加强心理疏导，指导患者掌握心理调适技巧，促进患者紧张、焦虑情绪改善。

3. 病情观察

密切观察患者疼痛症状有无变化，尿液性状、尿量有无明显改变，病程中有无发热及其他体征的出现，患者的血常规、肾功能及泌尿系统影像学检查有无异常发现。

4. 对症护理

疼痛症状明显时，应注意休息。必要时，遵医嘱应用镇痛药物，以缓解疼痛症状。

5. 用药护理

对疼痛症状明显者，根据疼痛程度遵医嘱合理选择镇痛药物。通常先选择胆碱能神经受体阻断药或一般镇痛药物；对疼痛不能控制者，则可考虑选用中枢麻醉性镇痛药物。用药期间，应注意观察有无药物副作用的发生。

（五）健康教育

(1) 向患者介绍肾区疼痛和肾绞痛产生的原因。

(2) 指导患者疼痛发作时，应卧床休息。

(3) 加强对患者的心理疏导，缓解患者因疼痛产生的紧张焦虑情绪。

(4) 指导患者注意观察病情，以便及时发现病情的变化。

# 第二节　常见疾病护理

## 一、良性前列腺增生

良性前列腺增生症 (BPH) 常简称为前列腺增生，是老年男性常见病，临床表现主要为进行性加重的排尿困难。发病率随着人类寿命的延长逐年增高。

（一）病因及发病机制

病因尚不完全清楚，目前公认老龄和有功能的睾丸是前列腺增生两个主要的发病因素。

男性35岁以后前列腺可有不同程度的增生，多在50岁以后才出现症状。前列腺增生引起症状主要是由于尿道周围前列腺移行带的腺体、结缔组织和平滑肌的增生，增生的腺体逐渐压迫尿道造成梗阻。梗阻的程度与前列腺增生体积的大小不完全成比例，而与增生腺体的位置有关。如果增生的腺体突向尿道，使尿道受压、伸长，导致尿道梗阻而出现症状；如果向外周增生，尤其外周带的增生，尿道梗阻往往不严重，而无明显症状。

尿道梗阻后，排尿阻力增大，膀胱逼尿肌代偿性增生肥厚，膀胱壁出现隆起的小梁、严重时形成假性憩室，残余尿量增加，膀胱内压力升高，可导致尿潴留及充盈性尿失禁，并可继发感染和形成结石，还可引起上尿路积水扩张、肾衰竭。

（二）护理评估

1. 一般护理

生命体征，了解患者吸烟、饮食、饮酒等情况，患者平时饮水习惯，是否有足够的液体摄入和尿量。有无高血压及糖尿病病史，以及相关疾病的家族史。

2. 专科评估

患者排尿困难程度及夜尿次数，有无尿潴留情况，有无血尿及尿路刺激症状；是否有定时排尿或憋尿的习惯。

（三）非手术治疗的护理要点

1. 药物治疗及护理

有效地降低膀胱颈部前列腺的平滑肌张力，减少尿道阻力，改善排尿功能。如阿夫唑嗪、坦索罗辛等。常见副作用多较轻微，主要是头晕、鼻塞、直立性低血压等。

2. 尿潴留护理

解除病因，恢复排尿。如梗阻一时难以解除，应先引流膀胱尿液缓解病情。

(1) 耻骨上膀胱区热敷，由于老年人皮肤感觉迟钝，热敷时防止烫伤。多使用干热敷。方法是热水袋内灌入1/2～2/3的热水，斜放水袋将气排出，而后拧紧塞子，用布擦干水袋表面的水，倒提起来抖动，检查无漏水后，用布或毛巾包裹好，放于患者小腹部。水温在50℃～60℃较为合适，热敷时间15～20分钟。使用热敷过程中，应随时检查局部皮肤的变化，如出现发红起疱，应立即停止。

(2) 急诊行导尿术，是解除急性尿潴留最简便常用的方法，急性尿潴留首次放尿不超过500 mL，防止血尿和虚脱。

(3) 导尿困难时，可采用粗针头耻骨上膀胱穿刺的方法吸出尿液，暂缓患者的痛苦。

(4) 局麻下膀胱穿刺造瘘针行耻骨上膀胱穿刺造瘘术，可永久引流尿液。应保持造瘘管处皮肤清洁，造瘘管管壁清洁，造瘘管每月更换，引流袋每日更换。

（四）手术治疗的护理要点

以经尿道前列腺电切术为例。

1. 电切术前护理

(1) 准备5%甘露醇10000～20000 mL术中使用。冲洗液温度以20℃为宜。

(2) 检查设备，准备术中用物，如冲洗管、尿管及引流袋、无菌巾、手术裤、负极板等。

(3) 冲洗液距床高度为 60 cm 左右。

(4) 掌握所用电切镜各部件及性能。

(5) 电切器械要求用 2% 戊二醛浸泡灭菌 10 小时。

2. 电切术后护理

(1) 密切监测血压及脉搏，记录尿量，维持水与电解质平衡。

(2) 注意膀胱引流管是否通畅，以及有无出血，并接以膀胱冲洗液进行密闭式持续膀胱冲洗。以气囊导尿管止血者，观察出血情况及止血效果。

(3) 常规应用抗生素预防感染，严格遵守给药时间。

(4) 用生理盐水行膀胱持续冲洗时，注意液体的温度和速度；冲洗液色深或有血块时，冲洗速度宜快，冲洗次数要多。覆盖尿道口纱布浸湿时应及时更换，并保持腹部、臀部、会阴皮肤清洁干燥，注意预防湿疹及压疮的发生。

(5) 饮食护理：胃肠功能恢复前禁食水，排气后可进流食，1～2 日后如无腹胀可恢复正常饮食。禁辛辣刺激性食物。避免便秘，多进食水果、蔬菜，保持大便通畅。鼓励多饮水，每天 3000 mL 左右，使尿液排出增加，达到自然冲洗的目的。

(6) 并发症的观察及护理

1) 出血：密切观察病情变化，监测生命体征，观察并记录冲洗液的量及颜色，根据冲洗液的颜色调节冲洗的速度，颜色深则快。如出现颜色加深，出量增加，患者烦躁不安、面色苍白、血压下降、心率增快等休克早期表现时应及时通知医生，及时给予治疗，必要时输血。

2) 膀胱痉挛：避免频繁咳嗽，可轻轻按压腹部，效果不佳时可给予止咳药物。指导患者早期离床活动，短暂的步行可有效减少膀胱痉挛发生。避免大便干燥，必要时可给予通便药物口服。疼痛时，热敷膀胱区，使逼尿肌紧张度降低，从而起到缓解膀胱痉挛的作用。必要时遵医嘱口服 M 胆碱受体阻滞药，如酒石酸托特罗定（舍尼亭）等，以降低逼尿肌的兴奋性。

3) 经尿道电切综合征 (TURS)：主要是因为术中冲洗液被快速、大量吸收所致稀释性低钠血症、水中毒的一种临床表现。护理中注意观察患者术中及术后有无不明原因的烦躁不安、头痛、恶心、呕吐、呼吸困难、血压升高、心率慢等临床表现，遵医嘱给予吸氧、静脉注射利尿药，纠正低渗、低钠血症，防止脑水肿、心衰、感染。

4) 尿失禁：拔除尿管后可出现尿频、尿急及轻度尿失禁，在数天至数周内症状逐渐缓解，恢复正常排尿。一般无须特殊治疗，向患者及家属解释清楚，减轻思想顾虑。个别患者尿失禁时间比较长，可指导患者进行括约肌功能锻炼，方法是吸气时缩肛，呼气时放松肛门括约肌，并配合药物治疗。

5) 深静脉血栓形成：因老年患者术中采取截石位，小腿后部长时间受压，易导致下肢与盆腔静脉发生血栓。护理中注意术中置软棉垫，术后应鼓励患者早期下地活动，观察患者下肢有无肿胀、局部胀痛等症状。

6) 附睾炎：因术中尿道内细菌逆行感染附睾引起，除给予抗生素治疗外，还可给予局部热敷、托起阴囊、理疗等措施。

(五)健康教育

1. 非手术治疗者,应避免受凉、劳累、饮酒、便秘以防急性尿潴留。

2. 手术者术后加强营养,进食含纤维多、易消化的食物,保持大便通畅,预防便秘。术后3个月内为防止继发性出血,避免剧烈活动,如跑步、骑自行车等剧烈活动。同时禁止坐浴、长时间坐冷板凳等。

3. 术后前列腺窝的修复需 3～6 个月,因此术后可能仍会有排尿异常现象,应多饮水,保持小便每日在 2 000 mL 以上,定期化验尿常规,复查尿流率及残余尿量。

4. 指导患者有意识地经常锻炼肛提肌功能,防止溢尿。

5. 前列腺电切除术后常会出现逆行射精,但不影响性生活。少数患者出现阳痿,可采取心理治疗和针对性治疗。

6. 如有连续性大量血尿,必须速来医院处理。

## 二、泌尿系结石的护理

泌尿系结石统称为尿石症,包括上尿路结石和下尿路结石。男、女比例为 3：1。我国尿石症多见于南方地区,北方相对少见。上尿路(肾、输尿管)结石发病率明显高于下尿路(膀胱、尿道)结石。

(一)临床表现

1. 肾、输尿管结石

(1) 疼痛:40%～50% 尿路结石有间歇性发作的疼痛史,亦可能持续性疼痛,以患侧腰部酸胀不适为主,也可呈严重刀割样痛。

(2) 血尿:疼痛时伴有肉眼或镜下血尿,在疼痛和血尿发作时可见尿内混有沙粒或结石。

(3) 尿路梗阻和感染:圆形结石易造成梗阻引起同侧肾积水和感染,梗阻引起的肾积水出现腹部肿块,肾脏及沿输尿管走行部位可有压痛。孤立肾或双肾结石梗阻而引起无尿,可导致急性肾衰竭。

2. 膀胱结石

表现为下腹疼痛、排尿困难和血尿。排尿时疼痛明显,并向会阴和阴茎头部放射,常伴有终末血尿。合并感染时出现脓尿,膀胱刺激症状加重;结石嵌顿于膀胱颈部,可发生急性尿潴留。

3. 尿道结石

结石多位于前尿道。主要症状是在会阴部剧烈疼痛后出现急性排尿困难,严重者呈点滴状排尿伴尿痛和血尿,可发生急性尿潴留。

(二)护理评估

1. 一般情况

生命体征有无异常,询问患者的健康史、家族史、过敏史及饮食习惯。

2. 专科情况

(1) 用药史:大量应用维生素 C、维生素 D、糖皮质激素及磺胺类药物,可诱发相关结石的产生。

(2) 环境因素:肾、输尿管结石在富裕地区较常见,而膀胱、尿道结石则在贫穷地区居多。气候干燥、相对湿度过高等均可使结石生成增加。

（三）护理诊断

1. 疼痛

与结石嵌顿有关。

2. 感染

与尿道梗阻和尿液淤积，手术等有创操作和侵入性检查有关。

3. 知识缺乏

缺乏预防与治疗尿路结石的相关知识。

（四）护理措施

1. 非手术治疗护理

(1) 促进排石的护理

1) 鼓励患者多饮水，每日饮水量在 3000 mL 以上。

2) 指导患者适当活动，促进结石排出。

3) 指导患者每次排尿时收集尿液并过滤，保留结石以便分析成分。

4) 遵医嘱使用抗生素防治感染。

(2) 疼痛的护理：肾绞痛发作时，可遵医嘱注射解痉止痛药物；中医针灸治疗；局部热敷，安排适当卧位，有利于缓解疼痛。

(3) 饮食调节：根据结石成分，生活习惯和条件适当调解饮食。

(4) 药物治疗。

2. 体外冲击波碎石与气压弹道碎石护理措施

(1) 禁忌证

1) 无法纠正的疼痛，有活动性出血者。

2) 妊娠妇女，妇女月经期。

3) 传染病活动期。

4) 新近发生的脑血管疾患，心衰，严重的高血压，肺功能障碍者。

5) 病情未控制的严重糖尿病患者。

6) 非梗阻性肾功能不全者。

7) 急性尿路感染者。

8) 有下尿路器质性梗阻存在者。

(2) 术前护理：嘱患者在治疗过程中要配合定位，不可移动体位，检查心、肝、肾等重要脏器功能及凝血功能；术前 3 日内禁食肉、蛋等产气的食物，术前晚服用缓泻剂或灌肠，术日晨禁食、禁水。

(3) 术中护理

1) 首先要消除患者的紧张情绪。

2) 术中密切观察患者碎石中对疼痛的耐受力，及时调节碎石电压。

3) 观察患者生命体征变化。

(4) 术后护理

1) 碎石术后应指导患者多饮水有利于结石的排出。

2) 碎石后如出现发热、血尿，可给予抗生素和止血药物治疗。

3) 碎石术后排尿时应注意收集尿液，及时了解碎石效果。

4) 再次碎石治疗间隔不应少于 7 天。

5) 注意饮食调节，避免食高钙食品。

6) 碎石术后 2～3 天可逐渐增加活动量，根据患者年龄、性别决定锻炼的强度和方式。如单腿跳跃和跳绳，在床上做左右转和仰卧起坐、倒立动作等。

3. 输尿管镜下的手术治疗护理措施

(1) 术前准备

1) 手术区域备皮，并做各种过敏实验准备。

2) 术前 6 小时禁食、水。

3) 执行术前医嘱，核对各种术前准备医嘱。

4) 给予心理支持，让患者了解手术的方式 ( 讲解方式 ) 及手术目的，配合术前准备，与麻醉科接诊护士交接患者。

(2) 术后护理

1) 体位：按不同的麻醉方式给予合适的体位，硬膜外麻醉者去枕平卧 6 小时给予舒适体位，全麻需患者清醒后待生命体征平稳给予舒适体位。

2) 引流管

①留置尿管：保持尿管引流通畅，观察引流尿液的性质及量，尿管护理晨晚各 1 次，按常规定期更换引流袋，拔除尿管后密切观察患者体温变化。

②内支架管：了解患者有无膀胱刺激症状，通过记录 24 小时尿量，确定内支架引流状况。

③伤口引流：保持伤口引流通畅，准确记录引流液的量和性质。

3) 生命体征观察：记录 24 小时的生命体征，观察伤口敷料及引流管引流量。

4) 鼓励患者多饮水，每日饮水量为 3000～4000 mL。

5) 输尿管取石术后注意收集排出的尿液，观察取石后的效果。

( 五 ) 健康教育

1. 对患者进行饮食指导

(1) 对与高钙有关的结石患者，限制钙摄入，如豆腐。

(2) 对与草酸盐有关的结石患者，限制含草酸盐丰富的食物，如菠菜。

(3) 对于尿酸高的患者，多进食碱性食物。

2. 向患者明确多饮水的目的

大量饮水可稀释尿液，从而可以有效地延缓结石的增长速度，预防并发症以及手术后结石的再发。同时，大量饮水配合利尿解痉药物，可促进小的结石排出。有尿路感染时尿量多可促进引流，有利于感染的控制。肾绞痛发作时，多饮水可能加剧绞痛，但配合针灸和解痉药物则可帮助结石排出。

3. 支架管的护理指导

上尿路切开取石术放置内支架管一般在术后 1～3 个月取出，在其出院期间指导患者不做剧烈活动，每日保持适度的体育锻炼，如散步、打太极拳等。学会排尿的方法，并嘱患者必须定期复查，按时拔管，防止引流管留置时间过长引起医源性结石的发生。

4. 门诊碎石或气压弹道碎石术后指导患者收集 24 小时尿沉渣物，观察排石效果。每次拍腹部 X 线片最佳的效果应在清洁灌肠 4 小时后，防止肠道气体过多影响 X 线片的效果。

5. 嘱患者定期到医院复查。

### 三、肾损伤患者的护理

肾损伤主要由于腰部受到外来暴力直接撞击和高处坠落等引起。肾损伤分为开放性和闭合性损伤两类，以单侧闭合性损伤最常见，可合并胸腹部其他脏器损伤或骨骼损伤。

（一）临床表现

1. 休克

闭合性肾创伤的休克发生率约为 40%，开放性肾创伤的休克发生率可达 85%。

2. 血尿

有肉眼血尿或镜下血尿，特别是血尿中有条索状血丝者更具有诊断意义。肾盂黏膜撕裂伤，血尿可非常严重。肾脏严重创伤，血液流积于腹膜后间隙、肾蒂伤或并发输尿管断裂、血凝块阻塞输尿管或已处于休克无尿状态，可不出现血尿。

3. 疼痛

多数患者有肾区或上腹部钝痛，并可放射到同侧肩部、背部及下腹部。

4. 肿块

肾创伤后可因血液或尿液溢出，积存于肾周形成痛性肿块。

5. 合并伤

开放性及闭合性肾创伤均有可能合并胸腔脏器、腹腔脏器及脊柱、远处组织创伤。

（二）护理评估

1. 一般情况

了解患者生命体征有无异常，询问患者的损伤过程。有无发热和全身中毒症状。

2. 专科情况

(1) 观察患者有无休克征象，肾损伤出血多或合并其他脏器损伤，常发生休克。

(2) 了解患者肾损伤的原因、受伤的时间、受伤时体位、入院时体位、出血情况。

(3) 血尿情况：表现为全血尿，肾挫伤时为镜下血尿，肉眼血尿常见于肾重度损伤。

(4) 疼痛情况：腰腹部疼痛；凝血块堵塞输尿管可引起肾绞痛；尿液、血液渗漏入腹膜腔，可出现全腹疼痛和腹膜刺激征。

(5) 腰腹部肿块的情况：压痛的包块，且有周围腰肌强直。

(6) 发热的性质：继发感染、肾周围脓肿或化脓性腹膜炎，出现高热及全身中毒症状。

3. 社会心理状况

由于肾损伤多因车祸、坠落等突发事故所致，患者入院后精神紧张、恐惧、焦虑及对环境的陌生和分离感。准确的社会心理状况评估，可为后续治疗和护理时能与患者及时、有效沟通打下基础。

4. 辅助检查

尿液检查见尿中红细胞增多，甚至呈肉眼血尿；肾组织损伤时，尿中乳酸脱氢酶含量可增高。血常规、血红蛋白及血细胞比容进行性降低提示有活动性出血。B 超、CT、MRI、排泄性尿路造影和肾动脉造影等影像学检查，可显示肾损伤的部位、程度和尿外渗情况。

（三）护理诊断

1. 排尿形态的改变

与创伤、血尿以及休克等因素有关。

2. 疼痛

与肾周围血肿、尿外渗刺激、血块堵塞输尿管等因素有关。

3. 出血

与创伤有关。

4. 有皮肤完整性受损的危险。

5. 焦虑

与创伤、血尿以及休克等因素有关。

6. 潜在并发症

休克、感染。

（四）护理措施

1. 密切观察病情、防治休克

对有休克危险的患者，迅速建立静脉输液通道，遵医嘱止血、扩容，必要时输血。严密观察生命体征的变化，每 15 分钟测量 1 次血压、脉搏、呼吸，同时注意面色及体温的变化，直至生命体征平稳；严密监测腰腹部肿块有无增大，有无邻近脏器损伤的表现；如短期内迅速发生休克或快速输血仍不能纠正休克时，提示有严重的内出血，应随时做好手术准备。

2. 心理护理

告诉患者肾损伤与血尿的关系；介绍治疗方法、疗效和注意事项。安慰和关怀患者，消除恐惧心理，鼓励其配合治疗。

3. 卧床休息

绝对卧床休息 2 ～ 4 周，待病情稳定、镜下血尿消失 1 周后方可允许下床活动，3 个月内禁做任何重体力劳动及剧烈活动，防止再次损伤组织。

4. 尿管的护理

严密观察尿色的变化，如血尿颜色逐渐加重，应考虑有出血的可能，及时报告医生，准确记录 24 小时尿量及颜色的变化。会阴护理每日 2 次。

5. 饮食护理

嘱其进食易消化、营养丰富的食品，多食水果和含粗纤维多的食物，保持大便通畅，必要时口服缓泻剂，防止因大便干燥致排便时腹部用力而引起再次血尿。

6. 镇静止痛

观察患者疼痛的部位及程度，在诊断明确的情况下，可遵医嘱使用镇静剂、止痛剂，并适时调整体位，以缓解患者不适和疼痛。

7. 加强基础护理预防压疮的发生

卧床期间应每 2 ～ 4 小时给予翻身，保持床单位清洁。做好生活护理。

8. 防治感染

遵医嘱应用对肾无毒性的广谱抗生素，两组抗生素间隔 6 小时以上。

（五）健康教育

1. 告诉患者绝对卧床休息的必要性和重要性，过早活动易发生再次出血。

2. 出院后 3 个月内不宜参加体力劳动，可做适量活动。

3. 饮食应选择高蛋白、高热量、富含维生素的食物，保持大便通畅。

4. 多饮水，保持足够尿量（每日 2500 mL 左右）。

5. 肾切除者忌用肾毒性药物（如氨基糖苷类抗生素和磺胺类药物），以免损伤健肾。

6. 定期复查，以便早发现和处理并发症。

### 四、皮质醇增多症

皮质醇增多症又称库欣综合征。是由于肾上腺皮质长期分泌过量皮质醇引起。以 20 ～ 60 岁多见，儿童亦可发生，但较少见。主要表现为向心性肥胖，多血质和紫纹、肌肉萎缩和明显软弱无力、高血压、糖尿病、月经紊乱、多毛症和痤疮、水牛背、背痛和骨质疏松等。

（一）病因

1. 垂体分泌 ACTH 过多

垂体瘤或下丘脑－垂体功能紊乱导致的 ACTH 分泌过多，刺激双侧肾上腺皮质增生，至皮质醇分泌增多，产生相应的临床症状，是库欣综合征最常见的原因，占 60% ～ 70%，又称为库欣病。

2. 原发性肾上腺皮质肿瘤

大多为良性的肾上腺皮质腺瘤，少数为恶性的腺癌。肿瘤的生长和分泌肾上腺皮质激素是自主性的，不受 ACTH 的控制。由于肿瘤分泌了大量的皮质激素，反馈抑制了垂体的分泌功能，使血浆 ACTH 浓度降低，非肿瘤部分的正常肾上腺皮质明显萎缩。

3. 垂体外肿瘤分泌过多

ACTH 部分垂体－肾上腺外的肿瘤，可分泌类似 ACTH 活性的物质，进而引起本病。常见的有燕麦细胞或小细胞肺癌、胸腺癌、胰腺或胰岛细胞癌、嗜铬细胞瘤、神经母细胞瘤、甲状腺髓样癌、神经节及副神经节瘤、支气管腺癌及类癌、卵巢癌、前列腺癌等。

4. 其他

原发性色素结节性肾上腺病、ACTH 非依赖性大结节增生、异位 CRH 综合征等也是较为罕见的引起库欣综合征的疾病。

（二）临床表现

典型的库欣综合征的临床表现主要是由于皮质醇分泌的长期过多引起蛋白质、脂肪、糖、电解质代谢的严重紊乱及干扰了多种其他激素的分泌。此外，ACTH 分泌过多及其他肾上腺皮质激素的过量分泌也会引起相应的临床表现。

1. 向心性肥胖

多数为轻至中度肥胖，极少有重度肥胖。有些脸部及躯干偏胖，但体重在正常范围。典型的向心性肥胖指脸部及躯干部，但四肢包括臀部不胖。满月脸、水牛背、悬垂腹和锁骨上窝脂肪垫是库欣综合征的特征性临床表现。少数患者尤其是儿童可表现为均匀性肥胖。

2. 糖尿病和糖耐量低减

约有半数患者有糖耐量低减，约 20% 有显性糖尿病。高皮质醇血症使糖原异生作用加强，还可对抗胰岛素的作用，使细胞对葡萄糖的利用减少。于是血糖上升，糖耐量低减，以致糖尿病。如果患者有潜在的糖尿病倾向，则糖尿病更易表现出来。很少会出现酮症酸中毒。

3. 负氮平衡引起的临床表现

蛋白质分解加速，合成减少，因而机体长期处于负氮平衡状态，临床上表现为蛋白质过度消耗状态。全身肌肉萎缩，以四肢肌肉萎缩更为明显。儿童患者生长发育停滞。因胶原蛋白减少而出现皮肤菲薄，呈透明样。在下腹部、臀外侧、大腿内侧、腋窝周围和乳房等处，可出现典型的对称性皮肤紫纹。皮肤毛细血管脆性增加而易有瘀斑，以上臂、手背、大腿内侧多见。皮肤伤口不易愈合。

4. 高血压

约 3/4 以上的库欣综合征患者会出现高血压。血压一般为轻至中度升高，病程长者，血压升高严重程度也增加。长期高血压还可引起心、肾、视网膜的病变，严重者可出现心力衰竭和脑血管意外。

5. 骨质疏松

约 50% 的患者可出现骨质疏松，表现为腰背痛，易有病理性骨折，骨折的好发部位是肋骨和胸腰椎。

6. 性腺功能紊乱

高皮质醇血症不仅直接影响性腺，还可对下丘脑－腺垂体的促性腺激素分泌有抑制，因而库欣综合征患者性腺功能均明显低下。女性表现为月经紊乱，继发闭经，极少有正常排卵。男性表现为性功能低下，阳痿。除肾上腺皮质腺瘤外，其他原因的库欣综合征均有不同程度的肾上腺弱雄激素，如去氢表雄酮及雄烯二酮的分泌增加。这些激素本身雄性素作用不强，但可在外周组织转化为睾酮。其结果是库欣综合征患者常有痤疮，多毛，一般为细毳毛，分布于面部、颌下、腹部和腰背部。肾上腺皮质腺癌的女性约 20% 出现女子男性化的表现。脱发、头皮多油很常见。这些弱雄激素还可抑制下丘脑－垂体－性腺轴，是性腺功能低下的另一原因。

7. 精神症状

多数患者有精神症状，但一般较轻，表现为欣快感、失眠、注意力不集中、情绪不稳定、烦躁易怒、焦虑、抑郁、记忆力减退。少数患者会出现类似躁狂、抑郁或精神分裂症样的表现。

8. 易有感染

库欣综合征患者免疫功能受到抑制，易有各种感染，如皮肤毛囊炎、牙周炎、泌尿系感染、甲癣及体癣等等。原有的已经稳定的结核病灶有可能活动。同时感染不易控制，可发展为败血症和毒血症。

9. 高尿钙和肾结石

高皮质醇血症时小肠对钙的吸收受影响，但骨钙被动员，大量钙离子进入血液后从尿中排出。因而，血钙虽在正常低限或低于正常，但尿钙排量增加，易出现泌尿系结石。

10. 其他

库欣综合征患者常有结合膜水肿，有的还可能有轻度突眼。皮肤颜色加深，有色素沉着；

皮质醇刺激骨髓，使红细胞生成增多，患者可表现为多血质、脸红、唇紫和舌质瘀紫等。肾上腺皮质腺癌或重症增生型或异源性 ACTH 综合征患者，可出现明显的低钾低氯性碱中毒。极少数患者可因钠潴留而有轻度水肿。

（三）术前护理

1. 按泌尿外科患者一般护理指南。

2. 由于患者免疫力低下，皮肤菲薄，容易发生各种感染，应加强基础护理，避免感冒及其他感染。

3. 由于患者毛细血管脆性增加而易出现瘀斑，严重骨质疏松易产生病理性骨折，骨折好发部位是肋骨和胸腰椎，伤口不易愈合，指导患者注意保护。

4. 改善心功能，降压扩容。术前补充液体量，使血压不致过低。给予扩张心血管药物，纠正心功能不全，以保证手术顺利进行。

5. 抽血查电解质，根据检查结果纠正水电解质紊乱。

6. 留送 24 小时尿查 17- 羟及 17- 酮。

7. 做 ACTH 刺激试验，地塞米松抑制试验者，连续 2 天留送 24 小时尿液检查。

8. 术前 1 天用醋酸可的松 50 mg 肌内注射，每 2 小时 1 次，防止肾上腺皮质功能不全。

（四）术后护理

1. 术后密切观察生命体征，全麻未醒前专人守护，持续心电监护 24 ～ 48 小时，病情稳定后改测血压每日 4 次。

2. 肾上腺切除或部分切除术后，一般用氢化可的松或醋酸可的松替代治疗。治疗方法：手术前 1 天用醋酸可的松 50 mg 肌内注射，每 2 小时 1 次，手术前 2 小时再肌内注射 50 mg，术中用氢化可的松 100 mg 静脉滴注，术后当日再给 200 mg，手术后第 1 ～ 2 天给予醋酸可的松 50 mg，肌内注射每 6 小时 1 次，第 3 ～ 4 天减为 50 mg，每 12 小时 1 次，第 5 天开始口服 25 mg，每 8 小时 1 次。

3. 密切观察有无高热、恶心、心率增快、腹痛腹泻、头晕、头痛、血压降低、尿量减少等肾上腺皮质功能不全的表现。

4. 定期测定尿 17- 羟和 17- 酮，作为调整皮质激素补充量的依据。

5. 预防感染。积极合理使用抗生素，预防肺部、切口感染，严密观察体温的变化，做好基础、生活护理。保持皮肤清洁干燥，多翻身，避免压伤、烫伤及摔伤等发生。

6. 安全合理用药。出院后应继续口服泼尼松片，开始 12.5mg，每日 2 次，用 1 周后，12.5 mg 每日 1 次，持续数月，仍继续观察有无肾上腺皮质功能不全的症状。

**五、肾癌**

肾癌通常指肾细胞癌，也称肾腺癌。占原发肾肿瘤的 85%，占成人恶性肿瘤的 3%。肾细胞癌在泌尿系统肿瘤中的发病率在膀胱癌、前列腺癌之后，居第三位。

（一）护理评估

1. 一般评估

生命体征，心理状态，有无吸烟史等。

2. 专科评估

血尿，癌肿侧疼痛性质及程度，有无发热、消瘦等全身症状，有无肿瘤转移症状。

(二) 术后护理要点

1. 观察病情

术毕患者回病房后，监测患者血压、脉搏、呼吸、意识、尿量，每 15～30 分钟 1 次，平稳后 1～2 小时 1 次，并记录。观察术区敷料有无渗出，渗出较多及时报告医生并根据医嘱应用止血药物，术区使用腹带固定，减少腹部切口张力。

2. 体位

全身麻醉未清醒时取平卧位，头偏向一侧，麻醉清醒后血压平稳可取半卧位。

3. 饮食

禁食，禁食期间给予补液，待肠蠕动恢复并有肛门排气后，可开始进少量流食，以蛋汤、菜汤、藕粉为佳，避免易产气的食物，如牛奶；1 或 2 天如患者无腹胀可给予半流食，如稀饭、馄饨、面汤等；3 或 4 天可摄入高蛋白、高维生素，易于消化的食物，忌生硬、油炸等辛辣刺激性的食物。

4. 腹腔引流管的护理

妥善固定引流管，保持引流通畅，避免扭曲、打折、受压，经常挤捏引流管，防止血块堵塞。观察引流液的颜色、性状和量。

5. 准确记录 24 小时尿量，了解健侧肾脏功能。如发现尿量异常及时报告医生处理。

6. 早期活动

麻醉清醒后，嘱患者床上翻身活动，24 小时后坐起，如术区疼痛剧烈可至 48 小时后下床活动，以促进排气及预防肺部并发症。

7. 口腔护理

术后一旦患者发生呕吐，立即清理口腔等处的呕吐物，以免因口腔内残存物造成误吸。对禁食、生活不能自理的患者要做好口腔护理，对术后可坐起患者，协助自行刷牙漱口，保持口腔清洁，以防口腔炎。

8. 尿管的护理

卧床时尿管挂于床边 (距地面大于 10 cm)，下床活动时别于膝上 10 cm 的外裤上。每日用淡碘附液行会阴冲洗 1 次并更换尿袋，预防尿路感染。

9. 进食 3 天未排便者，如无禁忌，可给予开塞露塞肛或服用缓泻药。

10. 心理护理

根据患者心理特点实施，帮助其树立信心，配合治疗。

11. 术后并发症的观察和护理

(1) 出血：手术后 24～48 小时内易发生出血等并发症，出血时患者会出现面色苍白、出冷汗、脉搏细数、血压下降或脉压缩小，伤口有渗血，引流液为血性，每小时出血量＞200 mL，或同时出现腹胀。一旦出现上述情况，应及时报告医师，积极配合抢救。

(2) 切口裂开：营养状况差、低蛋白血症及腹胀患者，手术后易发生切口裂开。应给予切口减张缝合，咳嗽时用双手保护伤口，经常调整腹带的松紧度等预防措施。有慢性咳嗽患者做好相应处理，便秘者口服缓泻药以保持大便通畅。

(3) 预防坠积性肺炎：鼓励、指导患者深呼吸，有效咳嗽，咳嗽时按住伤口减轻疼痛。常规予拍背及雾化吸入，利于痰液咳出。

深呼吸和有效咳嗽：患者取坐位，双脚着地，身体稍前倾，双手环抱一个枕头，有助于膈肌上升；进行数次深而缓慢的腹式呼吸，于深吸气末屏气。然后缩唇，缓慢地通过口腔尽可能地呼气；再深吸气后屏气 3 ～ 5 秒，从胸腔进行 2 或 3 次短促有力的咳嗽。

拍背：患者取坐位或侧卧位，叩击者的手的手指指腹并拢，使掌侧成杯状，以手腕力量，由肺底自下而上、由外向内迅速而有节律地叩击，每一肺叶叩击 1 ～ 3 分钟，120 ～ 180 次 / 分。

(三) 健康教育

1. 康复指导

保证充分的休息，适度身体锻炼及娱乐活动，加强营养，增强体质。

2. 定期检查

本病的近、远期复发率均较高，患者需定期复查 B 超、CT 和血尿常规，有利于及时发现复发或转移。

## 六、膀胱癌

膀胱癌发病率在我国泌尿生殖系肿瘤中占第一位。

(一) 护理评估

1. 一般评估

生命体征，心理状态，有无吸烟史等。

2. 专科评估

出现肉眼血尿的时间，排尿时是否疼痛，为间歇性还是持续性血尿，有无血块、血块性状；排尿形态有无改变，有无尿路刺激症状；有无发热、消瘦等全身症状，有无肿瘤转移症状。

(二) 术后护理要点

以经尿道膀胱肿瘤电切术为例。

1. 观察病情

术毕患者回病房后，监测患者血压、脉搏、呼吸、意识，每 15 ～ 30 分钟 1 次，平稳后 1 ～ 2 小时 1 次，并记录。

2. 体位

硬膜外麻醉后患者术后即可睡软枕平卧休息，观察 6 小时，生命体征平稳后即可采取半卧位。腰麻术后常规采取去枕平卧 4 ～ 6 小时，以预防腰麻后头痛的发生。

3. 饮食

禁食，禁食期间给予补液，待肠蠕动恢复并有肛门排气后，可开始进少量流食，以蛋汤、菜汤、藕粉为佳，避免易产气的食物，如牛奶。1 或 2 天如患者无腹胀可给予半流食，如稀饭、馄饨、面汤等。3 或 4 天可摄入高蛋白、高维生素、易于消化的食物，忌生硬、油炸等辛辣刺激性的食物。

4. 持续膀胱冲洗

应用生理盐水持续膀胱冲洗，冲洗速度根据尿色决定，色深则快，色浅则慢。若尿色鲜红或逐渐加深，说明有活动性出血，应立即报告医生。经常挤捏尿管，注意观察有无血块堵塞。准确记录冲洗量。

5. 尿管的护理

卧床时尿管挂于床边 ( 距地面大于 10 cm)，下床活动时别于膝上 10 cm 的外裤上。每日用淡碘附液行会阴冲洗 1 次并更换尿袋，预防尿路感染。

6. 早期活动

术后 6 小时，生命体征平稳后，嘱患者床上翻身活动，24 小时后即可下床活动，以促进排气及预防肺部并发症。

7. 口腔护理

对禁食、生活不能自理的患者要做好口腔护理，对术后可坐起患者，协助自行刷牙漱口，保持口腔清洁，以防口腔炎。

8. 药物护理

按医嘱给药，静脉滴注，抗感染、止血、补液等药物对症治疗。

9. 进食 3 天未排便者，如无禁忌，可给予开塞露塞肛或服用缓泻药。

10. 心理护理

根据患者心理特点实施，帮助其树立信心，配合治疗。

11. 并发症的观察和护理

(1) 出血：手术后 24～48 小时内易发生出血等并发症，出血时患者会出现面色苍白、出冷汗、脉搏细数、血压下降或脉压缩小，伤口有渗血，尿液或膀胱冲洗液为血性，一旦出现上述情况，应及时报告医师，积极配合治疗。进食后保持大便通畅，防止因腹压升高再度引起出血。

(2) 下肢静脉血栓：患者可表现为下肢明显肿胀、剧痛、苍白和压痛，常有体温升高和脉率加快，任何形式的活动都可使疼痛加重。指导患者卧床时活动四肢，术后 24 小时后酌情下床活动，遵医嘱行体外反搏治疗。

(3) 预防坠积性肺炎：鼓励、指导患者深呼吸，有效咳嗽。常规予拍背及雾化吸入，利于痰液咳出。

( 三 ) 健康教育

1. 康复指导

适当锻炼，加强营养，增强体质。禁止吸烟，避免接触联苯胺类致癌物质。

2. 术后坚持膀胱灌注化疗药物，可预防或推迟肿瘤复发。每周灌注 1 次，共 6 次，以后根据 B 超、尿常规复查结果，如膀胱内无肿瘤复发，可将膀胱灌注药物时间改为 2 周 1 次，6 次后需复查膀胱镜；无复发者可将膀胱灌注间隔时间延长至 1 个月 1 次，1 年后仍无肿瘤复发，可将膀胱灌注间隔时间延长至 2 个月，终身灌注，每 2～3 年复查膀胱镜。膀胱灌注药物后需将药物保留在膀胱内 2 小时，每半小时变换体位，俯、仰、左、右侧卧位各半小时。

3. 定期复查

主要是全身系统检查，以便及时发现转移及复发征象。

**七、肾移植患者的护理**

肾移植技术是将供体的肾脏通过手术的方式移植到终末期肾病患者身体的某一部位 ( 常选

择右髂窝)。迄今全球接受肾移植的患者已超过 50 多万例次，位居大器官移植数的首位，随着免疫抑制药物的发现发展，移植肾存活率明显提高。

(一)适应证与禁忌证

1. 适应证

(1) 任何原因所致的终末期慢性肾病均可接受同种肾移植作为替代治疗。

(2) 肾移植年龄一般认为 15～50 岁比较理想。

(3) 有慢性感染者，如骨髓炎、结核、溃疡病、糖尿病等接受治疗并完全控制病情者。

(4) 免疫学检查中受者与供者的 ABO 血型相同或相容，HLA 位点相配越多越好，PRA、淋巴毒细胞交叉配合实验为阴性者。

(5) 透析后血肌酐低于 550 pmd/L，血红蛋白 70～80 g/L，24 小时尿量 1000 mL，肾性高血压可以纠正者。

2. 禁忌证

(1) 恶性肿瘤患者。

(2) 有慢性肾外疾病不能控制的，如严重心衰、慢性肺疾病、严重周围血管疾病等。

(3) 严重泌尿系先天畸形、凝血功能紊乱患者。

(4) 心理精神障碍者、乙醇或其他药物毒品成瘾者。

(二)护理评估

1. 一般情况

营养、体重、各系统功能的评估，饮酒吸烟史、近期有无感冒和其他感染，家族中有无出血倾向、肿瘤、过敏史，是否接受过肾移植手术。

2. 专科情况

(1) 评估心理状况是否适合接受肾移植手术。

(2) 评估供者是否符合捐肾条件。

(3) 评估免疫学检查结果对移植物是否发生排斥反应。

(4) 评估胃肠道情况有无发生应激性溃疡的可能。

(5) 根据血液、尿液分析和排泄情况评估肾功能。

(三)护理诊断

1. 感染

与机体抵抗力低下，免疫抑制剂应用有关。

2. 知识缺乏

缺乏肾移植手术相关自护能力知识。

3. 组织灌流量改变

与血液循环改变等因素有关。

4. 焦虑

与担心肾移植能否成功及可能发生术后不良预后有关。

5. 潜在并发症

应激性溃疡、感染、排斥反应、移植肾衰竭、大量出血。

( 四 ) 护理措施

1. 术前护理

(1) 患者护理

1) 心理护理：根据患者的文化背景有针对性地指导患者了解肾移植手术的基本知识和手术前后注意事项，介绍成功的例子，减轻患者对手术的恐惧与不安，增强患者的信心，争取患者的主动配合。

2) 积极预防感染：根据医嘱，术前对患者实施保护性隔离并应用抗生素治疗。通过透析治疗改善患者氮质血症，水电解质平衡紊乱等机体的不良状况。

3) 抗排斥准备：术前服用免疫抑制剂，必要时加服制酸剂，防止急性排斥反应和应激性溃疡的发生。

4) 身体状况的准备：术前应积极纠正贫血、低蛋白血症，必要时输全血、白蛋白，并以高蛋白、高糖、高维生素、低盐的饮食为主。术前 1 天测体重、进少渣饮食，术前晚、术晨清洁灌肠，术晨禁食、水，保证患者睡眠充足。

(2) 病室准备与消毒

1) 病室的准备：摇床 1 张，漱口液 1 瓶，体温计 1 支，引流袋、安全别针各 3 个，10000 mL 贮尿瓶 1 只 ( 或精密尿液贮量器 )，量杯、尿比重计各 1 只，听诊器，紫外线灯 ( 或高效紫外线空气消毒机 1 台 )，抢救器材，心电监护仪，吸引器，氧气。隔离区安置：隔离衣柜、鞋柜、洗手池、洗手消毒液、消毒口罩、帽子、人工呼吸机。

2) 病室消毒：床单位及患者衣物及腹带等物品用床单位臭氧消毒机 ( 或高压蒸汽灭菌 ) 消毒。病室设施表面用 1 ∶ 1 000 含氯消毒液擦拭。病室空气采用高效紫外线空气消毒机或紫外线灯消毒。

2. 术后护理

(1) 监测生命体征

1) 测量血压、脉搏、呼吸、血氧饱和度，1 次 / 时，连续 3 天。

2) 心血管疾病患者术后心电监护 48 ～ 72 小时。监测血压的目的在于防止高血压导致心力衰竭、脑血管意外、低血压等因血容量不足而致的急性肾小管坏死。

(2) 多尿期的观察与护理：多尿期一般发生于术后 24 小时内，每小时尿量可达 800 ～ 1200 mL，因此，护士应严密观察水电解质的平衡，每小时记录尿量与尿比重。根据尿量来控制补液量，以维持水电解质平衡，做到 "量出为入"，以预防低钠血症和低钾血症，每小时尿量少于 200 mL 时，输入量为尿量的全量；每小时尿量为 200 ～ 500 mL 时，输入量为尿量的 2/3 ～ 3/4；每小时尿量大于 500 mL 时，输入量为尿量的 1/2。

(3) 少尿或无尿期的观察和护理：尿量少于 30 mL/h，首先应考虑血容量问题，可在短时间内增加液体输入量，若尿量随之增加，考虑少尿为液体不足导致，必须调整输液速度，待血容量补足后再予以利尿药 ( 呋塞米等 )，尿量即可明显增加；若经上述处理后，尿量仍不增加，且血压有上升趋势，则应减慢输液速度，甚至暂停输液，并进一步寻找少尿或无尿原因。

(4) 导管的护理：要保持导尿管和负压引流管通畅，妥善固定，防止扭曲、脱落、堵塞，密切观察和记录引流液的颜色、性质和量。

3. 肾移植术后常见并发症的观察与预防

(1) 急性排斥反应的观察和护理：肾移植术后最常见的并发症是急性排斥反应，临床上有四大典型症状：体温升高，血压升高，尿量锐减或无尿，移植肾区胀痛。早期发现排斥反应是提高移植肾存活的重要护理内容。

1) 术后重点评估患者的生命体征变化，及时了解患者的腹部体征，对自述伤口疼痛的患者，应密切观察其移植肾区有无异常改变，在未确诊疼痛性质前禁用止痛药物。

2) 评估各引流管的引流液的性质，准确记录引流量，尤其是加强移植肾支架管的护理，确保引流通畅。

3) 行冲击治疗的过程中应密切观察患者的全身情况，了解有无消化道溃疡、慢性感染灶的存在，注意指（趾）间隙、口腔、肛周等有无异常。

(2) 感染的观察和护理：感染可发生在肾移植术后的全过程，感染是导致肾移植失败的主要原因。

1) 肺部感染的预防：每天协助患者翻身、拍背，按压伤口，鼓励患者咳痰；观察患者有无呼吸困难、发绀、皮肤湿冷、甲床苍白等临床表现，并及时给予吸氧；注意痰液的变化，进行痰拭子、咽拭子的细菌、真菌培养有助于肺部感染的诊断。

2) 做好口腔护理：观察口腔黏膜是否充血、肿胀、糜烂、溃疡及颜色异常。口腔黏膜或咽部有广泛弥散的白色小点，常为白色念珠菌引起；金黄色葡萄球菌、链球菌、肺炎双球菌感染则表现为口腔黏膜表面充血和糜烂，可引起化脓性腮腺炎。漱口水的选择应根据口腔 pH 值而定，pH 值高，易发生细菌感染，适用复方替硝唑液或 1% 呋喃西林漱口液；pH 值低，易真菌感染，以 1% 过氧化氢溶液或 1% ～ 3% 碳酸氢钠溶液为宜。

3) 严格各项消毒隔离制度：完成各项侵入性操作时应注意无菌操作，避免交叉感染。

(3) 出血：是肾移植术后早期常见的并发症，多发生在术后 1 ～ 2 天。表现为伤口渗血，负压引流管持续大量引流出鲜红血液，严重时血压下降，甚至休克。应严密监测患者生命体征变化；注意引流液的颜色、量及性质；补充血容量，静脉输注全血及羧甲淀粉，维持血压在正常范围；观察尿量变化，若尿量每小时 < 30 mL，提示肾血流灌注不足，应防止休克的发生。

(4) 移植肾自发性破裂：表现为移植肾区突发剧痛，血压降低及尿量减少。患者应严格卧床休息，对突发性右下腹痛的患者要注意移植肾大小、质地、腹部有无隆起及生命体征的变化，如血压下降、尿量减少，应立即通知医师。

(5) 尿瘘：多发生于术后 10 ～ 15 天，临床表现为引流液量显著增多，且颜色为淡血性，而患者少尿，静脉内注入靛胭脂后引流液呈蓝色，尿瘘的诊断即可成立。术前要积极预防和治疗尿路感染；强化血液透析，改善全身情况；保持移植肾输尿管支架和气囊导尿管的引流通畅，防止脱落。

4. 肾移植术后营养

肾移植术后由于免疫抑制剂的长期应用，不同程度地影响机体代谢，饮食护理对预防和减少免疫抑制剂引起的并发症，维持人体的健康起着重要作用。

(1) 钠盐的摄入：除多尿期外，术后早期及康复期均需低盐饮食，每天供给食盐 3 ～ 4 g 或酱油 15 ～ 20 mL。如无高血压、水肿、尿少等表现可适当增加食盐量，每天 6 ～ 8 g。腹泻、多尿时可给予正常食盐饮食，防止低钠血症。

(2) 糖的摄入：皮质激素可诱发高血糖，多食单糖和多糖及其制品易使血糖升高，患药物性糖尿病，因此，中药板蓝根、茵陈、复方联苯双酯冲剂等慎用。新鲜水果每天150 ～ 200 g，一般不超过 250 g。

(3) 蛋白质的摄入：免疫抑制剂加速蛋白质分解，抑制合成，使蛋白质消耗增加，故应适当增加蛋白质的供给量，成人 1 ～ 1.2 g/(kg•d)( 感染和排斥反应除外 )，儿童为 2 ～ 3 g，孕妇、哺乳期妇女、营养不良及有其他消耗性疾病者可增加到 1.5 ～ 2 g。移植术后即使肾功能正常，仍需注意不要过量摄入蛋白质，增加肾脏负担。豆制品属植物蛋白，生物价值较低，故患者禁食。

(4) 脂类的摄入：免疫抑制剂可引起高脂血症致动脉硬化，应忌油腻食物，少食油炸食品，限制含胆固醇食物摄入，增加纤维素的供给。

( 五 ) 健康教育

1. 遵医嘱定期复查是确保移植肾长期存活的首要前提。

2. 按时定量正确服用免疫抑制剂是确保移植肾长期存活的基本条件。

3. 做好体温、血压、体重、尿量和饮水量的记录，是确保移植肾长期存活的整体要求。

4. 患者及家属正确了解排斥反应的早期症状是促进移植肾长期存活的有力保障。

5. 生活要规律，饮食要合理，避免腹外伤，防止肾破裂。生活态度要积极乐观，一般术后 3 ～ 6 个月可参加学习或轻体力劳动，主动与病友保持密切联系，相互交流自我护理经验，可以更好地促进移植肾的长期存活。

# 第三节　临床护理实践

## 一、病例介绍

患者，男，75 岁，因"排尿困难、夜尿增多 12 年，加重 10 天"于 2007 年 3 月 2 日 15:00 门诊步行入院。患者 12 年前无明显诱因出现排尿困难，排尿踌躇，夜尿增多，4 ～ 5 次 / 夜，无发热及血尿，无排尿中断，曾在当地医院服中药治疗，无明显好转。10 天前开始出现排尿困难加重，遂到我院门诊就诊，予口服药物治疗后，病情有所好转，为进一步治疗收入我科。

入院后予留置尿管，完善相关检查及术前准备。

实验室检查：3 月 3 日 B 超示前列腺增生，慢性膀胱炎。

于 3 月 10 日行耻骨上经膀胱前列腺切除术，术程顺利。

术后诊断：前列腺增生症。

## 二、护理评估

1. 现病史及既往史

患者 3 月 10 日 7:30 在全麻下行耻骨上经膀胱前列腺切除术，术程顺利，于 13:00 返回病房。

术后治疗方案：禁食、心电监护、吸氧、抗炎、支持、止血、补液、持续膀胱冲洗。

现为术后第 1 天，腹部手术敷料干燥固定，留置盆腔引流管接袋引出暗红色血性液体，留置膀胱造瘘管接袋，留置三腔导尿管接生理盐水持续膀胱冲洗，由尿管及膀胱造瘘管引出淡红色液体，尿道口有少许渗血；腹部无膨隆，未诉腹胀；留置硬膜外镇痛泵固定持续镇痛。

既往无外伤史、手术史，2005 年发现 2 型糖尿病，予饮食控制及口服药物治疗，血糖控制在正常范围。

无过敏史。

2. 生命体征

T：37.5℃，HR：94 次 / 分，R：22 次 / 分，BP：115/75 mmHg。

3. 营养与排泄

营养良好，身高 170 cm，术前体重 70 kg。留置胃肠减压管，禁食；术前无腹痛、腹胀、恶心、呕吐，大便正常，术后无排便；留置三腔尿管及膀胱造瘘管行持续膀胱冲洗，血尿。

4. 皮肤黏膜

(1) 全身皮肤情况：面色正常，皮肤完整。诺顿评分：13 分，中等风险。

(2) 口腔黏膜：完整、湿润、舌苔厚。

(3) 会阴部肛周皮肤黏膜：潮湿，无红肿、皮疹，无破损。

5. 活动与精神

四肢活动自如，卧床，生活不能自理，无气促及疲劳，精神差。

6. 疾病功能体位

半坐卧位。

7. 疼痛与舒适

留置硬膜外镇痛泵固定持续镇痛，偶有膀胱痉挛轻度疼痛。因术后留置多个管道，患者感觉不适。

8. 认知与感知

神志清楚，视觉远视，听力正常，定向正确，对答切题，记忆力正常，讲话清楚，常用语言普通话。

9. 睡眠

睡眠质量差，难入睡，易醒，与手术后疼痛及留置多根管道有关，也与医护人员频繁巡视及进行处置有关。病房环境安静，邻床为空床，有一名家属陪同。

10. 生活方式

饮食无特殊嗜好，喜欢肉类。吸烟 50 年，20 支 / 天，无嗜酒及药物依赖。爱好运动，每周登山两次。

11. 心理与社会

(1) 患者为退休老干部，经济状况佳。家庭和睦，与老伴同住。一儿一女已成家，分开生活。家庭成员感情和睦。

(2) 患者情绪稳定，无住院顾虑，对家人关怀满意。

(3) 初中文化程度，无宗教信仰。

(4) 对前列腺增生症有一定认识，对术后各种治疗方案护理措施缺乏认识，能遵循医嘱和健康指导。

### 三、护理问题

1. 有失血性休克的危险。

2. 疼痛

与手术形成切口及持续膀胱冲洗时膀胱痉挛有关。

3. 自理能力障碍。

4. 有压疮发生的危险

中等风险。

5. 有跌倒的危险

跌倒危险因子评分 20 分。

6. 有发生泌尿系感染的危险。

7. 有发生高血糖或低血糖的危险。

8. 缺乏疾病相关知识。

### 四、护理措施

（一）并发症观察

1. 失血性休克

术后的几小时甚至几天后病情平稳时出现低血压，心率快，神志改变等，持续膀胱冲洗液颜色加深、变红提示有活动性出现，需及时大量地补充血容量，进行止血治疗，加快冲洗速度，必要时手术止血。

2. 泌尿系感染

术后出现体温高，尿道口红肿，尿道疼痛，尿色浑浊有沉渣，腰痛。按高热的护理常规进行护理；遵医嘱进行抗感染治疗，鼓励患者多饮水，以起到泌尿系统自动冲洗的作用。

3. 高血糖、低血糖

定时监测指尖血糖，观察患者有无心慌、饥饿感、出汗等低血糖症状或头晕等高血糖症状，合理执行补液医嘱。

（二）管道护理

1. 三腔导尿管

(1) 保持气囊导尿管的固定，患者取平卧位，将气囊导尿管牵拉固定在患者的大腿内侧，其肢体应保持在伸直外展 15°直到解除牵引为止。其目的是防止患者坐起或肢体活动时，压迫气囊造成气囊的破裂或移位，而失去填塞前列腺之作用。也可用一块纱布，在导尿管周围打一单结，在保持牵拉力量合适时，将纱布往上推，使纱布紧压在龟头处，保持导尿管的加压牵引状态，牵引力度以患者能耐受及保持冲洗引出尿色为淡红色为宜。

(2) 保持膀胱冲洗引流通畅，防止扭曲、受压、脱落。

(3) 根据尿色调整冲洗速度，出血不多，一般保持与静脉输液速度一致。

(4) 准确记录冲洗液量，确保冲洗出入量的平衡。

2. 盆腔引流管

(1) 保持管道固定、通畅、无菌。

(2) 密切观察及记录引流物量、性质、颜色，及时发现活动性出血。

(3) 观察伤口敷料渗血渗液情况，腹痛、腹部体征。

3. 膀胱造瘘管

(1) 保持管道固定通畅，注意引流袋置身体水平以下，防止倒流。

(2) 持续膀胱冲洗期间，观察膀胱造瘘管及尿管端冲洗引出的尿液及冲洗液的颜色、性状、量，观察膀胱区有无膨隆，患者腹痛情况。

（三）疼痛护理

疼痛与手术切口及持续膀胱冲洗时膀胱痉挛有关。应正确评估患者的疼痛的性质及程度，针对具体情况给予相应处理。

膀胱痉挛的观察：症状表现为患者耻骨上膀胱区胀痛，急迫排尿感，同时膀胱冲洗进水管不滴，引流管引流液体血性颜色加深甚至为全血。

1. 膀胱痉挛的处理

(1) 向患者解释，嘱其放松，深呼吸。

(2) 挤压引流管，必要时以注射器抽吸，保持引流通畅，加快冲洗速度，防止血凝块堵管。

(3) 止痛解痉药物治疗，如曲马朵、654-2、哌替啶等。

(4) 冲洗液中加入利多卡因进行冲洗。

2. 硬膜外镇痛泵

(1) 保持固定，妥善放置镇痛泵。

(2) 患者出现疼痛加剧或频繁膀胱痉挛时按麻醉师指示给予持续镇痛外补充用药。

(3) 镇痛泵使用完毕通知麻醉师进行拔除。

（四）生活护理，饮食、活动指导

1. 生活护理

床上浴，协助洗脸，口腔护理，会阴护理，协助翻身及更衣。

2. 饮食

需肛门排气后才能进流食并逐步过渡到半流食，普食。

3. 活动

术后应卧床休息一周，术后 6 小时协助床上翻身，第一天可协助半坐卧位，避免动作过大引起前列腺出血加重，下床活动应在病情稳定时进行，并尽量卧床休息，避免增加腹压的动作如用力排便、突然起坐，防止术后继发出血。床边挂预防跌倒标识牌，下床活动时注意固定好各种管道，穿合适防滑鞋，利用扶手、栏杆和墙壁等协助行走，防止跌倒。如厕站起时应利用扶手，动作宜慢，有头晕不适时应呼叫他人协助。避免在饥饿状态下活动，以免血糖过低引起晕倒。

（五）皮肤护理

1. 每班常规全身皮肤检查，特别是骶尾部、尿道口及会阴部。

2. 每天常规会阴部护理两次，保持会阴部清洁干燥，避免频繁热水擦洗和使用有刺激性的洗液，避免大小便对周围皮肤的浸渍。

3. 使用软枕保持患者舒适位，协助定时翻身，避免摩擦力、剪切力、压力引起的皮肤损伤。

（六）疾病相关知识指导

目前用药、治疗方案及护理措施：向患者解释留置尿管气囊压迫止血以及持续膀胱冲洗的目的；解释各种管道留置的意义和目的；心电监护及吸氧的目的意义；向患者解释目前所使用药物的用法及用途；在进行各项护理操作前，向患者解释该操作的意义和配合。

# 第八章 骨科疾病

## 第一节 常见症状及问题的护理

### 一、疼痛

(一) 概述

疼痛是骨科最常见的临床症状之一。急性创伤性疼痛、骨科手术后的疼痛以及骨肿瘤的慢性疼痛均会影响人体各器官的功能，从而影响疾病康复，降低患者的生活质量。疼痛的基本内容见第一部分第一章。

(二) 骨科常见疼痛处理

1. 目的

缓解疼痛，改善功能，提高生活质量。

2. 处理原则

持续、定时、有规律的评估，多模式联合镇痛，个体化镇痛，区分神经病理性疼痛，教育和心理指导相结合。

3. 疼痛干预方法

(1) 病因干预：区分创伤性疼痛、炎症性疼痛、急性缺血性疼痛、恶性肿瘤性疼痛、神经性疼痛、截肢后疼痛，针对不同病因，采取不同的处理方法。

(2) 药物干预：常用镇痛药物有非甾体抗感染药，阿片类镇痛药，复方镇痛药，局部麻醉药，辅助药物等。

(3) 技术性疼痛干预：患者自控镇痛 (PCA)，神经阻滞术，理疗，针灸、经皮电刺激疗法、神经外科手术止痛等。

(4) 心理干预：放松疗法、认知疗法、催眠疗法、生物反馈疗法、社会心理疗法。

(5) 综合性干预：采用两种或两种以上的干预方法。

4. 认识疼痛的刺激因素，及时解除疼痛

(1) 对于石膏、夹板、支具、外固定器、牵引等固定患者主诉的疼痛，首先要观察肢体肿胀情况，如果是因为固定装置压迫引起的疼痛，要及时地调整，或重整石膏，或石膏开窗减压；夹板支具、外固定器受压皮肤做好衬垫；牵引患者更换姿势，解除因体位不当引起的疼痛。

(2) 抬高肿胀的患肢，减轻肿胀，消除疼痛。

(3) 妥善固定各种引流管，避免转身因引流管牵涉伤口引起疼痛。

(4) 医护人员注意操作时动作轻柔，不要造成医源性刺激，而引起疼痛。

(5) 防止压疮形成，预防性措施落实到位。

(6) 引导患者放松，使其从紧张的情绪中解脱出来。正确使用放松术、催眠、暗示、想象等方法。

## 二、患肢血液循环障碍

骨折后常发生患肢血液循环障碍。因骨折，骨骼的连续性被打断，肢体严重肿胀、施加的外固定过紧、血管损伤等原因会引起患肢血液循环改变，从而发生患肢血液循环障碍，具体体现在患肢疼痛、肿胀、皮肤温度、皮肤颜色、肢体感觉活动的改变，轻者可引起压疮，严重时可导致神经、肌肉等组织的变性、坏死，最终出现缺血性肌挛缩、肢体坏死等并发症。

（一）病因

1. 骨折或软组织损伤后伤肢局部发生反应性水肿。

2. 骨折时合并主要动静脉血管损伤，造成内出血，引起肢体肿胀。

3. 骨折因感染引起组织肿胀。

4. 止血带应用不合理。

5. 包扎过紧。

（二）护理评估

1. 肢端血液循环状况可以直接反应患肢血液循环情况。评估患肢血液循环，主要是对肢端的血液循环进行观察。

2. 评估指标

(1) 疼痛：疼痛往往是患肢血液循环障碍的最早期表现之一。一般随着骨折的复位和骨折的病程，疼痛会逐步缓解。如果疼痛呈持续性剧痛，应警惕有无患肢血液循环障碍。

(2) 患肢肿胀：静脉回流障碍多表现患肢严重肿胀。

(3) 皮肤温度：患肢血液循环障碍皮肤温度较健侧低，甚至冰冷。

(4) 皮肤颜色：动脉供血不足，肢端皮肤表现为苍白；静脉回流受阻，肢端皮肤呈青紫色、紫红色。

(5) 感觉异常：神经组织对缺血异常敏感，表现为肢端麻木、感觉迟钝或感觉消失。

(6) 脉搏减弱：肢端出现动脉搏动减弱或消失，说明组织缺血严重。

(7) 活动功能障碍：肌肉组织因缺血可表现为手指或足趾肌力减弱，活动受限，严重时影响功能。

3. 区分动脉供血不足和静脉回流障碍

(1) 动脉供血不足时，患肢缺血常使皮肤颜色呈苍白色，肢体抬高后更为明显，指压趾（指）端后观察局部皮肤或甲床毛细血管充盈情况，正常毛细血管充盈时间为 1～2 秒，如果时间延长，趾（指）端皮肤或甲床仍呈苍白，表示动脉供血不足。

(2) 静脉回流障碍时，肢端为瘀血性表现，皮肤呈青紫色，指压趾（指）端后观察局部皮肤或甲床毛细血管充盈情况，如果毛细血管时间缩短，且甲床马上呈现紫红色，表示静脉回流受阻。

4. 特殊评估

注意骨筋膜室综合征特有的"5 P"征，BP 疼痛 (pain)、感觉异常 (paresthesia)、皮肤苍白 (pallor) 或发组、肌肉麻木瘫痪 (paralysis)、无脉搏 (pulselessness)，如有一项出现都要引起重视。

5. 每班评估

患肢血液循环情况，有异常情况及时报告医生处理。

( 三 ) 护理措施

1. 观察和防止患肢血液循环障碍，是护理骨折患者的主要内容，对四肢骨折尤为重要。

2. 严密观察患肢血液循环情况。评估患肢有无肿胀、皮肤温度有无降低、颜色有无苍白或青紫，同时对患肢进行知觉上的评估 ( 如有无疼痛和麻木感 ) 等。

3. 区分动脉供血不足和静脉回流障碍，做好体位护理

(1) 动脉供血不足，选择患肢与心脏同一水平。

(2) 静脉回流受阻，选择患肢略高于心脏水平。

4. 对于肢端肿胀伴有血循环障碍，应检查夹板、石膏等外固定物是否过紧，若固定过紧应及时解除压迫。

5. 对严重的肢体肿胀，要警惕骨筋膜室综合征和下肢深静脉血栓的发生，及时通知医生处理。

6. 对于血液循环不良的肢体，严禁热敷、按摩理疗，以免加重组织缺血、损伤。

7. 每班床边交接患肢血液循环情况，准确记录。

### 三、肢体功能障碍

肢体功能障碍是骨折患者的主要表现之一。骨折后由于肢体内部支架结构破坏，肌肉失去附着或失去应有的杠杆作用，同时由于疼痛、肌肉痉挛或脊髓神经损伤等原因，可能引起肢体部分功能障碍或全部功能丧失。

( 一 ) 肢体功能障碍的原因

1. 骨折、脱位、神经血管肌肉肌腱损伤会造成肢体不同程度的功能障碍。

2. 骨折后期各种并发症也会引起功能障碍。

( 二 ) 护理评估

1. 病史评估

受伤原因、时间、现场救治情况。

2. 专科评估

(1) 评估患肢骨折后有无合并脱位、血管肌肉肌腱损伤以及神经损伤而引起的肢体功能障碍的临床表现如肌肉萎缩、关节僵硬；神经损伤出现运动无力或麻痹；垂腕垂足畸形等。

(2) 评估脊椎骨折合并脊髓损伤后引起的肢体功能丧失。

(3) 评估长期卧床患者引起的失用性肌肉萎缩，导致的挛缩畸形。

( 三 ) 护理措施

1. 创伤后及时正确的救治是减少发生功能障碍的关键。

2. 保持肢体在功能位上固定，避免骨折畸形愈合，减少残障。

3. 早期、正确实施功能锻炼，防止肌肉萎缩、关节僵硬等并发症发生。

4. 行下肢牵引时，注意在膝外侧垫棉垫，避免膝外侧受压而引起总神经损伤；观察患者踝关节活动情况，如足有背伸无力，说明腓总神经损伤，要及时报告医生进行处理；用足底挡板摆放踝关节于功能位；指导患者主动或帮助患者被动活动踝关节，以防止关节僵硬和跟腱挛缩造成足下垂。

5. 对瘫痪肢体的关节肌肉要经常按摩、理疗，坚持被动活动锻炼，防止肌肉关节的挛缩畸形。

6. 对肢体永久性功能障碍的患者及时行康复训练。

# 第二节 常见疾病护理

## 一、股骨颈骨折

股骨颈骨折是指股骨头下至股骨颈基底部之间的骨折。多发生于老年人，以女性为多。常出现骨折不愈合 ( 约 15%) 和股骨头缺血性坏死 (20% ～ 30%)。

股骨颈骨折指股骨头下至股骨颈基底部之间的骨折，是下肢常见骨折之一。股骨颈骨折常发生于中老年人，平均年龄在 60 岁以上，其发病率为老年人骨折总发病率的 68.41%。少数青壮年的股骨颈骨折，则由强大的直接暴力致伤。临床治疗中存在骨折不愈合 (15% 左右 ) 和股骨头缺血性坏死 (20% ～ 30%) 两个主要问题。

( 一 ) 临床表现

1. 疼痛

患侧髋部疼痛，活动时明显加重。

2. 肿胀

腹股沟韧带下或大粗隆部有肿块、淤斑。

3. 畸形

患肢多有轻度屈髋、屈膝及外旋畸形。

4. 功能障碍

移位骨折患者在伤后不能坐起或站立。但也有一些无移位的线状骨折或嵌插骨折患者，在伤后仍能走路或骑自行车。

5. 患肢短缩

移位骨折远端受肌群牵引而向上移位，因而患肢变短。

( 二 ) 护理评估

1. 全身情况

脉搏、血压是否正常，观察指甲、皮肤颜色，以了解末梢循环，从而判断是否有全身情况的改变。

2. 专科情况

(1) 患肢是否呈内收、外旋和缩短畸形，大转子是否向上移位。髋关节活动是否受限。是否有髋前方的压痛，叩击大转子或足跟时，是否有髋部疼痛加剧。

(2) 受伤史：受伤时的体位，伤后立即发生的功能障碍及其发展情况、急救处理的经过等，以明确外力的方式，性质，推断骨折的类型及伤情。

3. 辅助检查

X 线检查可了解骨折部位和类型。

（三）非手术治疗护理要点

1. 牵引的护理

（1）骨牵引：密切观察患者全身情况，加强护理，牵引的重量为体重的 1/7，不可随意加减或移去，随时检查牵引力线有无偏移，要求牵引绳与患肢长轴成平行线，抬高床尾 20～25 cm，牵引装置勿受压，牵引砣勿拖地，保持有效牵引，针眼处用碘仿纱布敷盖，预防感染。牵引期间要保持患肢外展中立位，防止腓骨小头受压引起腓总神经损伤而引起足下垂。鼓励患者上身及健肢在床上运动，防止压疮。

（2）皮牵引：皮牵引者抬高床尾 10～15 cm，注意牵引套有无松动滑脱，避免压迫足内外踝，并要注意松紧适中，牵引套内垫毛巾以预防压疮。作为临时牵引措施，牵引重量不能太重，注意观察体位及牵引力线。

（3）注意事项：牵引过程中要注意观察伤肢末梢的血液循环、感觉、皮肤温度；定时测量双卜肢的长度，避免过度牵引。

2. 抗外旋鞋的护理

选择合适的鞋码，内垫毛巾以预防压疮，嘱患者不能随意脱去，并保持足跟悬空，每 2 小时打开外旋鞋，受压部位涂抹赛肤润并给予按摩。两大腿中间置一软枕，保持伤肢外展中立位，防止伤肢内收或外旋。

3. 饮食护理

持续牵引者，卧床时间长，老年人胃肠蠕动慢，极易造成消化功能减退。饮食宜清淡，进食高蛋白、高维生素、高纤维素、高矿物质食物，如米粥、鱼汤、骨汤、牛奶、豆制品、动物肝脏及新鲜蔬菜、水果等，适量补给维生素 D，以利于钙的吸收，有效预防骨质疏松。

4. 皮肤的护理

骶尾部及足跟部极易发生压疮，特别足老年、尿失禁患者。保持床褥平整干燥，每 2 小时做 1 次骶尾部皮肤护理：先做抬臀训练 10～20 次，温热毛巾擦拭骶尾部后保持皮肤清洁干燥，局部涂抹赛肤润，以防压疮。

5. 心理护理

老年人股骨颈骨折后生活不能自理，耐受性差，有时不配合治疗与护理。针对老年患者的思想变化及悲观失望情绪，护士应及时给予安慰和鼓励，和他们亲切交谈，并介绍典型病例，打消其思想顾虑，积极配合治疗，树立战胜疾病、早日康复的信心。

6. 功能康复训练

（1）骨牵引期间的功能训练：骨牵引早期，由于克氏针眼的疼痛，可轻微做股四头肌和膝关节按摩。3～5 天后，做被动髌骨松动训练，并指导患者做股四头肌主动舒缩训练、股四头肌的等长收缩，及踝关节跖屈、背伸训练，以防下肢静脉血栓、足下垂、肌肉萎缩、关节僵硬等；双上肢可以利用拉环抬起上身，还可以做肩、肘、腕关节的各种功能训练。

（2）去牵引后的功能康复训练：首先进行股四头肌舒缩训练，然后用连续被动运动机（CPM机）进行膝、髋关节的功能康复训练，从 45°开始，每隔 2 天增加 10°，每天训练 2 次，每次 30 分钟。健肢可进行直腿抬高，膝、髋关节的屈曲伸直运动，也可以用脚使劲蹬床尾。指导患者正确用拐，持拐步行顺序：身体稍向前倾，拐→健腿→患腿→拐。

7. 并发症的预防详见骨科常见并发症的护理。

(四) 手术治疗护理要点

1. 术前护理

(1) 一般护理: 充分做好术前检查, 术前 1 周应用便盆训练患者在床上大、小便, 以防术后因不习惯而引起尿潴留和便秘。

(2) 评估全身情况: 准确评估患者术前健康情况, 详细询问患者既往病史, 了解术前髋关节功能及对手术的耐受性, 有吸烟、饮酒史者, 嘱术前戒烟、戒酒。

(3) 心理护理: 患者因担心术后效果及患肢能否痊愈, 常感焦虑、恐惧, 让患者解除思想顾虑, 消除紧张情绪, 积极主动配合治疗和护理。护士应该多关心患者及患者家属, 让患者及其家属了解该手术的必要性、可行性及优越性, 为患者介绍手术成功的病例及手术方法、手术操作者的技术等, 增强患者战胜疾病的信心。

(4) 肢体及关节功能锻炼: 教会患者做一些力所能及的功能活动, 如股四头肌等长舒缩运动 (踝关节背屈, 绷紧腿部肌肉 10 秒后放松, 再绷紧再放松, 反复进行, 20 ~ 30 次 / 组, 3 组 / 天)。同时进行踝关节足趾的屈伸功能锻炼, 防止出现肌肉萎缩或关节僵硬。

(5) 术前准备: 根据医生医嘱常规进行术前准备工作。

2. 术后护理

(1) 搬运: 术毕回病房时, 应在医生的指导下进行搬运, 有专人保护患肢, 严防髋关节脱位或骨折部位再移位。

(2) 一般护理: 术后根据医嘱测量患者生命体征, 注意观察血氧饱和度及尿量、伤口出血情况, 要警惕潜在失血性休克, 有异常及时报告医生, 及时处理。

(3) 体位

1) 术后平卧 6 小时, 保持正确的体位, 髋关节轻度外展 15° ~ 30°, 两腿之间夹枕头。

2) 做到三防: 一防过度屈曲和伸直, 术后在膝关节下垫一软垫; 二防内外旋, 术后穿抗外旋鞋或下肢皮牵引, 保持外展 30° 中立位; 三防内收, 两腿之间放一软枕, 肢体外展位。

3) 正确的翻身方法: 向术侧翻身时, 应伸直术侧髋关节, 保持旋转中立位; 向健侧翻身时, 也应伸直患侧髋关节, 两腿之间加软枕, 防止髋关节内收, 同时伸直同侧肢体, 以便用手掌保护髋关节后方, 以防引起假体脱位。

(4) 引流管的护理: 术后切口一般采用负压引流。按无菌技术将引流管接无菌负压引流瓶 (袋), 妥善固定, 防止移位、扭曲、受压、脱落。术后 1 ~ 2 天内, 特别是 24 小时内要密切观察引流液的颜色、性状和量。色浓, 示含血红蛋白多; 量多, 提示有活动性出血。准确记录引流液的量, 术后 24 小时量一般不超过 500 mL。注意保持负压引流管的通畅, 引流液多时要及时倾倒。保持引流装置的负压状态, 防止引流液倒流。引流管一般术后放置 48 ~ 72 小时, 当引流量 < 50 mL 时拔除。如引流量较多, 可根据情况适当延长 1 ~ 2 天。

(5) 疼痛的护理: 术后 24 小时内患者疼痛较剧, 疼痛可影响患者的生命体征平稳、饮食、睡眠和休息, 从而影响伤口愈合, 同时也可影响患者的康复锻炼。故应重视术后的疼痛控制, 积极采取镇痛措施, 适当应用镇痛药或术后使用镇痛泵。术后 3 天仍疼痛 7 较剧者, 抬高患肢利于静脉血回流, 避免患肢肿胀而致的胀痛。

(6) 预防并发症的护理

1) 预防感染：感染多发生在术后早期，是造成手术失败的主要原因之一。感染一旦发生，处理困难，致残率高，并有较高的病死率。术后应保持切口敷料清洁干燥，换药时严格无菌操作，严密观察体温变化并及时报告医师。手术后由于手术部位的无菌性坏死性物质的吸收引起的吸收热，体温往往会升高，但一般不超过38℃，体温多在1周内恢复正常。如果患者的体温持续升高或恢复正常后再次升高，出现"双峰热"，这时要警惕感染的发生。

2) 预防下肢静脉血栓：髋关节置换术后下肢深静脉血栓形成的发生率很高，血栓脱落后可发生肺、脑栓塞，高龄、肥胖、心功能不全、长期卧床制动等是静脉血栓的危险因素。

①术后应注意严密观察患者的神志、反应灵敏度、呼吸、肢体血供及皮色、皮温是否正常，有无疼痛、肿胀及触及条索感等；②指导患者做踝关节背伸和跖屈运动，以及股四头肌舒缩锻炼，每日督促按计划进行；③应用抗血栓药物：如低分子肝素钙5 000 u皮下注射每天1次；低分子右旋糖酐500 ml静脉滴注，每天1次，利伐沙班100 mg口服，每天1次；④抗血栓泵的应用：每日2次，每次30分钟。

3) 预防髋关节脱位：由于手术破坏了髋关节正常结构，术后易发生脱位，向患者及家属强调患肢保持外展中立位和穿抗外旋鞋的重要性。

①护士应定时观察患肢的体位，发现问题及时改正；②引流管拔除后，伤口无出血情况，应鼓励患者尽早坐起，坐起时应避免髋屈曲超过90°；③患肢穿抗外旋鞋，保持外展30°中立位，两大腿之间可放置一软枕，防止患肢外旋、内收；④术后放置便盆时应注意保护患侧髋关节，防止脱位。生活中应避免容易脱位的危险动作，譬如盘腿、跷腿、下蹲、坐矮凳或软沙发等。

其他详见骨科常见并发症的护理。

(7) 功能锻炼：患者行人工髋关节置换术后，早期进行功能锻炼能取得较好的效果。

1) 手术当日：稍抬高患肢并使患肢保持外展15°～30°的中立位，麻醉清醒后，当生命体征平稳时即可开始踝关节的主动背伸和跖屈活动，每个动作保持10秒，然后放松，重复练习，10组/小时。

2) 术后第1～2天：鼓励患者进行深呼吸、有效咳嗽，防止肺部感染。指导患者进行腓肠肌、股四头肌、股二头肌、臀大肌的肌肉等长收缩练习及踝关节屈伸训练，每个动作保持收缩状态10秒，然后放松，以不感到疲劳为主，循序渐进。

3) 术后第3天：继续患肢肌肉训练，拔除引流管后，进行持续被动活动：使用CPM机行髋、膝关节的被动活动，开始活动度为40°，每次1小时，每天2次。以后每天增加5°～10°，当膝关节的活动达90°时，髋关节超过85°时，不再增加活动度。

4) 术后第4～7天：继续患肢肌力训练、起坐及下地行走训练，在床边坐起时应避免髋屈曲超过90°，要注意患肢保持外展，同时要注意观察患者有无不适症状。行走时避免将全身重量放在患肢，使用助行器或拐杖支撑重量，小步行走。

5) 术后第8天至出院：继续患肢肌力及步行练习，在患者可以耐受的情况下，加强髋部活动度练习，在髋关节外展的同时做屈曲和伸展活动，循序渐进逐步恢复髋关节功能。

（五）健康教育

1. 教会患者及其家属在家锻炼的方法及注意事项，坚持股四头肌等长收缩运动，踝关节主动跖屈、背伸运动，主动臀肌收缩运动。

2. 避免坐矮凳或软沙发，指导家庭用坐厕，防止身体前倾。

3. 上床患肢先上，健肢随后；下床健肢先下，患肢随后。

4. 上楼梯时健肢先上，拐杖及患肢随后，下楼梯时拐杖先下，患肢随后，健肢最后。

5. 合理饮食，严格控制体重，爱惜假体，延长假体使用寿命。

6. 3 个月内避免患侧卧位，术后 6 个月内要养成睡觉时两腿之间夹一枕头的习惯。嘱患者做到"三不""四避免"：即不过度负重，不做盘腿动作，不做矮凳子；避免体力活动和奔跑等髋关节大范围剧烈活动的项目，避免在髋关节内收、内旋位时从座位上站起，避免在双膝并拢双足分开的情况下，身体向术侧倾斜取物或接电话，避免在不平整或湿滑的路面上行走。

7. 术后 6 周摄 X 线片复查，观察假体有无松动，位置有无改变，随时电话咨询。

**二、肱骨干骨折患者的护理**

肱骨外科颈下 1～2 cm 至肱骨髁上 2 cm 段内的骨折称为肱骨干骨折。发病率占全身骨折的 2.6%，多见于青壮年。多为直接暴力或间接暴力所引起，直接暴力多引起粉碎性或横断性骨折，间接暴力多为斜形或螺旋形骨折。肱骨干中下 1/3 交界处有桡神经通过，故中下 1/3 交界处骨折易造成桡神经损伤。

（一）临床表现

1. 上臂肿胀，疼痛，缩短或成角畸形。

2. 反常活动与骨擦音。

3. 伴有桡神经损伤时，出现垂腕、掌指关节不能伸直，拇指不能外展，手背桡侧皮肤感觉麻木。

（二）护理评估

1. 一般情况

是否有直接暴力撞击上肢；跌倒时肘部或手掌是否撑地；是否有上肢肌肉急剧收缩史和累积性损伤史；伤后的急救处理情况及是否进行临时固定。

2. 专科情况

患肢是否肿胀，是否有内收、外展、成角畸形，是否有垂腕征和伸拇及伸掌指关节功能障碍，以确定是否有桡神经损伤。

3. 辅助检查

X 线检查显示骨折类型和移位情况。

（三）护理诊断

1. 疼痛

与创伤有关。

2. 躯体移动障碍

与骨折有关。

**3. 知识缺乏**

缺乏功能锻炼知识。

**4. 焦虑**

与担忧骨折后肢体功能恢复程度有关。

**5. 潜在并发症**

桡神经损伤，肱动脉、肱静脉损伤。

**（四）护理措施**

**1. 心理护理**

肱骨干骨折，特别是伴有桡神经损伤时，患者心理压力大，应向患者介绍神经损伤修复的特殊性，使患者有充分的思想准备，以预防不良情绪的产生。

**2. 观察病情**

(1) 夹板或石膏固定者，观察伤口及患肢的血运情况，如出现患肢青紫、肿胀、剧痛等，应立即松解压迫并报告医生处理。

(2) 伴有桡神经损伤者，应观察其感觉和运动功能恢复情况。

(3) 如骨折后远端皮肤苍白、皮温低，且摸不到动脉搏动，应考虑有肱动脉损伤的可能。

**3. 体位**

患肢固定后，前臂宜屈曲 90°中立位悬吊于胸前，卧位时，患侧肢体以枕垫起，促进静脉回流，减轻患肢肿胀和疼痛，调整好患肢位置，保持固定位置不变。

**4. 切口及引流管护理**

在无菌操作下接负压引流袋，并观察负压引流液的颜色、性质、量，引流的第一个 24 小时一般应少于 400 mL，48～72 小时少于 20 mL 予以拔除，引流中保持引流管通畅，且无扭曲、压迫。

**5. 功能锻炼**

复位固定后即开始手指主动屈伸运动。2～3 周后进行腕关节、肘关节的主动活动和肩关节的外展、内收活动。4～6 周进行肩关节的旋转活动。

**（五）应急措施**

肱动脉血栓：常发生于术后 12～72 小时，表现为疼痛、皮肤苍白、毛细血管充盈时间延长、远端的动脉搏动减弱或消失等症状。若早期肢体远端动脉搏动良好，而后搏动减弱或消失，应高度怀疑动脉血栓形成，及时汇报医生紧急处理。

**（六）健康教育**

1. 有夹板或石膏外固定者，教会患者及家属观察患肢血运情况，如出现患肢青紫、肿胀或剧痛等，应立即找医生处理。

2. 告知患者多食高蛋白、高热量、高维生素、含钙丰富的饮食，如牛奶、鸡蛋、虾皮、瘦肉等，以利于骨折愈合。

3. 告诫患者肘关节屈伸活动时要轻柔，避免强力活动。

**4. 药物**

对伴有神经损伤者，遵医嘱口服营养神经药物。

5. 体位

对桡神经损伤后行外固定者，应确保外固定的稳定，以保持神经断端处于松弛状态，有利于恢复。

6. 遵医嘱复诊

U 形石膏固定的患者，在肿胀消退后，石膏固定会松动，应来院复诊；悬吊石膏固定 2 周后，来院更换长臂石膏托，继续维持固定 7 周左右。伴桡神经损伤者，定期复查肌电图。

### 三、锁骨骨折

锁骨骨折好发于锁骨中外 1/3 处，儿童多为青枝骨折，成人多为斜行骨折。

（一）病因

间接与直接暴力均可引起锁骨骨折，但间接暴力较多。

（二）临床表现

主要表现为局部肿胀、皮下瘀血、压痛或有畸形，畸形处可触到移位的骨折断端，如骨折移位并有重叠，肩峰与胸骨柄间距离变短。伤侧肢体功能受限，肩部下垂，上臂贴胸不敢活动，并用健手托扶患肘，以缓解因胸锁乳突肌牵拉引起的疼痛。触诊时骨折部位压痛，可触及骨擦音及锁骨的异常活动。幼儿青枝骨折畸形多不明显，且常不能自诉疼痛部位，但其头多向患侧偏斜、颌部转向健侧，此特点有助于临床诊断。有时直接暴力引起的骨折，可刺破胸膜发生气胸，或损伤锁骨下血管和神经，出现相应症状和体征。

（三）护理评估

1. 一般评估

生命体征，既往史，家族史，心理及社会支持状况。

2. 专科评估

了解受伤原因及受伤的部位和程度；骨折的时间；骨折局部有肿胀、疼痛；患肩下沉，并向内倾斜；患肩及患肢活动障碍；末梢血供感觉运动情况。

（四）非手术治疗护理要点

1. 对无移位的锁骨骨折可采用三角巾或上肢吊带悬吊 2～4 周即可。

2. 有移位的骨折先行手法复位，使患者维持双肩后伸的体位，再用"8"字绷带或锁骨带固定 3～6 周。注意选择型号适宜的锁骨牵引带，以免牵引带太小引起固定过紧，或牵引带太大引起固定不牢。

3. 功能锻炼

固定后即可开始练习手握拳动作，腕关节伸、屈、旋转，肘关节屈、伸活动及肩后伸活动；解除外固定后，开始练习肩关节前屈，肩关节旋转，两臂做划船动作。在内固定或外固定期间禁做肩关节前屈、内收动作。

（五）手术治疗护理要点

1. 术前护理

(1) 术前准备：完善术前各项检查如 X 线、静脉采血、心电图等。术前行药物过敏试验，术前备皮、禁食 12 小时、禁水 4 小时。遵医嘱术前 30 分钟使用抗生素，以预防感染。

(2) 心理护理：耐心向患者讲解手术的目的、必要性及手术治疗的优点。患者情绪稳定，积极主动配合手术治疗。

2. 术后护理

(1) 生命体征监测：患者术后遵医嘱进行心电监护，术后 8 小时内密切监测患者生命体征的变化，每小时测量血压、脉搏、呼吸 1 次，给予中流量吸氧 6 小时。尤其关注呼吸变化，因该手术部位靠近肺尖部。

(2) 体位护理：患者返回病房睡硬板床，去枕、采用平卧位，禁止术侧卧位。此时护士应帮助患者将患肢妥善放置在软枕上。术后第 1 天即可下床活动。用上肢吊带悬吊患肢，肘关节屈曲 90°，可减少上肢的自然垂力，限制肩和肘关节大范围活动。

(3) 观察末梢血供及感觉运动情况：因锁骨下动脉、锁骨下静脉和颈内动脉都在此走行，其中锁骨下静脉被腱膜固定于锁骨，易发生撕裂导致出血，而神经与锁骨中 1/3 接近易受累。因此常规观察患肢的皮肤颜色、温度、感觉、手指的运动、桡动脉搏动等情况，每天 3 次。

(4) 观察切口情况：术后 24 小时内，每 2 小时查看 1 次切口，查看伤口敷料有无渗血并记录。如渗血较多，报告医生，及时更换敷料。

(5) 饮食：术后 6 小时后无恶心、呕吐，应进全流食；术后第 1 天进清淡易消化食物，以后渐进普食，以含钙丰富、高蛋白、高维生素、高热量食物为主，多食蔬菜、水果，多饮水。保证营养丰富，以增强机体抵抗力。

(6) 心理护理：术后应即时向患者解释麻醉反应、手术所造成的相关症状，以及减轻不适的应对方法。及时观察患者的心理状况，关心安慰患者，介绍疾病相关的知识及成功病例，解除患者思想顾虑，消除不良情绪，积极配合治疗护理。

(7) 康复指导：术日麻醉消退后即开始指导患者做轻微手指主动屈指伸指活动，25 次 / 组，3 组 / 天。术后第一天指导患者行患肢手、腕、前臂的主动活动及肘关节被动屈曲和主动伸直功能训练，30 次 / 组，3 组 / 天。术后第 4 天起嘱患者用健侧手托患肢进行肩关节屈伸和收展活动，10 次 / 组，3 组 / 天。2 周后可指导患者做肘关节活动及肩关节内收、外展、内旋、前屈等主动功能锻炼，30 次 / 组，3 组 / 天。6～8 周后即可做肩关节负重训练。

(六) 健康教育

1. 多数患者切口拆线即可出院，大部分的功能锻炼在家进行，首先应告诉其保持正确姿势。

(1) 患肢用上肢吊带固定于胸前，保持挺胸提肩姿势，双手叉腰以缓解对双侧腋下神经、血管的压迫。

(2) 卧位时不用枕头，两肩胛间垫一窄枕使两肩后伸外展，有利于保持良好复位。

2. 锻炼的目的是恢复肩关节的活动度，常用的方法有主动或被动运动、关节主动牵伸运动。站立位上身向患侧侧屈，做肩前后摆动；向患侧侧屈并略前倾，做肩内、外摆动。双手握体操棒或小型哑铃，左、右上肢互助做肩的前上举、侧后举和体后上举运动。还可做肩关节环转运动，两臂做划船动作等。患者进行功能锻炼时不可过于急躁，活动幅度不可过大，力量不可过猛，以免造成软组织损伤。

3. 术后定期复查 X 线片，了解骨折愈合情况。内固定物于骨折完全愈合后取出，一般为 1 年后。

(1) 康复过程中出现不适症状如疼痛、肿胀等应及时来院就诊。

(2) 主动进行功能锻炼。主动功能锻炼确实有困难时，还可以辅助理疗来弥补主动功能锻炼的不足。

(3) 增加与外界的交流，得到他人的认同和关照，有利于患者心理康复和恢复社会化。

### 四、胫腓骨骨折患者的护理

胫腓骨骨折是指自胫骨平台以下至踝骨以上的部位发生的骨折，占全身骨折的13%～17%，以青壮年和儿童居多。重物直接撞击或车轮碾压等直接暴力，高处跌落、强烈扭转等间接暴力均可造成胫腓骨干骨折。胫骨的前缘与前侧较表浅，骨折容易穿破皮肤，成为开放性骨折。若发生在中下段，易引起延迟愈合或不愈合。

（一）临床表现

1. 肿胀

局部充血肿胀，功能障碍。

2. 疼痛

局部压痛明显，可有异常活动和骨擦音，易触及骨折端。

3. 畸形

局部疼痛有移位骨折者，可有肢体短缩、成角及足外旋畸形。

4. 如伴有血管、神经损伤则可出现患肢远端供血不足、感觉运动障碍、足趾不能背伸、足下垂等。合并小腿骨筋膜室综合征则出现患肢缺血性疼痛、皮肤肿胀出现水泡、肌肉被动牵拉痛、肢体感觉丧失。

（二）护理评估

1. 全身情况

脉搏、血压是否正常，观察指甲、皮肤以了解末梢循环，从而判断是否有全身情况的改变。

2. 专科情况

(1) 伤肢情况是否有缩短、成角畸形，有无足下垂；小腿皮肤有无破损；软组织的肿胀情况；足背动脉的搏动能否扪到。

(2) 受伤史：了解受伤时的体位和环境，伤后立即发生的功能障碍、急救处理经过等，以推断骨折的类型及伤情。

3. 辅助检查

X 线检查可了解骨折类型、移位方向。

（三）护理诊断

1. 疼痛

与创伤有关。

2. 潜在并发症

小腿骨筋膜室综合征、腓总神经损伤。

3. 知识缺乏

骨折后预防并发症和康复锻炼的相关知识。

（四）护理措施

1. 密切观察病情变化，发现肢体远端动脉搏动触及不清、肢端发凉、感觉迟钝、肿胀严重、皮肤颜色改变，应立即通知医生，同时做好切开减压的术前准备。

2. 体位

抬高患肢，促进血液循环，减轻水肿。为防止足跟压伤，可在踝部垫小软枕，使足跟悬空。

3. 心理护理

介绍骨折的特点及治疗方法，解除患者及家属的顾虑，使患者对疾病充满信心。

4. 观察伤口渗血情况以及引流液的性质和量，保证伤口敷料清洁干燥无异味。

5. 皮肤护理

保持床单位清洁、干燥，2 小时按摩受压部位一次。外固定支架术后预防针眼感染，每日用 75% 酒精或 0.5% 碘附消毒针眼 2 次。

6. 功能锻炼

(1) 伤后早期，练习股四头肌等长收缩，髌骨的被动活动及足部各关节的活动。

(2) 夹板固定的患者，可练习踝关节屈伸活动。

(3) 外固定去除后，充分练习各关节活动，逐步下地活动。

(五) 健康教育

1. 告知患者进食高蛋白、高维生素、高热量饮食，如排骨汤、鸡汤、甲鱼汤、水果蔬菜。以增强抵抗力，促进骨折愈合，有利于功能恢复。

2. 教会患者正确使用双拐。骨折未愈合前，患肢不负重。

3. 复诊

定期复查，出院后 3 个月、6 个月、1 年复查 X 线片，以了解骨折愈合情况。

4. 告知患者发现患肢血液循环、感觉、运动等异常时，及时就诊。

**五、脊柱骨折患者的护理**

脊柱骨折是指脊椎骨的连续性中断，常表现为椎体的压缩。是较为常见的骨折之一，占全身骨折的 5% ～ 6%，尤其胸腰段脊柱骨折多见。脊柱骨折往往伤情较重且复杂，最常见的并发症是脊髓或马尾神经损伤，脊髓损伤造成的截瘫，可使患者丧失全部或部分肢体功能，严重者可致残甚至丧失生命。

(一) 临床表现

1. 有严重外伤史。

2. 局部疼痛和活动受限。

3. 损伤部位的棘突明显压痛，胸腰段损伤时，常有局部肿胀和后突畸形。

4. 有脊髓损伤的相应症状和体征。

(二) 护理评估

1. 一般情况

血压、脉搏、呼吸、神志及是否有休克和其他危及生命的重要器官损伤。

2. 专科情况

患者脊柱局部损伤节段是否有肿胀、皮下瘀斑或皮肤破损以及棘突有无压痛，腰背肌有无痉挛、压痛。有无四肢或下肢的麻木或无力；有无多发伤；有无腹胀；有无尿潴留及便秘等并发症。

3. 辅助检查

X 线检查骨折的部位类型、移位程度。

（三）护理诊断

1. 躯体移动障碍

与生活自理能力下降、需采用被动式体位有关。

2. 排便异常

与不习惯卧床排便有关。

3. 疼痛

与损伤有关。

4. 皮肤完整性受损

与长期卧床、局部受压有关。

5. 知识缺乏

缺乏康复锻炼知识。

6. 焦虑

与应激的心理反应、躯体痛苦不适有关。

（四）护理措施

1. 术前护理

(1) 疼痛：剧烈者可使用止痛药。

(2) 密切观察其心理变化，耐心讲解手术的目的、必要性及简单过程，使患者主动积极配合治疗。

(3) 每 2 小时翻身 1 次，预防压疮，采用轴线翻身法。

2. 术后护理

(1) 严密观察生命体征并了解术中情况、出血量、检查各管道是否通畅。

(2) 密切观察伤口敷料渗血、引流液性质及量并记录，引流管妥善固定，避免扭曲和受压。

(3) 术后认真检查患者肢体感觉及运动情况。

（五）健康教育

1. 及时纠正患者对病情的错误判断，使其克服恐惧、焦虑心理，树立信心，正确对待疾病。

2. 指导患者叩击胸部辅助排痰，鼓励患者深呼吸咳嗽。

3. 指导患者及家属参与留置导尿管及排尿功能训练，建立自主性膀胱。

4. 伤后第 1 个月指导患者在床上进行四肢活动及腰背肌锻炼，受伤治疗经过 2～4 个月，脊柱骨折已基本愈合，脊柱也较稳定，即可锻炼起坐，上下轮椅，带支架站立和行走。

**六、骨盆骨折患者的护理**

骨盆骨折是一种严重外伤，多由直接暴力致使骨盆挤压导致骨盆的完整性和连续性破坏，严重时可伴有腹腔脏器受损。多见于交通事故和塌方。战时则为火器伤。骨盆骨折半数以上伴有并发症或多发伤。最严重的是创伤性失血性休克，及盆腔脏器合并伤，救治不当有很高的死亡率。

（一）临床表现

1. 疼痛

骨盆局部广泛压痛，活动下肢或坐位时加重。

2. 肿胀

会阴部、耻骨联合处可见明显肿胀。

3. 淤斑

会阴部皮肤可见皮下淤斑。

4. 肢体缩短

患侧肢体从脐至内踝长度缩短。

5. 合并腹腔、盆腔脏器损伤时，伴有相应症状，如失血性休克、创伤性休克、膀胱后尿道损伤、直肠损伤、坐骨神经损伤等。

（二）护理评估

1. 一般情况

社会心理状态，包括饮食、睡眠、对疾病的认识等。受伤情况及生命体征。

2. 专科情况

受伤局部是否疼痛、肿胀，有无瘀斑，患侧肢体有无短缩。是否合并其他重要脏器损伤，如肝、脾、胰、肾、胃、肠等。

3. 辅助检查

X 线检查骨折的部位、类型、移位程度。

（三）护理诊断

1. 体液不足

与创伤、失血有关。

2. 组织灌注异常

与休克有关。

3. 躯体移动障碍

与骨折、外伤有关。

4. 知识缺乏

缺乏疾病有关的知识。

5. 疼痛

与损伤有关。

6. 潜在的并发症

压疮、肺部感染、泌尿系感染。

（四）护理措施

1. 休克的抢救及护理

(1) 快速建立两条或两条以上的静脉通道以迅速扩充血容量。一条为上肢浅静脉，另一条经颈内静脉或锁骨下静脉置入中心静脉导管。

(2) 应在受伤后 30 分钟内输入平衡液 1000 ～ 2000 mL，然后输入全血。

(3) 保持呼吸道通畅，吸入氧浓度 37% ～ 45% 为宜。

(4) 每 15 ～ 30 分钟测量一次体温、脉搏、呼吸、血压或持续心电监护，观察并记录体温、脉搏、呼吸、血压、血氧饱和度等变化。

(5) 一般每小时测量一次尿量和尿比重。严密观察有无血尿。

(6) 监测中心静脉压，以准确反映右心前负荷的情况，指导液体输入的量，防止心衰和肺水肿。

(7) 严密观察患者，如患者表情淡漠、烦躁、谵妄或嗜睡、昏迷，反映脑部血液循环不良；皮肤苍白、干燥，四肢冰凉说明休克情况仍存在，应及时向医生报告，调整治疗方案。

2. 腹腔脏器损伤

患者常表现为腹部压痛、反跳痛、肌紧张和失血性休克，应及时配合医生处理。

3. 膀胱或尿道损伤

表现为排尿困难、尿道口有血溢出，会阴及下腹胀痛等。护理要点如下所示。

(1) 护士插尿管时动作轻柔，切勿强行插入以免加重尿道损伤。

(2) 若导尿管插入深度已达膀胱，但无尿液排出或只有少许血尿，多为膀胱有损伤；或经导尿管注入无菌生理盐水，若排出量减少，可考虑有膀胱破裂的可能。

(3) 如尿道口流血，导尿管难于插入膀胱内提示有后尿道损伤的可能。报告医生进一步检查确诊。

4. 会阴部或直肠损伤表现为腹痛及里急后重感或肛门出血。

(1) 保持会阴部清洁，便后用温水擦洗。

(2) 保持引流通畅，观察伤口分泌物的色泽、气味，必要时送细菌培养或药敏。

5. 牵引外固定的护理

骨盆托带悬吊牵引者，托带要保持平衡，以防压疮。托带要离床面约 5 cm，并要保证托带宽度、长度适宜。使用便器时，不要解掉托带，可用便器放于托带与臀部中间，大小便污染时要及时更换。下肢牵引者，一般是双下肢同时牵引，双下肢外展中立位。只牵引一侧患肢，容易造成下肢内收畸形，使骨盆倾斜，影响走路的功能。

6. 心理护理

护士要与患者谈心，关心患者思想情绪，采用安慰性的语言，使患者处于良好的心境中，与医护人员建立良好的护患关系，以消除其恐惧感，树立其战胜疾病的信心。

7. 饮食护理

早期应给予低脂肪、高维生素、高铁、含水分多、清淡、易消化的饮食。后期给予高蛋白、高糖、高维生素、高镁的饮食，以利于骨折修复和机体消耗的补充。食欲不佳者，可少食多餐，以满足机体的需要。

8. 皮肤护理

建立皮肤翻身卡，每 2 小时用 50% 红花酒精按摩皮肤受压及骨隆突处，或用棉球、气圈垫骨隆突处。保持床单位的清洁平整、无渣屑，大小便后要用温水擦洗。防止受压部位发生压疮。

（五）健康教育

1. 指导患者按计划进行功能锻炼

(1) 骨盆环保持完整的骨折：伤后 1 周练习下肢肌肉收缩及踝关节屈伸活动，伤后 3 ～ 4 周即可下地行走。

(2) 骨盆环完整性遭破坏的骨折，复位 3 周内应完全卧床休息，1 周左右可于膝下置横枕做踝关节和膝关节的屈伸锻炼。6 ～ 8 周内对骨折无明显移位或轻度移位不需牵引复位者，可在床上做适当翻身活动以避免褥疮；还可做抬腿及抬高骨盆的锻炼；有明显移位的骨折患者，可在患肢牵引下，用健侧下肢及两上肢的协助，做抬高骨盆的锻炼。骨牵引拆除后，可在床上翻身、半坐及扶双拐下床活动，但患肢不负重。伤后 3 个月，扶双拐做部分负重锻炼，并逐渐过渡到弃拐行走，注意行走的步态及坐立姿势，并做下肢的功能锻炼，以逐步恢复正常的步态和坐立姿势。

2. 长期卧床的患者采取舒适卧位，受伤肢体保持功能位。

3. 出院后需继续石膏固定治疗的患者，应向患者及家属详细讲解石膏护理的知识，如石膏保护、石膏清洁、功能锻炼的方法、肢体抬高等，以及可能发生的问题。

4. 生活规律，宜食营养丰富的食物，如牛奶、新鲜蔬菜、水果等。

5. 发现肢体肿胀或疼痛明显加重，骨折远端肢体感觉麻木，肢端发凉，石膏变软或松动等，应立即回医院复查。

6. 术后 1 个月、3 个月、半年、1 年各复查 1 次。如有不适可随时到医院复查。

### 七、断肢（指）再植

断肢（指）再植是指对完全离断或不完全断离的肢体，采取清创、血管吻合、骨骼固定、肌腱和神经修复等一系列外科手术，将肢体再重新缝合回机体原位，加之术后各方面的综合处理，使其完全存活并最大限度地恢复功能。

（一）护理评估

1. 一般评估

生命体征，心理及社会支持状况，有无休克、急性肾衰竭的发生。

2. 专科评估

评估离断肢（指）体的程度和性质，离断肢（指）体的保存情况。

（二）现场急救护理要点

现场急救包括止血、包扎创面、保存断肢及迅速运送四方面。

1. 注意患者的全身情况

根据神态、脉搏、呼吸、血压等来判断患者有无休克及其他危及生命的合并性损伤，如有异常，应迅速抢救。

2. 患者残肢急救

一般采用局部加压包扎即可，尽量少用或不用止血带，如有搏动性出血，可考虑用止血带。

3. 离体肢的处理

离体组织在常温下缺血数小时后，即可发生坏死，所以应尽快用无菌或清洁敷料包裹断离的肢体，立即用干冰冷藏的方法保存。方法是先将包裹好的离体肢放入干净的塑料袋，再置于一容器中，周围放入冰块，保持在 4℃左右，这样离体肢不与冰块直接接触，防止冻伤，切忌将断离肢体浸泡在任何液体中。

4. 迅速转送

记录受伤和到达医院时间，注意左右手的标记。

(三) 术前护理要点

1. 一般护理

了解患者的受伤史、现场急救情况、断离肢体的保存方法等情况。注意患者有无伴发性损伤，如休克、急性肾衰竭。

2. 全身支持

及时补充血容量；有呼吸困难者，给予吸氧；及时应用抗生素预防感染。

3. 术前准备

做好术前一般准备，手术部位的皮肤准备，急查血常规、凝血四项、乙肝五项及输血前三项、血型及配血，留置导尿管，抗生素皮试，应用抗生素等。

(四) 术后护理要点

1. 预防感染

(1) 环境的要求：室温应保持在 22℃～25℃，每天开窗通风 2 次，每次半小时，但不可对流。

(2) 病室内要绝对禁烟，因为烟草中的尼古丁会降低血液中的含氧量，危及再植肢体的血液供应。

(3) 患者尽量置单间并限制陪伴探视人员，鼓励患者保持乐观平和的情绪，避免情绪的波动，因情绪紧张、焦虑，可致血管痉挛。

(4) 创伤局部要保暖，用 40～60 W 的白炽灯泡照射，灯距 30～45 cm，不能过近，以防烫伤。

2. 卧位

患肢适当限制活动，抬高患肢，使再植肢体抬高 30 cm，保持高于心脏的位置，以利于静脉回流，防止和减轻肢体肿胀。但位置勿过高，以免影响血供。术后一般卧床 7～10 天，2 周后可下床活动。

3. 病情观察

观察生命体征，定时测体温、脉搏、呼吸、尿量，记录 24 小时液体出入量。采用"一看、二摸、三比较"的方法，对患肢进行观察。一看：观察再植肢体的颜色、肿胀情况及毛细血管回流情况，并做好记录。二摸：触摸再植肢体的动脉搏动，测定局部皮温。三比较：健侧与再植肢体颜色、皮温、肿胀度、张力、毛细血管充盈时间进行比较。

4. 显微外科血液循环监护指标

(1) 皮肤色泽：红润为正常指标。变淡或苍白则预示动脉痉挛或栓塞。随着静脉栓塞时间的延长，皮肤颜色会出现相应的改变，表现为暗红→红紫→紫红→紫黑。动、静脉同时栓塞时则再造指变黑。

(2) 张力：(-) 表示张力正常；(+) 表示肿胀，但皮纹存在；(++) 表示肿胀、皮纹消失；(+++) 表示肿胀、出现水泡。

(3) 毛细血管反应：用针头或棉签轻轻点压，1～2 秒恢复正常皮肤色泽，表示正常；毛细血管反应增快，提示静脉栓塞早期时；毛细血管反应减慢，可见于静脉或动脉栓塞。毛细血管反应消失，可见于动、静脉同时栓塞。

(4) 动脉搏动：与健侧对比无明显差异时表示正常。动脉搏动减弱则提示动脉痉挛或不完全栓塞。

(5) 皮温：与健侧相比温差在 2℃ 以内为正常。

5. 饮食护理

教育患者不能饮用含有咖啡因的液体，以免血管收缩。指导患者进食易消化、营养丰富、含高蛋白、高维生素、粗纤维的饮食，禁辛辣，凉食。保持大便通畅，切忌大便干燥，以免因用力排便致使血管痉挛出现血管危象。

6. 心理护理

面对意外的打击、患肢的疼痛、对预后的担心及对环境的不适应等，患者易出现焦虑、恐惧的情绪，甚至对治疗失去信心，护士应经常深入病房，耐心、细致地与患者交谈，列举成功的例子，解除其思想负担，增强战胜疾病的信心。

7. 术后并发症的观察与护理

(1) 血管痉挛：体位变动、疼痛、情绪波动、直接或间接吸烟、室温下降、肢体受寒冷的刺激或术后早期突然停用抗痉挛药物等原因引起血管痉挛，使血液循环发生障碍。

(2) 动脉危象：皮肤颜色由红润变为苍白、皱纹加深、皮温降低、指 ( 趾 ) 腹塌陷、毛细血管充盈时间延长 ( 超过 2 秒以上 )、动脉搏动减弱或消失，提示动脉危象，即动脉痉挛或栓塞。

(3) 静脉危象：若皮肤颜色紫暗、皮纹变浅或消失、皮温下降、指 ( 趾 ) 腹膨胀、毛细血管充盈时间缩短 ( 少于 1 秒 )、动脉搏动存在，提示静脉危象，即静脉回流障碍。

( 五 ) 健康教育

1. 术后 3 周内主要为软组织愈合创造条件，可作适当按摩、理疗、轻微伸屈未制动的关节。

2. 4 ～ 6 周以主动活动为主，可做关节伸屈、握拳等活动，以防关节僵直、肌粘连和萎缩，注意被动活动要轻柔。

3. 6 ～ 8 周以促进神经功能恢复、瘢痕软化为主，此时骨折已愈合，可加强受累关节各方位的主动活动，配合使用理疗、中药熏洗等，以促进肢体的活动和感觉功能恢复。

**八、颈椎病**

颈椎病指颈椎间盘退行性病变及继发性椎间关节退行性变所致脊髓、神经、血管损害的相应症状和体征。

颈椎病是指颈椎间盘退行性改变及其继发性椎间关节退行性变所致脊髓、神经、血管损害而表现出的相应症状和体征的一类疾病。好发于 40 ～ 60 岁，男性多于女性。颈椎病分为神经根型、脊髓型、交感型、椎动脉型及混合型。

( 一 ) 临床表现

1. 神经根型颈椎病

颈部疼痛及僵硬，短期内加重向肩部及上肢放射。皮肤可有麻木过敏等感觉改变。上肢肌力下降，牵拉试验阳性，压头试验也常呈阳性。

2. 脊髓型颈椎病

四肢无力，手握力减退，精细活动失调，步态不稳，有踩棉花样感觉。随病情加重发生自下而上的上运动神经元性瘫痪。

3. 椎动脉型颈椎病

颈性眩晕、头痛、猝倒、视觉障碍及平衡障碍和共济失调等。

4. 交感神经型颈椎病

表现为一系列交感神经症状，偏头痛、头晕、视物模糊、畏光、流泪、眼球发胀、眼睑下垂、耳鸣、听力下降、面部发麻、出汗异常、心律失常、心前区疼痛、血压增高及消化道症状等。

(二) 护理评估

1. 一般情况

是否有长时间低头伏案工作，引起发作；患者有无高血压、糖尿病、心脏病，有无外伤史等。

2. 专科情况

四肢运动、感觉、反射情况。

3. 辅助检查

CT 或 MRI 检查显示脊髓早期的水肿、血肿、受压程度和后期的液化、纤维化，并从形态学上显示损伤的范围。

(三) 非手术治疗护理要点

原则是祛除压迫因素，消炎止痛，恢复颈椎的稳定性。可根据病情选择适宜的方法。

1. 颌枕带牵引

患者取坐位或卧位，头微屈，牵引重量为 2～6 kg，每日 1～2 次，每次 1 小时。若无不适，也可行持续牵引，每日 6～8 小时，2 周为一疗程。牵引的作用是解除肌肉痉挛，增大椎间隙，减少椎间盘的压力，使嵌顿于小关节内的滑膜皱襞复位，减轻对神经、血管的压迫和刺激。脊髓型颈椎病一般不宜采用此法。

2. 颈托固定

佩戴合适的颈部支具保护，可限制颈椎的过度活动，但不影响患者日常活动。

3. 推拿按摩

以松弛肌肉，改善局部血液循环。应由专业人员操作，手法应轻柔，严禁用推板手法，以防发生颈椎骨折、脱位和脊髓损伤。一般每日 2 次，每次 20～30 分钟。脊髓型颈椎病忌用此法。

4. 理疗

可改善颈肩部血液循环，松弛肌肉，消炎止痛。应用干扰电、激光、骨科疾病治疗。

5. 药物治疗

应用营养神经药物（神经妥乐平、甲钴胺），脱水消肿药物（甘露醇），糖皮质激素（地塞米松）。

(四) 颈椎经前路手术治疗护理要点

1. 术前护理

(1) 术前准备：教会患者做推移气管的训练，以适应术中牵拉气管操作。术前 2～3 天给予抗生素，做好术前常规准备。需植骨者，备皮时注意供骨部位的皮肤准备。准备好术中用品，如 X 线片等。

(2) 气管推移训练方法：自确定手术之日起，对患者逐渐进行气管推移训练，具体方法见脊椎骨折合并脊髓损伤患者的护理。

(3) 呼吸训练：手术后，由于手术部位的疼痛，患者可能不敢进行深呼吸、咳嗽及咳痰等动作。手术前认真地呼吸训练，有助于手术后的深呼吸及有效的咳嗽，可以明显减少手术后呼吸道内痰液的淤积，减少手术后各种呼吸道并发症的发生。呼吸训练的方法包括充分的深呼吸和有效咳嗽练习。

(4) 卧床及床上大小便训练：手术后由于疼痛或者由于手术的特殊要求，不能早期下床活动，而患者大多不习惯在卧位大小便。因此，常发生大小便困难，引起手术后腹胀、便秘等。所以，在手术前数日内，患者应当学会在床上使用便盆及尿壶（男患者），以减少手术后痛苦。

(5) 肢体活动训练：适当的肢体活动，在手术前增加机体代谢，改善心肺功能，可以提高患者对手术的耐受性。方法：加强在床上训练四肢的运动，自己活动困难者，应当由家属或陪护人员加强四肢的被动活动。

(6) 心理护理：稳定患者情绪，向患者讲解手术月的、过程、注意事项，多与患者交流，给予心理支持。

2. 术后护理

(1) 体位：行植骨椎体融合者，在搬送患者回病房过程中，要特别注意颈部确切固定，一般用颈托固定，应有专人护送。回病房后取平卧位，颈部取稍前屈位置，两侧颈肩部放置沙袋限制头颈部偏斜。头下可垫一薄枕，肩部与头同高，使颈部与躯干保持一直线不向任何方向偏离。翻身时呈滚轴式翻身，注意脊柱不可扭曲。

(2) 病情观察

1) 密切观察生命体征的变化，有病情变化，及时报告。

2) 密切观察呼吸状态：前路手术因术中要反复牵拉气管，可使气管黏膜受损而发生水肿。术后要常规进行雾化吸入，鼓励患者深呼吸和有效地咳嗽。呼吸困难是前路手术后最危急的并发症，一般多发生在术后 1 ～ 3 日。当呼吸费力、呈张口状、应答迟缓、发绀等，应即刻通知医生，做好手术处理准备，以及气管切开术的准备。

(3) 伤口护理

1) 术后切口多数留置负压引流管，注意保持引流管通畅，防止凝血堵塞、扭曲、漏气，严密观察引流液的颜色与量，正常情况下，术后 24 小时内切口引流量应少于 100 ml。观察颈部敷料有无被渗血湿透，一旦湿透及时更换敷料。

2) 未保留引流管者要严密观察切口情况，注意倾听患者的主诉，如患者出现颈部增粗、进行性呼吸困难应考虑深部血肿形成，如果出现上述情况，立即在床边拆开颈部缝线、清除血肿。

3) 若引流液过多时，色鲜红，切口敷料渗血多，周围局部隆起，颈部增粗，发音改变，患者自觉呼吸费力，提示有活动性出血，应及时报告医生立即拆除缝线排出积血，必要时伤口加沙袋压迫。

(4) 肢体感觉运动的观察：观察患者四肢感觉及运动功能情况，一定要观察双侧肢体并与术前情况相比较。

(5) 并发症的预防和护理：常见并发症有切口感染、肺部感染、压疮等，按医嘱合理应用抗生素，勤翻身，保持床面整洁、干燥。( 预防措施见骨科常见并发症护理 )

(6) 饮食护理：由于手术牵拉食管及气管，多数患者术后出现咽痛、吞咽困难而影响术后饮食和恢复。术后 6 小时给予进食温凉流质饮食；术后 1 ～ 2 天咽喉部水肿有所减轻后给予半流质饮食；术后 1 周给予普食。饮食宜清淡、易消化，且富有营养。

(7) 心理护理：因颈椎手术后的恢复需要较长时间，一般要几个月甚至更长，所以要给患者做详细的病情解释，及时转告患者病情好转的情况，以使患者增强战胜疾病的耐心和信心。

( 五 ) 经皮激光椎间盘减压术护理要点

经皮激光椎间盘减压术 (PLDD) 是治疗颈椎间盘突出症的手术方式之一，该手术具有创伤小、手术时间短、安全有效及术后恢复快等优点，成为根治颈椎间盘突出症的有效治疗手段。

1. 术前护理

PLDD 手术前除做好患者的心理疏导外无须进行特殊准备。

2. 术后护理

PLDD 手术后患者取平卧位，注意观察血压、脉搏、呼吸的变化。虽然患者在术后即可下地活动，但应嘱其多卧床休息，及时补充能量，应用脱水药物 ( 如甘露醇 ) 以减轻神经根水肿，术后第一次下床活动时护士应协助患者戴好颈托，守在患者床旁，以防意外发生。同时要密切观察患者头痛、头晕、视物模糊、上肢麻木、颈肩部疼痛等症状是否减轻，手术部位有无烧灼痛等。及时准确掌握术后患者情况，了解手术效果。

3. 心理护理

PLDD 手术具有切口小、手术时间短、操作简单、安全性高、术后恢复快等优点，但由于它是一种新的微创技术，患者往往对其手术效果和成功率持怀疑态度，担心手术失败加重病情，产生焦虑和紧张情绪。因此与传统手术相比，心理护理尤为重要。

( 六 ) 健康教育

1. 注意坐位姿势。长时间固定姿势后要起立活动，注重颈背操的锻炼，日常生活中，休息卧床时注意保持正确的睡姿和睡枕的合适高度。应注意保持头颈正确的姿势，睡眠时要选择合适的枕头。一个理想的枕头是符合颈椎生理曲度要求的。以质地柔软透气性好、中间低、两端高的元宝形为佳。不宜过高或过低，以生理位为佳，一般枕头以 8 ～ 15 cm 的高度为宜。

2. 注意避免颈部的剧烈转动。长期低头伏案工作者，要注意每工作 1 小时左右就要适当地活动颈部，以消除颈部肌肉、韧带的疲劳，防止劳损。

3. 平时要注意保暖、防风寒、潮湿，避免午夜或凌晨洗澡或受风寒吹袭。

4. 避免和减少急性损伤，如避免抬重物，不要紧急刹车等。

5. 鼓励患者参加体育锻炼，养成良好的生活习惯，利用工作空余时间到户外活动片刻，伸展肢体，活动筋骨。

6. 术后颈托保护 3 个月，防止颈部过度活动。颈托保持清洁、干燥，内垫毛巾，防止皮肤损伤。

7. 继续手功能锻炼，并做四肢、颈部按摩，进一步进行较精细活动练习，如写字、做针线活、织毛衣。

8. 嘱患者按医嘱继续口服一些神经营养药。

9. 饮食要注意补钙，增加蛋白质。

# 第三节 临床护理实践

## 一、病例介绍

患者，女，75岁，因"不慎摔倒致左髋部疼痛，活动受限"于2009年1月4日15:00门诊以"左股骨颈骨折，2型糖尿病"急诊轮椅入院。入院后完善相关检查，予以补液、控制血糖，左下肢丁字鞋固定，保持外展中立位等支持对症治疗，予留置尿管及完善术前准备后，于2009年1月9日在连续硬膜外麻醉下行"左侧人工全髋关节置换术"，术程顺利，术中出血约300 ml，术后予以吸氧、输血、控制血糖、抗凝，补液及能量支持治疗。现患者伤口愈合好，局部无红肿，左下肢末梢血运好，足趾感觉活动正常。予以穿"丁"字鞋固定，保持外展中立位，术后恢复良好。

辅助检查：CT检查显示：左侧股骨颈骨折。

术后诊断：左侧股骨颈骨折。

## 二、护理评估

1. 现病史及既往史

患者2009年1月9日在连续硬膜外麻醉下行"左侧人工全髋关节置换术"，术程顺利，于12:30返回病房。

术后治疗方案：禁食、心电监护、吸氧、控制血糖、抗凝、抗炎、补液、镇痛泵止痛等对症治疗。

现为术后第1天，患者左髋部伤口外敷料清洁干燥，弹力绷带加压包扎好，留置引流管接袋，术后24小时引出暗红色血性液体200 mL，会阴部肿胀，左下肢末梢血运好，足趾感觉活动正常，予以穿"丁"字鞋固定，保持外展中立位。留置尿管固定通畅，引流出淡黄色尿液。留置硬膜外镇痛泵固定，持续镇痛。

既往无外伤史、手术史，2000年发现2型糖尿病，予饮食控制及口服药物治疗，血糖控制在正常范围。

无过敏史。

2. 生命体征

HR：96次/分，RR：22次/分，BP：135/75 mmHg。

3. 营养与排泄

营养一般，身高156 cm，术前1日未排大便，留置尿管，小便正常。

4. 皮肤黏膜

(1)全身皮肤情况：面色正常，皮肤完整。压疮发生危险的数量化评估得分：12分，高度危险。评估表见第二部分第一章第四节。

(2)口腔黏膜：完整、湿润、舌苔厚。

(3)会阴部肛周皮肤黏膜：湿润，左侧会阴部肿胀明显，无破损。

5. 活动与精神

左下肢活动受限，卧床，生活不能自理，精神疲倦。Barthel 指数评分：15 分，生活完全需要照顾。跌倒风险评估，得分：45 分，为高风险。

6. 疾病功能体位

平卧或半坐卧位（使患肢与躯干之角＞90°），保持外展中立位。

7. 疼痛与舒适

留置硬膜外镇痛泵固定持续镇痛，偶有左髋部轻度疼痛。因术后留置伤口引流管和尿管，患者有不适感。

8. 认知与感知

神志清楚，视觉远视，听力正常，定向正确，对答切题，记忆力正常，讲话清楚，正常语言普通话。

9. 睡眠

睡眠质量差，难入睡，易醒，与手术后伤口疼痛及留置多个管道不适有关，也与医护人员频繁巡视及进行处置有关，病房环境安静，由家属一名陪同。

10. 生活方式

饮食无特殊嗜好，喜欢肉类。无嗜酒及药物依赖。

11. 心理与社会

(1) 患者为退休老干部，经济情况佳。家庭和睦，与老伴同住。两儿一女已成家，分开生活。家庭成员感情和睦。患者情绪稳定，无住院顾虑，对家人关怀满意。

(2) 大学文化程度，无宗教信仰。

(3) 对人工关节置换有一定了解，对术后各种治疗方案护理措施有一点认识，能遵循医嘱或健康指导。

**三、护理问题**

1. 疼痛：与手术切口有关。

2. 有发生组织灌注不足的危险。

3. 有发生高血糖或低血糖的危险。

4. 有发生下肢深静脉血栓并发肺栓塞的可能。

5. 有继发感染的可能。

6. 自理能力障碍。

7. 有再次跌倒的危险：跌倒危险因子评估 45 分。

8. 有压疮发生的危险：高度风险（诺顿评分 12 分）。

9. 有假体松动、脱位的危险。

10. 缺乏疾病相关知识。

**四、护理措施**

1. 疼痛护理

(1) 对疼痛的原因、程度进行评估，根据不同原因，及时解除疼痛。

1) 观察患肢疼痛、肿胀、皮温、颜色、末端毛细血管的充盈时间、动脉搏动、感觉及运动等血液循环情况；判断是否因患肢循环障碍或下肢深静脉血栓形成引起的疼痛。

2) 评估患肢体位是否处于合适的功能位。

2) 评估伤口引流情况，避免管道牵扯而引起疼痛。

4) 检查外固定情况，以免压迫引起疼痛。

(2) 向患者解释，嘱其放松，深呼吸。

(3) 硬膜外镇痛泵止痛药物治疗。

2. 管道护理

(1) 伤口引流管

1) 保持管道固定、通畅，每日更换引流袋一次，更换时严格无菌操作。

2) 密切观察及记录引流液的量、性质、颜色，及时发现活动性出血。一般正常引流量 50～250 ml/d，色淡红。若引流量大于 300 ml/d，色鲜红，应及时处理。引流持续至术后 2～3 天，引流量 50 ml/24 h 以下可拔管。

3) 观察伤口敷料渗血渗液情况及生命体征。

(2) 尿管

1) 保持管道固定通畅，注意引流袋置于耻骨联合水平以下，防止倒流。

2) 观察尿管引出的尿液的颜色、性状量，观察膀胱区有无膨隆。

3) 术后尿潴留可使用诱导排尿、膀胱治疗仪、导尿等方法。

3. 患肢护理

(1) 术后 72 小时严密观察患肢末梢血运，肢体的肿胀，足趾感觉活动等情况。如患肢疼痛、肿胀、发绀，皮温低，足背动脉搏动减弱或消失，考虑有循环障碍应及时处理。

(2) 体位护理：术后 24 小时平卧两腿间置一外展枕，保持患肢外展 30° 中立位；穿"丁"字鞋，防止外旋；术后避免向患侧侧身，侧卧时用侧卧架或两腿之间夹枕，防止人工关节脱位。

(3) 术后 2～3 天，X 线片判断假体的位置。

4. 并发症观察

(1) 组织灌注不足：术后的 24 小时易出现低血压、心率快、神志改变等，伤口引流每小时引流量超过 200 mL，提示有活动性出血。需查明原因，及时止血；及时大量地补充血容量；必要时夹闭引流管。

(2) 高血糖、低血糖：定时检测指尖血糖，观察患者有无心慌、饥饿感、出汗等低血糖症状或头晕等高血糖症状。及早发现病情变化，遵医嘱予以相应的处理。

(3) 下肢深静脉血栓并发肺栓塞：术后患肢肿胀、疼痛、皮肤温度增高、浅静脉扩张，局部压痛，Homans 征阳性，动脉搏动消失应警惕下肢深静脉血栓形成；若出现烦躁、胸闷、唇发绀、呼吸困难时，应可能并发肺栓塞。注意评估肢体疼痛、肿胀及呼吸、神志情况；在确认无下肢深静脉血栓时，加强踩泵运动；术后用弹力绷带绷扎或穿弹力长筒袜；运用间歇性充气压力泵；鼓励早期下床活动，防止发生下肢深静脉血栓。

若发生肺栓塞，按急性肺栓塞风险预案积极配合进行吸氧、止痛、控制心力衰竭、抗凝和溶栓治疗。

5. 预防感染护理

(1) 术前一天和手术时给予抗生素，预防性用药可降低感染率。

(2) 术后将患者置于单人或双人房间，注意空气流通。

(3) 严密观察体温变化，保持切口敷料清洁干燥，切口换药、静脉输液等治疗时应严格无菌操作。

(4) 遵医嘱合理使用抗生素，注意用药后效果和反应。

(5) 鼓励和指导患者做有效的深呼吸及咳嗽，及时清理呼吸道分泌物，必要时叩背排痰及雾化吸入，可预防坠积性肺炎。

(6) 观察尿量、颜色、性状；留置导尿期间保持尿管通畅；尿道口护理 2 次 / 天；饮水量 2 500 mL/d 以上，可有效预防泌尿系感染。

6. 生活护理，饮食、活动指导

(1) 生活护理：床上浴，协助洗脸、口腔护理，会阴护理，协助翻身及更衣。将生活用品和呼叫铃放到容易获取的地方，做好防跌标识，避免再次跌倒。

(2) 饮食：术后早期禁食牛奶、豆浆等易引起腹胀的食物；多进食清淡、易消化饮食；按时按量进食糖尿病饮食。

(3) 活动：全髋关节置换术后 24 小时内平卧，臀下垫水垫，两腿之间放置外展枕；以后逐渐协助半坐卧位，避免过度前倾，躯干尽量向后靠，躯干与患肢之间角度大于 90°；术后避免向患侧侧卧，侧卧时两腿之间夹枕。术后拔除引流管后依情况借助助行器下地行走。

7. 皮肤护理

(1) 每班常规检查全身皮肤，特别是骶尾部、尿道口及会阴部。

(2) 每天常规会阴部护理两次，保持会阴部清洁干燥，避免频繁热水擦洗和使用有刺激性的洗液，避免大小便对周围皮肤的浸渍。

(3) 使用软枕保持患者舒适体位，协助定时翻身，避免摩擦力、剪切力引起的皮肤损伤。

8. 康复护理

(1) 鼓励患者及家属积极参与康复计划。

(2) 康复训练计划：一般来说，骨质条件较好，人工关节固定牢固的患者术后 3 天或更早就可扶拐下地练习行走。下地行走时间及负重程度要由医生根据手术情况、人工关节固定方式及患者自身条件来做出决定。由于此病例患者体力虚弱，康复计划采取循序渐进的原则，分为以下步骤。

1) 第一阶段（术后 1 ～ 4 天）：此阶段运动量不宜过大，主要目的是保持关节稳定性和肌肉的张力，防止出现关节僵硬、肌肉萎缩及预防深静脉血栓的形成。练习方法：股四头肌静力收缩运动；足背伸跖屈锻炼；臀大肌、臀中肌等长收缩练习；深呼吸运动，预防肺部并发症的发生；上肢肌力练习，目的是恢复上肢肌力，使患者术后能较好地使用助行器。

2) 第二阶段（术后 4 ～ 7 天）：主要目的是恢复关节的活动度，进一步提高肌力。方法：继续第 1 阶段功能锻炼；仰卧位直腿抬高运动，抬高小于 30°；侧卧位外展运动。

3) 第三阶段（术后 7 天以后）：方法：继续第 2 阶段功能锻炼；坐位到站位转移训练；立位髋关节伸展练习；助行器行走训练。

9. 疾病相关知识指导

(1) 向患者解释疾病相关知识：讲解术后并发症的危害及预防方法；讲解患肢保持外展中立位的目的；讲解功能锻炼的方法和意义。

(2) 解释各种管道留置的意义和目的。

(3) 心电监护及吸氧的目的、意义。

(4) 向患者解释目前所使用药物的用法及用途。

(5) 在进行各项护理操作前，向患者解释操作的意义和配合方法。

# 参考文献

【1】叶志霞，皮红英，周兰姝.外科护理.上海：复旦大学出版社.2016.01

【2】王萌，张继新.外科护理.北京：人民军医出版社.2015.04

【3】李武平.外科护理.北京：人民卫生出版社.2003.08

【4】赵殿昌，姜诸敏.外科护理.济南：山东科学技术出版社.1985.06

【5】李俊华，程忠义，郝金霞.外科护理.武汉：华中科技大学出版社.2013.03

【6】赵小义.外科护理.西安：第四军医大学出版社.2014.07

【7】丁小萍，卢根娣.外科护理.上海：第二军医大学出版社.2013.09

【8】王兴华，李平.外科护理.上海：同济大学出版社.2013.08

【9】唐迅.外科护理.武汉：华中科技大学出版社.2013.02

【10】周剑忠.外科护理.郑州：河南科学技术出版社.2008.08

【11】罗素琴.外科护理基础.北京：人民卫生出版社.1964.11

【12】石兰萍.临床外科护理基础与实践.北京：军事医学科学出版社.2013.06

【13】董凤岐.现代护理基础与临床外科.北京：中国科学技术出版社.2008.07

【14】丁淑贞，于桂花.神经外科临床护理.北京：中国协和医科大学出版社.2016.10

【15】王丽华.神经外科护理.北京：人民军医出版社.2009.01

【16】邓瑛瑛.神经外科护理健康教育.北京：科学出版社.2018.01

【17】周金泉，张维青，孙浩峰.心脏外科护理手册.北京：军事医学科学出版社.2011.05

【18】郭旭先，张桂英，林桂荣.肿瘤外科护理细则.北京：人民军医出版社.2010.04

【19】孙朝文.外科护理速记宝典.北京：人民军医出版社.2012.11

【20】王丽云.脊柱外科的治疗与护理.青岛：中国海洋大学出版社.2012.12

【21】王莉莉.实用小儿外科护理.天津：天津科学技术出版社.2011.10

【22】段杰.神经外科护理.北京：科学技术文献出版社.2001.02

【23】姚梅芳.实用外科疾病护理.北京：金盾出版社.2001.06

【24】凌云霞.基础护理服务规范.北京：军事医学科学出版社.2012.03